医疗建设系列丛书

质子治疗中心建设指南

张福泉　张远平　主编

中国建材工业出版社

北　京

图书在版编目（CIP）数据

质子治疗中心建设指南/张福泉，张远平主编 . --
北京：中国建材工业出版社，2023.11
（医疗建设系列丛书）
ISBN 978-7-5160-3816-1

Ⅰ . ①质⋯ Ⅱ . ①张⋯ ②张⋯ Ⅲ . ①质子—放射疗
法—防治中心—建筑工程—指南 Ⅳ . ①R815-62
②R197.65-62

中国国家版本馆 CIP 数据核字（2023）第 153437 号

质子治疗中心建设指南
ZHIZI ZHILIAO ZHONGXIN JIANSHE ZHINAN
张福泉　张远平　主编

出版发行：中国建材工业出版社
地　　址：北京市海淀区三里河路 11 号
邮　　编：100831
经　　销：全国各地新华书店
印　　刷：北京印刷集团有限责任公司
开　　本：787mm×1092mm　1/16
印　　张：14.75
字　　数：350 千字
版　　次：2023 年 11 月第 1 版
印　　次：2023 年 11 月第 1 次
定　　价：98.00 元

编写委员会

组织单位：中国建筑文化研究会医院建筑与文化分会
　　　　　中国医学装备协会放射治疗装备技术分会
　　　　　洁净园

主　　编：张福泉　北京协和医院/中国医学装备协会放射质量装备技术分会
　　　　　张远平　中国建筑西南设计研究院有限公司

副 主 编：张美荣　中国建筑文化研究会医院建筑与文化分会
　　　　　独　晓　四川省肿瘤医院
　　　　　邱　杰　北京协和医院
　　　　　李宝生　山东第一医科大学附属肿瘤医院
　　　　　马力祯　国科离子医疗科技有限公司
　　　　　谢　勇　中国华西企业股份有限公司

统　　稿：庹　量　中国建筑西南设计研究院有限公司
　　　　　秦　刚　亿比亚（北京）粒子加速器技术有限公司

参　　编：（按姓氏音序排列）
　　　　　陈佳艺　上海交通大学医学院附属瑞金医院
　　　　　侯长松　中国疾病预防控制中心辐射防护与核安全医学所
　　　　　姜乃浒　哈尔滨医科大学附属肿瘤医院
　　　　　李　敏　上海交通大学医学院附属瑞金医院
　　　　　李海默　中国建筑西南设计研究院有限公司
　　　　　刘建斌　医科达（中国）投资有限公司
　　　　　刘岩松　天津市建筑设计研究院有限公司
　　　　　马　力　迈胜医疗设备有限公司
　　　　　欧阳文麟　中国建筑西南设计研究院有限公司
　　　　　彭　亮　中南建筑设计院股份有限公司
　　　　　齐振武　力矿矿业（天津）有限公司
　　　　　史轶君　宜兴市诚鑫辐射防护器材有限公司
　　　　　唐泽君　四川省肿瘤医院
　　　　　王　军　河北医科大学第四医院
　　　　　王　岚　上海市质子重离子医院
　　　　　王　翔（Alex X Wang）　HKS Architect
　　　　　魏世东　北京航天广通科技有限公司
　　　　　肖　阳　华中科技大学同济医学院附属协和医院
　　　　　杨　敏　山东大华医特环保工程有限公司
　　　　　詹进生　中建八局西南建设工程有限公司

　　　张　磊　中国建筑西南设计研究院有限公司

　　　张世阳　中建八局西南建设工程有限公司

　　　朱泽亮　中广核医疗科技（绵阳）有限公司

编　　审：陈国亮　华建集团上海建筑设计研究院有限公司

　　　唐劲天　清华大学工程物理系医学物理与工程研究所

　　　王小虎　中国科学院近代物理研究所

　　　易俊林　中国医学科学院肿瘤医院

前　言

早在 20 世纪 50 年代，质子射线就被用于治疗癌症；1990 年第一家质子中心在美国加利福尼亚州落地，质子治疗正式应用于临床；近 30 年质子治疗在欧美等发达国家蓬勃发展。近年来，随着国产自主研发的高端医疗技术日趋成熟，质子放射治疗的发展步入了快车道。肿瘤放射治疗已进入精准智能的新时代，质子放射治疗作为放射治疗技术的"塔尖"，被寄予厚望。

质子治疗适应证广泛，作为一种前沿的肿瘤治疗技术，拓展了放射治疗的应用宽度，在治疗各类肿瘤过程中展现了显著的疗效，进一步提高了肿瘤治疗患者的治愈率和生活质量；同时为年龄大、心肺功能较差或无法耐受手术治疗的患者提供了新的治疗选择；特别是在儿童的肿瘤放射治疗中，出于对保护儿童正常组织和器官的考虑，选择质子治疗能发挥显著的优势。

我国虽然在这一领域起步较晚，但在"十三五"期间发展迅猛，各省市陆续建成多家质子治疗中心。根据《国家卫生健康委关于发布"十四五"大型医用设备配置规划的通知》（国卫财务发〔2023〕18 号），"十四五"期间，全国规划配置重离子质子放射治疗系统 41 台。截至目前，重离子质子放射治疗系统规划总数为 60 台。我国制造业转型升级，为质子重离子治疗系统的创新发展带来重大机遇，其市场呈现加速增长态势。

质子治疗系统是集放射医学、放射物理、核技术、高级影像、网络技术、自动控制、精密机械等多学科融合交叉为一体的高科技医疗设备集成系统。尽管从外观看，质子治疗中心大楼与其他医疗建筑相似，但实际上不同设备制造商提供设备的结构、体积、布局等都不同，涉及研发、设计、制造、安装、调试等一系列定制化流程。质子治疗系统作为以大型精密高科技医疗设备为支撑的高端医疗设备系统，项目建设周期长，从基础设施建设到资金投入、人力资源投入都是规模庞大的国家级项目。普通医院的建设流程是先设计医院建筑，然后考虑医疗设备的选型和采购，而质子治疗中心必须先进行设备选型，再设计建筑的布局与结构。所以，建设质子治疗中心试错的代价高，前期的规划非常重要，亟须相关系统性、权威性指南文件对质子治疗中心建设进行科学指导。

本书从质子治疗中心系统建设要求、质子治疗中心设计、质子治疗中心建造实施、BIM 技术应用等方面全面系统地讲解相关重点，结合国内外质子中心建设的实际案例，生动立体地展现质子治疗中心建设全貌。本书的编委有来自临床一线的肿瘤放疗专家、质子放射治疗专家，有来自质子设备生产、研发、设计建造的权威人士，汇聚各方力量、群策群力、通力协作，对质子治疗中心建设的丰富经验与深入研究进行斟酌推敲、集结凝练，在此对各位专家的辛勤付出表示诚挚感谢。期待本书的出版可以对后续拟开展质子治疗中心建设的医疗机构及各位同行提供参考与指引。

鉴于质子治疗技术发展水平日新月异以及编者的认知偏差，本书难免存在不足之处，敬请批评指正，共同进步。

编　者

2023 年 6 月

目　录

6　质子治疗中心建设管理与协作

7　项目案例

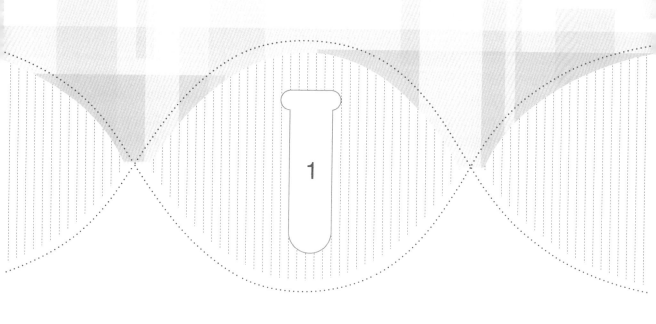

总　论

　　质子治疗是一项前沿的放射治疗技术，由于其独特的物理学特点即布拉格峰，质子射线能够对肿瘤病灶进行高剂量的有效治疗，同时能明显降低对病灶周围正常组织和器官的损害，实现精准照射、精准治疗。二十多年来，在临床应用上已经显示出明显的不同于光子治疗的效果。近十年，伴随着影像技术、制造业技术和治疗计划等技术的发展与日趋成熟，临床实践经验的累积，质子治疗技术蓬勃发展。

　　质子治疗的适应证较为广泛，例如鼻咽癌、头颈部肿瘤、前列腺癌、肺癌、食管癌、肝癌、宫颈癌、胰腺癌、肾癌、皮肤癌等；对一些肿瘤的术前、术后辅助治疗，如乳腺癌、颅内胶质瘤、直肠癌等也有帮助。质子治疗作为一种新的肿瘤治疗技术，拓展了放射治疗的应用宽度，在治疗各类肿瘤上展现了显著的疗效，进一步提高了肿瘤治疗患者的治愈率和生活质量，为年龄大、心肺功能较差或无法耐受手术治疗的患者提供了新的治疗选择。特别是在儿童肿瘤放疗中，出于对保护儿童正常组织和器官的考虑，质子治疗能发挥更加显著的优势。

　　我国虽然在这一领域起步较晚，但"十三五"以来发展迅猛，在多地陆续建成多家质子治疗中心。质子治疗系统作为大型精密高科技医疗设备，项目建设周期长、设备专业性强、安全性要求高，亟须相关系统性、权威性指南文件，从而对质子治疗中心建设进行科学指导。

1.1　质子治疗技术的发展与特点

　　质子治疗最早由罗伯特·威尔逊博士于 1946 年提出，1954 年在美国伯克利国家实验室首次应用于患者治疗。质子技术的使用一直仅限于物理实验室，直到 1990 年第一家以医院为基础的质子治疗中心即 Loma Linda 大学医学中心（LLUMC）开始运营才应用于临床；2001 年，麻省总医院的西北质子治疗中心（NPTC）开始运营。事实上，在全球范围内多家质子治疗中心（美国印第安纳大学、MD 安德森、佛罗里达等中心，以及日本、韩国和以我国淄博岜山万杰医院为代表的中心）运营后，质子治疗才开始影响放疗实践。在这段漫长的历史中，质子治疗技术逐渐成熟，随着近些年高精度笔束扫描等关键技术取得突破和应用，质子放疗领域在全球范围内蓬勃发展。全球范围内质子治疗系统提供商信息见表 1-1。

表 1-1　质子治疗系统供应商的主要特点（已经上市临床的加速器系统）

产品		加速器类型	特点	备注
IBA（Ion Beam Applications SA）	Proteus®PLUS	常温回旋加速器 C230	支持 5 间治疗室。最高能量为 230MeV	比利时公司（中文名"亿比亚"）总部位于比利时新鲁汶。截至 2020 年年末，全球共有 60 家质子治疗机构使用 IBA 的设备。治疗约 10 万例癌症患者
	Proteus®ONE	超导回旋加速器 S2C2	直径小于 2.5m 单室设计	
瓦里安（Varian）	ProBeam 360	超导回旋加速器	直径小于 3m，可以输出最高能量 250MeV 的强流质子束，支持多达 4 间治疗室使用	美国瓦里安医疗系统公司创立于 1948 年，2009 年正式全线进入质子治疗设备和放疗集成信息化的市场。2021 年 4 月西门子完成对瓦里安收购，瓦里安成为西门子医疗旗下的新业务部门
日立（HITACHI）	ProBeat	紧凑型质子同步加速器	周长不大于 18m，采用射频驱动引出（RFDE）技术，可输出 250MeV 的质子束流	日本日立公司成立于 1910 年，先后研制了质子、重离子治疗系统。2017 年 12 月，日立收购了三菱电机的粒子治疗系统业务。日立的笔束扫描质子治疗设备是第一个获得美国 FDA（食品药品监督管理局）许可的该类型质子治疗设备，也是第一套在美国商业医院进行点扫描治疗的质子治疗设备
迈胜（Mevion）	MEVION S250	同步回旋加速器	直径 1.8m，质量约 15t，最大输出能量 250MeV，是目前业内最小型的加速器。MEVION S250 也是业内唯一的加速器与旋转机架一体化的质子治疗系统，拥有独特的高精度同心式双结构型旋转机架，可在 190°范围内旋转，能够准确适应不同治疗计划	2013 年，MEVION S250 在美国 Siteman 癌症治疗中心开始治疗病人，成为世界上第一台应用于临床治疗的单治疗室小型化质子治疗系统。迈胜质子治疗系统已获得美国 FDA、加拿大卫生部等机构的上市许可，也获得欧洲 CE 认证。截至 2020 年 3 月，迈胜产品累计治疗患者超过 4500 例。2021 年迈胜落地中国昆山市

产品		加速器类型	特点	备注
ProNova	ProNova SC360	超导回旋加速器	独特设计的 360°轻型超导旋转支架。该机架半径在 4m 左右，轴向长度不到 6m。230MeV 固定能量可实现 32cm 的最大范围	美国 Provision 是世界上少有的自主开发质子治疗设备的医疗机构
住友(Sumitomo)	—	230MeV 常温回旋加速器　250MeV 超导回旋加速器	轴向长度小于 6m 的紧凑型 360°旋转机架。最大特征在于将小型机架和治疗室配置在回旋加速器上方，垂直建设束流传输系统	日本住友重机械 1971 年开始回旋加速器试验应用，尝试研制自己的超导质子回旋加速器。预计完成的加速器输出能量将达到 250MeV，性能上与 IBA 的 S2C2 加速器对标
Optivus	Conforma 3000®	质子同步加速器	最大输出能量为 250MeV，最多可以配置 7 间治疗室。系统使用约 90t 重的小型旋转机架，可实现 360°旋转和亚毫米照射精度	美国 Optivus1987 年开始研发质子加速器，1993 年公司成立，团队研制了专用的治疗计划系统，以指导质子治疗设备的使用
Protom	Radiance 330®	同步加速器	最大输出能量为 330MeV，可以使用同一束流进行质子治疗和质子成像。Radiance 330® 支持单室、多室和可扩展配置，其束流传输系统可扩展到 3 间治疗室	美国 Protom 公司 2007 年成立，是一家私立公司，专门从事小型加速器开发，与麻省理工学院（MIT）、Bates 研究与工程中心、美国麻省总医院（MGH）在质子治疗领域保持长期合作。2015 年该公司宣布倒闭
PSI	PROSCAN 系统	超导回旋加速器 COMET SC250	外圆直径 3.2m，总质量为 90t，可输出 250MeV 的质子束流，属于紧凑型质子加速器	美国 PSI 公司除作为医疗机构以外，也支持来自世界各地的质子设备部件研究与测试
CPAC-DWA	CPAC-DWA	—	单质子系统，能量215MeV	美国 CPAC-DWA 由美国 Lawrence Livermore 国家实验室于 2009 年成立研制

1.2　国内外质子治疗中心建设现状及趋势

质子治疗作为当今最先进且较为成熟的放射治疗技术，近十几年来在欧美和日本等发达国家迅速推广与应用，越来越多癌症患者特别是儿童肿瘤患者因此获益。根据国际粒子放射治疗协作机（PTCOG）统计，截至 2021 年 6 月，全球已运营开展临床治疗的质子治疗中心 93 个，重离子中心 6 个，质子重离子中心 6 个，共计 105 家质子重离子中心；其中美国 41 家、日本 23 家。

我国明确把质子重离子治疗系统等高性能医疗设备作为重点发展的十大产业之一。我国制造业转型升级，为质子重离子治疗系统的创新发展带来重大机遇，其市场呈现加速增长的态势。

就中国已开展质子重离子治疗的项目而言，目前已运营的质子重离子治疗机构有山东淄博万杰肿瘤医院质子治疗中心、上海质子重离子医院、甘肃武威肿瘤医院重离子治疗中心（仅提供重离子治疗）。此外，河北一洲肿瘤医院已开展数百例研究性质子治疗；2021 年 12 月，上海瑞金医院肿瘤质子中心、合肥离子医学中心相继进入临床试验阶段。

山东淄博万杰肿瘤医院质子治疗中心（WPTC）是国内第一家质子治疗中心，2004 年开始治疗病人。

上海质子重离子医院（SPHIC）于 2009 年开工建设，2014 年 6 月开展首例临床试验，直至 2015 年 5 月正式运营。其拥有 4 间治疗室，2019 年治疗人数达 820 人，已接近满负荷运营。数据显示，几年来该医院累计治疗出院患者 3565 例（截至 2021 年 10 月 4 日累计治疗出院患者突破 4000 例），年治疗量平均增长 26.1%，已连续两年年治疗量居国际粒子机构的前列。

国家卫健委发布的《2018—2020 年大型医用设备配置规划》中限定了 16 台质子治疗系统的配置总量，并于 2021 年 7 月完成了 16 家医疗机构配置许可的发布，见表 1-2。

表 1-2 已获得质子放射治疗系统配置许可的 16 家医院

序号	医院	地区	基建	粒子设备	临床运营
1	中国医学科学院肿瘤医院	河北省廊坊市	2020 年 1 月开工	IBA 质子	
2	中国医科大学附属第一医院	辽宁省沈阳市			
3	山东省肿瘤防治研究院	山东省济南市	2018 年 7 月开工	瓦里安质子	
4	华中科技大学同济医学院附属协和医院	湖北省武汉市	2020 年 7 月开工	瓦里安质子	
5	四川省肿瘤医院	四川省成都市	2021 年 5 月开工	IBA 质子	
6	西安际医学中心医院	陕西省西安市			
7	天津市肿瘤医院（天津医科大学肿瘤医院）	天津市			
8	河北一洲肿瘤医院	河北省涿州市		IBA 质子	2021 开始
9	吉林省肿瘤医院	吉林省长春市			
10	上海交通大学医学院附属瑞金医院	上海市	2014 年开工	艾普强质子	2021 年 12 月开始
11	安徽省立医院	安徽省合肥市	2016 年 10 月开工	瓦里安质子	
12	中国医学科学院肿瘤医院深圳医院	广东省深圳市	2019 年 12 月开工	IBA 质子	
13	华中科技大学同济医学院附属同济医院	湖北省武汉市	2021 年 12 月开工	迈胜质子	
14	郑州大学第一附属医院	河南省郑州市			
15	四川大学华西医院	四川省成都市			
16	重庆大学附属肿瘤医院	重庆市			

我国目前对质子治疗系统执行配置证管理政策，"十三五"期间已准予16家医院质子治疗系统的配置许可。按照目前已公开的项目进展，预计未来5年内可新增7～9家质子治疗中心，分布于我国华北（廊坊、涿州）、华东（上海、合肥、济南）和中南（深圳、武汉、广州2家）地区。其中上海交通大学医学院附属瑞金医院与合肥离子医学中心正在自研国产质子治疗系统，有望在未来5年内投入临床使用。预计我国20年内将陆续建成40～60家质子治疗中心。届时我国将具备较为充足的质子治疗工程、科研与临床经验，国产质子治疗系统形成产业并初具规模，更多符合适应证的患者可以获益于这一先进疗法。

1.3　质子治疗中心建设的关键因素

质子治疗系统作为大型高端医疗设备，是集放射医学、放射物理、核技术、高级影像、网络技术、自动控制、精密机械等多学科融合交叉为一体的高科技医疗设备集成系统。尽管从外观看，质子治疗中心建筑与其他医疗建筑相似，但实际上不同设备制造商的设备结构、体积、布局等都不同，涉及研发、设计、制造、安装、调试等一系列定制化流程。

根据前期项目经验，预计新建质子重离子治疗中心项目从启动至正式运营需5～8年时间。一座质子治疗中心建设主要包括8个阶段：

（1）项目筹建规划：包含筹备项目有关的方针、政策、财务、规模、选址、设备选型、谈判、立案、协作、基建等全部工作。

（2）行政审批：环保、卫生等部门开工建设前需要依据《中华人民共和国环境影响评价法》和《中华人民共和国职业病防治法》完成项目的环境影响评价和职业病危害预评价。这一阶段的工作是项目施工前的难点，需根据相关法律法规修改完善图纸，只有完成相关技术评审和行政审批后才可进入施工阶段。

（3）设计施工和通用设备的安装调试工作：医院基础设施建设及质子治疗系统所需通用系统（水、电、空调、气体、辐射屏蔽、剂量监视、放射物处理排放、通信、照明等按厂家技术指标要求，由用户自行设计）的设计施工、安装和调试工作。

（4）质子治疗系统的安装：在上述三项任务完工后，经定购厂家认可并接受后，由定购厂家负责设备安装。

（5）系统的调试和验收：包括所有设备的调试工作和治疗参数的调试工作，直到所有设备的技术参数和治疗性能参数达到预期指标，再由用户方进行正式验收。

（6）临床试验阶段：在完成第一位患者实际治疗工作后，才算基本上完成本工程的建造工作，开始进入试运行治疗阶段。

（7）试运行治疗阶段：此时间由院方自行规定，一般一年左右。

（8）在试运行治疗阶段完成后，设备正式投入临床运营。

质子治疗中心从筹划到正式投入临床应用，需注意如下四项关键因素。

1.3.1　明确质子治疗中心的任务及定位

为确保在设备运营阶段取得成功，首先要明确拟建造的质子治疗中心的主要任务和定位，如未来潜在的患者治疗人数；在医疗、教学、科研等方面的功能定位；配套的医院诊断设备规模和水平；拟建造的地点、场所条件、医疗环境；治疗的重点癌症、病人人数、病人来源；拟合作的有关单位；拟建造的投资规模、资金流转；拟建造单位的组织机构、人员配套；拟建造的工期、进度等。

依据自身情况选择合适的方案，选择小型单室质子系统或大型多室质子系统。多室质子系统项目的用户主要是国家或地区内的最初几家质子治疗中心，多为著名医院或肿瘤中心。单室系统项目的用户多为既有中心的分院或新的中心，多依托于本院，是成熟的质子治疗市场中新的用户，以非政府投资的形式为主。在美国和欧洲，发展趋势是向单室和2室治疗系统转变，因为市场已有较多的多室系统。但在我国，由于潜在的治疗需求巨大，仍以3～5室治疗系统为主。由于摆位时间和治疗时间缩短，治疗室束流切换速度更快，患者的等待时间缩短，多个治疗室循环治疗，不用等待。当然，患者人群、治疗习惯、学术研究等因素也要综合考量，以决定最适合的方案。

1.3.2　注重监管制度、提前规划、提前部署

在我国，申请人在申报配置许可时必须满足若干特定条件。《质子和重离子加速器放射治疗技术管理规范（2017年版）》规定了医疗机构及其医务人员开展质子或重离子加速器放射治疗技术的最低要求，包括医疗机构需有10年以上的调强放射治疗技术（IMRT）肿瘤治疗经验，年收治肿瘤患者不少于10000例；拟开展质子或重离子放射治疗技术的医师培训要求，包括应当接受至少6个月的系统培训等。这些条件旨在确保安全、准确地使用质子治疗。

国家卫生健康委、国家市场监督管理总局、生态环境部等部门对于质子治疗系统应用的监管非常严格，分环节实行注册审批制度，颁发相应的医疗器械注册许可证、大型医用设备配置规划或配置许可证、辐射安全许可证、放射诊疗许可证等。《医疗技术临床应用管理办法》和《国家限制类技术临床应用管理规范（2022年版）》将质子重离子治疗技术等技术难度大、风险高，对医疗机构的服务能力、人员水平有较高专业要求而需要设置限定条件的医疗技术纳入"限制类技术"清单，实施备案管理。因此，在质子重离子医院建设前应当按照相关要求进行自我评估，符合条件的才可以启动项目。

1.3.3　面向未来、谨慎决策、科学规划

普通医院的建设流程是先设计医院建筑，然后考虑医疗设备的选型和采购；而质子重离子医院必须先进行质子重离子设备选型，然后根据具体的质子重离子治疗系统来设计医院建筑的布局与结构，且设计时必须充分考虑设备供应商提供的建筑界面设计文件。由于质子重离子治疗系统属于大型科学装置，其复杂、先进的技术和庞大的体积是多学科交叉融合的结晶，其专业性和专用性特别强，不同厂家的不同型号设备的布局及其对建筑的要求差异特别大，必须对每台质子重离子设备进行定制化设计，而且设计过程中需要设备供应商全程介入，提供一系列的设备参数及建筑要求，例如，结构差异沉降和抗振动要求、暖通控制要求、设备与建筑的接口要求、电力供应及电网稳定性要求等。此外，在设计时还应结合质子重离子治疗设备的终身维护、关键技术更新快的特点预留一定空间，从而促进医院的可持续发展。

1.3.4 高质量、高标准、筑牢安全防线

安全性是质子重离子放疗中心建设过程的重中之重，包括对不均匀沉降和微振动的控制、质子区综合管线设计、辐射防护设计、消防设计等。质子重离子设备对于精准定位有很高要求，需要严格控制结构的不均匀沉降，保证设备运行时不受建筑外部环境和内部其他设备振动的影响。合理的结构分缝、不同区域采用不同的基础处理，可以在满足严苛的微变形控制要求的同时有效地控制投资。可根据基地的现状采用浮置地坪等各种方式来加强对微振动的控制。

相较于传统的电子直线加速器等放疗装置，质子重离子治疗系统在结构上更为复杂，体积更加庞大，辐射防护也更加困难，其产生的辐射包括瞬时辐射和剩余辐射两类。瞬时辐射是指加速器运行时在束流注入、引出、传输及治疗等过程中均会出现束流损失从而产生 γ 射线和中子等次级辐射。剩余辐射是指质子重离子加速器的初级粒子束和次级辐射在加速器结构材料及环境介质（包括空气、水、屏蔽物等）中诱发生成的感生放射性，其在加速器停机后继续存在。质子重离子治疗设施必须采取全面的辐射防护措施来保障环境、公众及工作人员的安全。

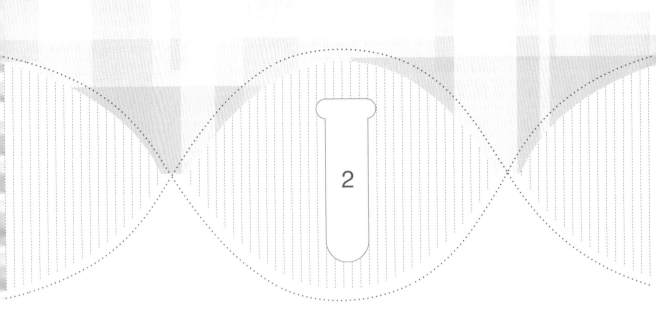

质子治疗中心系统建设要求

2.1　质子治疗系统及辅助设备

2.1.1　质子治疗系统的类型

2.1.1.1　大型多室质子治疗系统

大型加速器通过安装在建筑内部辐射禁区内的束流传输系统连接 N 个治疗室（一般 3 个或更多治疗室）（图 2-1）。大型多室质子治疗系统整体较为复杂，对机房精度要求极高；机房占地面积大；对防沉降和振动要求高；管道线路预埋多；需一次性将机房建设完成。

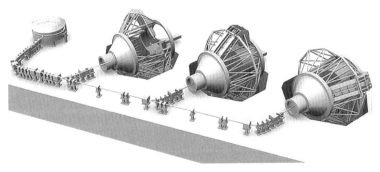

图 2-1　大型质子设备示意图

2.1.1.2　小型化/单室质子治疗系统

加速器和单个机架（治疗室）分别布置在不同的房间，通过束流传输系统连接。小型化质子治疗系统加速器较小，机房占地面积相对大型多室质子治疗系统小，束流运输线相对较少，建筑复杂程度降低（图 2-2、图 2-3）。

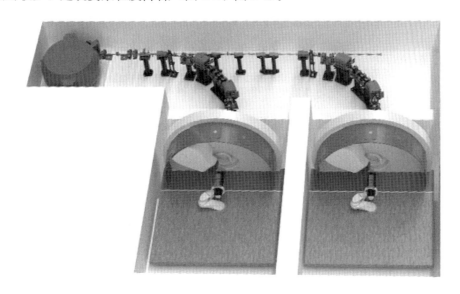

图 2-2　小型化质子设备示意图

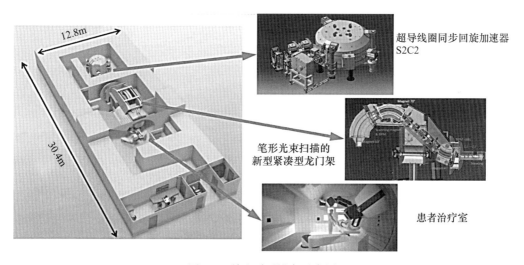

图 2-3　单室质子设备示意图

2.1.1.3　集成化小型质子治疗系统

超小型加速器和机架集成到一起，加速器和旋转机架及治疗室一体化，采用新型束流线设计，束流利用率高；机房占地面积小；机房建设造价大幅降低。实际使用过程中可根据用户场地情况和临床需求量决定治疗室数量，可选择单室或 $1+N$ 多室并联设计（图 2-4）。

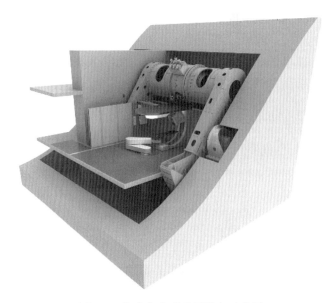

图 2-4　集成化小型质子设备示意图

2.1.1.4　国际质子重离子治疗装置

国际上质子重离子治疗装置目前已经形成产业，回旋加速器的厂家主要有 IBA、Varian、Mevion、ProNova、住友；同步加速器的厂家主要有日立公司、三菱公司、东芝公司。这些公司均可提供系统解决方案，技术产品相对成熟稳定，竞争激烈。

2.1.2　治疗系统的组成

2.1.2.1　主加速器系统

（1）常导等时性回旋加速器是一种使用常温磁体使粒子回旋周期保持不变，就可以把粒子加速到较高能量的回旋加速器，体积大、重量大、能耗高。

（2）超导回旋加速器是使用超导磁体的回旋加速器，体积、重量和能耗较常导等时性回旋加速器有所减小。

（3）同步加速器是在一定的环形轨道上利用高频电场加速电子或离子的环形加速器装置。同步加速器中磁场强度随被加速粒子能量的增加而增加，从而保持粒子回旋频率与高频加速电场同步，设备占地和重量也相对较大。

（4）超导同步回旋加速器是使用超导磁体的同步回旋加速器，体积和重量小、功耗低。

2.1.2.2　能量选择系统

通过射程调节器或能量选择系统调整布拉格峰在人体内的深度以实现剂量在特定位置的集中递送。根据系统的不同设计，可以位于束流传输系统前端或后端。

2.1.2.3　束流传输系统

大型多室质子治疗系统中束流传输系统由安装在束流传输区内的较长束流输运线及各种聚焦和导向磁铁及配套冷却系统组成，用于传输与分配质子束流。小型化/单室质子治疗系统缩短了该系统的长度，简化了结构。集成化小型质子治疗系统则采用直接束流传输技术，取消了复杂的束流输运线及相关磁铁和配套系统。

2.1.2.4 固定束治疗系统

固定束治疗室通常由治疗头和治疗床（椅）组成，通过旋转治疗椅或治疗床获得多角度治疗。

2.1.2.5 旋转机架治疗系统

包括旋转治疗系统、患者定位系统、定位控制设备、成像控制设备、治疗信息显示系统。旋转治疗系统包括旋转治疗头、成像设备；患者定位系统包括机器人治疗床；旋转治疗头能够将束流输运系统中的能量通过控制系统精确地放射到病患的肿瘤区域；成像设备能够将患者的肿瘤信息反馈到治疗系统，以调整治疗的位置；患者定位系统能够将患者精确运送至治疗位置。

2.1.2.6 控制系统

包含主加速器控制系统和各治疗室控制系统。主加速器控制系统通常是大型多室系统的设备主要控制系统，由设备厂家驻点工程师操控，主要负责系统的正常运行和束流配送的控制。小型集成型质子系统通常简化这一系统。各治疗室控制系统，由院方医务人员、技术人员操作，主要用于日常的治疗流程运行和病人的治疗，操作过程与普通直线加速器相似。

2.1.2.7 安全联锁系统

通常由质子治疗系统不同区域的辐射检测系统和连锁软件系统组成，在质子系统运行状态下，保证整个质子区域内的辐射安全防护符合相关规定的要求，如现场出现异常情况就可及时发出警报提示现场临床工作人员，具体实施可按环境影响评估要求及厂家配套需求落实。

2.1.2.8 配套设备机房

1. 水冷间

给质子治疗系统提供专用的符合水质要求的冷却水，包括质子治疗系统的加速器、磁体、压缩机等需降温的设备。大型质子治疗系统因所需降温的设备多、热荷载大制冷量需求大，相应的热交换设备多工艺冷却水机房面积较大。集成化小型质子治疗系统降温的设备少、热荷载小制冷量需求小，机房面积小。工艺冷却水系统通常由院方（业主）负责提供，与质子系统预留的接口连接，不在质子设备供应商供货范围（加速器射频功率源一般采用高功率电子四极管作为放大器件，为保证电子管阳极绝缘和高功率冷却，需要采用去离子水或纯水，一般情况下要求水电阻率＞1MΩ）。冷却水的制冷功率根据射频功率源的功率大小和阳极耗散功率来决定（电子管功率源效率一般大于60%）。射频功率源如采用固态 LDMOS 场效应管放大器件的，为减少对铜制功放水冷板腐蚀，一般也采用去离子水，固态射频功率源效率一般低于50%，所以对散热要求大于电子管功率源。

2. 气体机房

加速器和治疗室分体布置的质子治疗系统设备需要提供专用气体设备机房配套运

行；小型集成化质子治疗系统无须设计专用的气体机房；同步直线质子加速器一般采用脉冲四级管功率源（如上海瑞金医院），其 RFQ 和 DTL 加速器采用进口 4616V4 电子四级管功率源，为了保证电子管谐振腔高功率绝缘和耐压，通常采用氮气或六氟化硫惰性气体提高绝缘耐压等级。

3. UPS 设备间

给质子治疗系统设备的控制系统和加速器等设备提供不间断电源，避免突发供电故障造成停电风险。由 UPS 功率和供电时间需求确定空间设计要求，规划房间布局和面积。

4. 配属质子治疗区新风机房、空调系统机房和排风机房

根据环境保护法规、环评报告书及设计规范要求，确定新风量、排风量及排放方式，确定机房布局和面积。不同的质子治疗系统的需求也不一样，集成化小型质子治疗系统需求最小。

5. 应急发电设备机房

配备功率足够的应急发电设备，满足断电期间主要关键设备的电源供应。大型质子系统设备功率较大，通常达到 800kW 以上；小型集成型质子系统设备功率较小，具体功率需求根据质子设备供应厂家需求设计，通常由院方（业主）设计及配备提供。

6. 接地系统

为减少和避免对其他医疗设备的干扰，加速器射频功率源机房的单独高频接地设计。由于加速器射频功率源的功率大（一般 100～500kW 等级），根据加速器形式不同有脉冲和连续波两种工作模式。对于高频发射机（射频功率源）的高频接地有特殊的要求。大功率射频设备只有良好接地才能满足质子医院整体电磁兼容设计要求。一般采用敷设高频地网、填埋降阻剂、增设多组离子地极等方式，使得高频接地电阻满足小于 1Ω 的要求。

2.1.3　质子治疗中心辅助医疗设备

2.1.3.1　滑轨 CT

安装在治疗室内，完成患者治疗前的精准定位，CT（电子计算机断层扫描）机架可通过轨道移动。

2.1.3.2　CT 模拟定位机

借助复杂的计算机软件，将计划设计的照射野三维空间分布结果重叠在 CT 重建的病人解剖资料之上，在相应的激光定位系统的辅助下，实现对治疗条件的虚拟模拟（Virtual Simulation）。现代的 CT 模拟机综合了部分影像系统、计划设计系统和传统 X 射线模拟机的功能，已经融合成为现代放射治疗技术不可分割的一部分。从肿瘤的定位、治疗计划的设计、剂量分布的计算，到治疗计划的模拟、实施，CT 模拟机的应用贯穿放射治疗的全过程。

2.1.3.3　MRI 模拟定位机

为放疗专用的患者肿瘤定位加强磁共振设备，磁共振模拟定位系统可提供高质量、高清晰度的影像学图像，且不增加患者的任何辐射量，通过扫描获取 MRI（核磁共振成像）图像，确定肿瘤组织和周围正常组织的位置等信息。与 CT 影像相比，MRI 图像的优势是对软组织结构的分辨率更高，也就是软组织病变显示得更加清楚。

2.1.4 质子治疗中心抢救及复苏设备

2.1.4.1 抢救设备

可配置抢救车、除颤仪、喉镜、负压吸引器及心肺复苏球囊（配套氧气瓶）、心电监护仪及其他应急器械。

2.1.4.2 生命支持设备

呼吸机及配套氧气瓶、吸氧装置等。

2.2 建筑结构与空间特征

质子治疗中心是以质子放疗技术为主要治疗手段的医疗机构。因质子技术的特殊性，医院在建筑设计过程中不仅要考虑建筑的辐射防护、满足设备的安装与调试的各项技术要求，还应重视质子治疗中心的建造过程。在治疗中心的设计过程中，要充分考虑建立以人（患者、医护人员等）为中心的安全、便捷、人性和绿色的疗愈空间，满足医疗工作的需要，使医疗环境与医疗功能相适应，体现设计对人性的关怀。质子治疗中心建筑设计应具有超前的意识和前瞻性，不仅要满足目前的需求，还应预留未来的发展空间。

不同品牌型号的设备之间，其机房环境要求可能存在一定差异。多个治疗舱的加速器有回旋加速器和同步加速器。同步加速器所需的室内空间面积偏大，相比之下，小型化设备所需空间更加紧凑。其他质子设备所需的机电设备辅助空间需满足各品牌型号的场地文件要求。

2.2.1 质子治疗中心的设计理念及功能组织

2.2.1.1 设计理念

1. 以合理的功能为重点

1）公共区域：入口大厅、等候空间。

2）半公共区域：护士站、部门内部等候空间。

3）私密区域：治疗室、诊室、办公室、会议室、实验室等。

2. 营造以人为本的疗愈空间环境

1）对患者及家属：减轻压力，增加舒适度，提高患者满意度。

2）对医护人员：提高工作舒适度，与患者更好互动。改善员工体验与满意度，提高工作效率。

3）对医院管理者：改善工作流程，提升患者满意度，创造口碑效应。吸引并留住训练有素的临床工作人员，降低间接成本。

3. 先进的医疗、研究及信息化设施

质子射线有独特的布拉格峰的物理特性，因此可方便而精确地调节照射剂量分布，已被公认为放射治疗领域最先进且较为成熟的放射治疗技术，是当今放射治疗的发展方向，已被列为战略性技术研发的项目之一。临床治疗新技术的快速发展离不开研究工作的不断深入与配合。转化医学（Translational Medicine）是生物医学科学中一支科技整合的学科，将研究与临床医学结合，这样的组合容许在实验室开发新的个性化的治疗方式，并随后以"从工作台到床边（bench-to-bedside）"的方式提供给患者。质子中心高度信息化的应用，多项互联网医院与远程医疗技术，提供机构对机构和医疗机构对患者的远程医疗服务。在硬件和软件上支持远程多学科会诊、远程影像诊断、远程病理诊断、移动式设备等数字化医疗技术，与全球医疗资源进行无国界、零时差的对接，让患者可以在医院享受国际水准的医疗服务。

4. 生态与节能新技术等可持续发展

防辐射大体积混凝土工程是质子项目中设计对环境责任感的一个巨大挑战。高性能设计需要了解项目场地周围的气候。气候分析及早进行，并在整个项目设计过程中作为参考，包括建筑方位、植被选择和其他可持续策略。进行气候分析时，对探测场地建模，人们可以更好地了解在整个项目中能耗是如何分配的。以高效或高性能的建筑作为最终目标时，把能耗建模作为早期设计工具是必要的。采光分析对建筑性能和人体舒适度至关重要，进行采光分析来评估建筑物内或周围的空间，通过控制和优化策略来提升自然光的利用。对建筑系统、饰面、产品的明智选择是设计的基本职责。随着公众对各类健康与环境问题（如癌症、自闭症发病率增加、全球变暖等）的关注度增加，必须更深入地研究建筑产品，并从人类和地球的健康角度来考虑它们。

建成环境对身心健康有深远影响。对于希望优化其业务和人力资本的客户，WELL标准（由国际WELL建筑研究所制定推出，是世界上第一部体系较为完整、专门针对人体健康所提出的建筑认证与评价标准）提供了一个操作与验证的框架，从空气、水、光、营养、健身、精神和舒适七大部分组成。

2.2.1.2 质子治疗中心的功能设计及流线组织

质子治疗中心一般由门诊、模拟治疗区、辅助设施区、质子治疗区、质子设备辅助用房及附属用房等组成。一般治疗流程为门诊问诊，由医生及物理师通过模拟治疗，确定治疗方案（包括定位、放射能量确定及入射角度），部分质子设备需要制作人体固定模型，一般在辅助设施区内完成（包括人体模型制作及储存），最后进入质子治疗区域进行治疗（图2-5）。整个疗程一般治疗20～30次。质子治疗中心各构成要件间相互关联的建筑包括并不仅限于以下（图2-6）：

门诊医技区：门诊大厅、二次候诊区、挂号收费、卫生间、专科门诊诊室、门诊护士站、抢救室、治疗室、处置室、门诊办公室等。

质子治疗及模拟治疗区：病人休息区、护士站、接诊区、检查室、控制室、治疗室、加速器机房、束流传输区、模拟及成像室、体模制作、体模储存、麻醉及恢复室等。

质子设备辅助用房及附属用房：配电间、工艺冷却水系统、高频接地系统、模具准备加工室、模具库房、服务器主机房、医疗气体储存室、半衰储存室、实验室等。

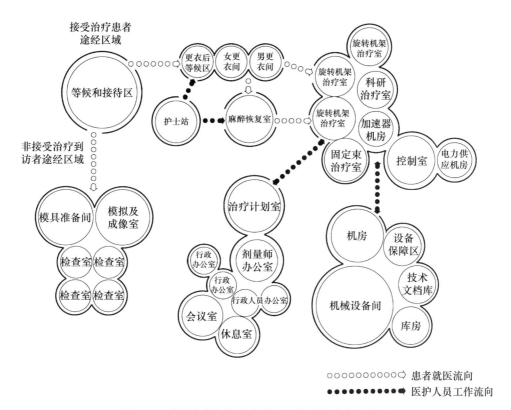

图 2-5　质子治疗机构内患者和工作人员流向示意图

PET-CT、PET-MR 在肿瘤放射治疗疗效评价以及治疗过程中剂量验证等有临床价值。有不少国外及国内的质子治疗中心都规划了此类设备。一般规划独立的部门，邻近治疗区，可以同层布置，也可以上下楼层布置。要注意国内对核医学病人单向流线，以及相对污染区、半污染区、非污染区的规划。

质子治疗中心由于治疗有针对性，治疗过程中带辐射，所以医院根据流线划分正常区域和限定区域。正常区域为门诊、模拟治疗及附属用房等。限定区域为医院的核心，包括质子治疗区域及质子设备辅助用房，由加速器用房、能量选择系统用房、旋转机架治疗用房、固定束治疗用房及质子设备辅助用房组成。该区域综合管线布置复杂，并采用大体积混凝土作为房间隔墙和外墙，对设计、管线综合、施工均有很高的要求。

内部交通流线规划应以明确、简洁、功能分离的理念，配置可符合使用需求及有效提高效率的动线系统。各公共交通体均靠近中庭和核心区域布置，塑造明确、清楚的交通流线，使内外部使用者均能迅速到达目标空间。主要物流动线须洁污分离。结合垂直交通的组织，让各种人流、物流合理流动，通过合理设置医梯、客梯、楼梯，便于病人、医护人员、家属、后勤人员的合理使用，并通过设置污物梯，避免洁、污物品相互交叉。

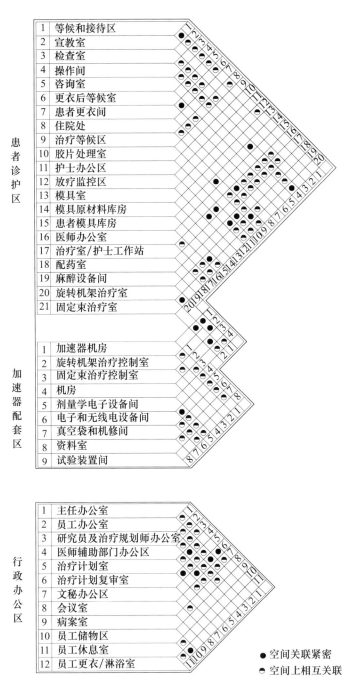

图 2-6　质子治疗中心各构成要件间相互关联的建筑毗邻图

2.2.2　质子治疗中心设计难点

2.2.2.1　质子治疗区域的消防设施设计

旋转加速器室和能量选择系统用房因设备工艺需要，组成一大型连通的隧道，长度一般超过 80m 甚至达到 100m。治疗室分为病人区域和设备间，其最不利点疏散至安全出口距离应满足相关规范要求。如因隧道过长确实无法满足规范最大疏散距离要求，应根据当地消防或住房和城乡建设主管部门的规定，组织消防专项论证或审查，通过后方能实施。

2.2.2.2　质子治疗区混凝土浇筑技术

质子治疗区为大体积混凝土，在处理大体积混凝土施工过程中水化热效应及控制裂缝，是该类型项目的施工难点。质子治疗区如设置在地下室，应加强防水措施，避免地下室水渗漏，防止对设备造成致命损害。

2.2.2.3　辐射防护

中子是质子治疗过程中产生的主要二次辐射，需采用屏蔽材料进行屏蔽，如土地、混凝土或重混凝土，防护厚度需与专业公司配合确定。质子治疗室和加速器、能量选择系统用房出入口均须设置迷道，以满足辐射防护要求。设备管线穿越防辐射墙体或楼板时，应采用 Z 字形或 U 字形路径，避免射线沿直线穿越防护结构。

2.2.2.4　质子设备辅助用房布置优化

质子设备辅助用房，一般参照质子设备厂家建筑接口文件设置。厂家考虑到技术及经济性，一般把辅助用房采用尽量邻近布置方式，以缩短电缆、管道的长度，降低成本。但质子治疗区因设备需要，空间形状不规则，并不利于设备布置和结构设计。可以考虑把配电间、空调机房、水冷间等设备集中布置，通过综合管廊，与质子治疗区联系，既有利于维护、管理，又有利于设计和施工。

2.3　配套系统及机房环境

不同类型和规模的质子治疗系统的设计和对配套系统及相关机房需求都有区别，小型单室质子系统对配套机房需求少，其将机架和加速器、治疗室集于一体，仅需电气配电间、UPS（不间断电源）室、水冷间、控制室等；大型多室质子系统因其束流传输线较长，配套系统和机房环境要求较多，除上述小型单室质子系统所需功能机房外，还需加速器大厅、主控制室、数据中心及各类服务器机房等（图 2-7、图 2-8）。

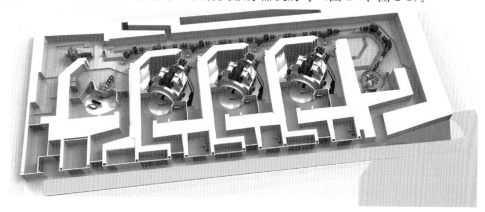

图 2-7　大型多室质子系统治疗层房间分布图

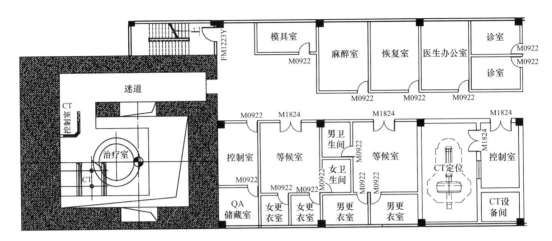

图 2-8　小型单室质子系统治疗层房间分布图

质子系统包含的子系统有：加速器，能量选择系统（ESS），束流传输系统，固定或旋转机架治疗室，治疗安全系统，治疗控制系统，制冷、电气、气动设备，水冷间、配电间设备，主控室设备，治疗控制室设备，服务器机房设备。各系统涉及的机房环境需满足质子设备厂家要求，但不同品牌型号可能存在一定差异，需严格按照设备建筑接口文件进行设计施工。

2.3.1　质子加速器/束流区

1）工业型环保环氧地坪面漆，所有墙壁、沟槽和天花板应采用高级环氧漆。

2）设计施工方应每 10m 提供 230V 便民墙插座。加速器上方、束线上方考虑吊车装置。吊钩底部注意与地面有足够空间。

3）质子系统开始运行的前两年，束流传输系统允许的最大地面不均匀沉降不得超过±3mm。

4）束流线与降能器区应由施工单位提供带自锁的安全门。

5）使用：温度为 25～30℃；控制精度为 2℃；相对湿度为 30%～65%。

6）安装：温度为 17～26℃；相对湿度为 30%～65%。

2.3.2　旋转机架治疗室

1）治疗室建筑机电设备产生的噪声日平均值不大于 65dB。

2）在机架区和治疗区之间设有双开门或等效双开门，门应从内打开。

3）机架基坑位置进行温湿度检测，温度为 22℃；控制精度为 1.5℃；相对湿度为 40%～60%；设备散热量 3kW；每个机架治疗室区域的不同层至少设置一个控制点，探测器系统交予质子设备供应商。

4）机架上方配置承载轨吊。

5）设计施工单位应在天花板为摄像装置提供 2 个 230V 的电源接口。

6）配备烟雾探测和自动灭火系统。

7）安装：温度为 17～26℃，相对湿度为 30%～65%。

2.3.3 治疗控制室

至少规划区域 4m×4m，预留 300mm×300mm 金属可拆卸接入面板，用于校准仪观察使用；墙面提供至少 2 部电话、对讲机、闭路电视，为肿瘤信息系统接口预留额外空间；治疗室内与治疗控制室存在电缆互通接口（图 2-9）。

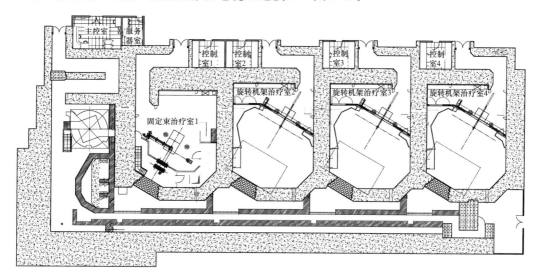

图 2-9　大型质子系统治疗室和治疗控制室平面示意图

2.3.4 水冷间

水冷间温度为 22℃（为防止高压设备结露一般应大于 25℃），控制精度为 ±2.5℃，相对湿度为 40%～60%，应设置 240cm×240cm 的双开门直通室外，门将通过自动关闭功能锁定。预留足够的空间安装水调节器，每个水调节器前后预留 1m 的自由空间更换泵或热交换器。施工单位确保低点处有能排出 1000L 水的排水沟。水冷间机房存在噪声，需要进行防噪声设计（图 2-10）。

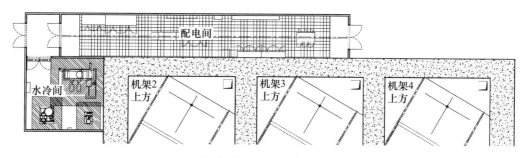

图 2-10　质子设备上层水冷间和配电间分布

2.3.5 配电间

配电间内设有为质子设备分配电力的电源柜，宽度至少为 3.8m，恰当设计高度，以适应上方的暖通空调管道等（图 2-10）。配电间需安装防静电、不导电的活动地板，活动地板需由 25％以上的自由表面的通风板构成，且地板应可承受 2t 的分散荷载（图 2-11）；UPS 系统能够支持满载备份 20min，配电间温度控制在 22℃，相对湿度为 35％～60％，配电间需要在建筑评估日期之前三个月由质子设备供应商验收。

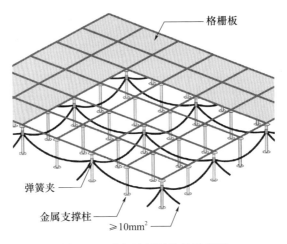

图 2-11　高架地板及接地示意图

格栅板

弹簧夹

金属支撑柱

≥10mm²

2.3.6　主控室

1）控制温度为 22℃；控制精度为 ±2.5℃；相对湿度为 40％～60％；提供防静电活动地板，地板下方安装地漏，布置湿度检测系统，电缆安装符合相关标准的要求。

2）控制服务器室温度为 22℃；控制精度为 2.5℃；相对湿度为 40％～60％；地面为活动地板，自由高度为 30cm，承载能力为 2t/m²。

3）房间拥有连接至 UPS 或应急电源的独立空调机组。

4）提供一个最小 12U、深度 80cm 的通高开关柜。

5）照明采用调光系统防止电脑反光，房间不得有洒水器，天花板和活动地板无排水管。

治疗计划室一般为医院技师使用，根据不同医院的使用需求，其环境要求可能与服务器室有所不同。

2.3.7　工艺冷却水系统要求

工艺冷却水系统一般建议设计为二级冷却，提供不超过合理温度一级冷却水，供应二级冷却水降温，为防止高压设备结露，一般射频功率源的二级冷却水温度应大于 25℃。一级冷却水温度由暖通专业根据二级冷却水温需要、室外湿球温度设计，一般一级冷却水温度越高，能耗越低。

2.3.8　气体要求

提供氩气、氧气、氮气、氢气、压缩空气等气体，气体质量要求根据具体技术文件要求确定。

2.4 其他特殊系统要求

2.4.1 辐射安全连锁系统

辐射安全连锁系统的设计遵循"失效安全、纵深防御、最优切断"的原则，不但重要场所需进行多重"冗余"设计，整个系统也应"冗余"。"急停"按钮和巡查"复位"按钮醒目、易识别、容易到达。重要部位设置监控装置，辐射区域设置机器运行前警告和语音提示装置，控制台设置电子显示屏，用于显示辐射区域内的连锁装置工作状况。

2.4.2 环境监测系统

对机房、会议室、公共区域的通风系统进行联动。当出现射线报警、空气质量差等情况时，需与通风系统联动，加强相应区域的送排风次数，改善此区域的空气质量。环境监测系统由辐射监测系统、空气监测系统、污水监测系统集成而成，系统对空气监测系统、污水监测系统两个子系统数据进行汇总整合。辐射监测系统通过安装在监测点上的 X 射线传感器和中子射线传感器实时采集机房四周监测点上辐射值数据，并以列表的形式显示出来。当辐射值超过设定阈值时，系统报警。

空气监测系统由若干子系统及数据采集处理子系统等组成。测定空气中二氧化碳浓度、氧气浓度，同时测量温度、湿度等参数，计算各种参数、图表，实现对被监测区域的实时监测，做到实时监控和应急预警。污水监测系统将污水监测设备的上传数据、报警信息实时传输至整个系统。

质子区应设置一套完备的辐射监测系统，便于系统的集中管理。该系统应具有以下特点：

1）环境适应性强，性能稳定可靠；
2）人机界面友好，可直观显示报警地点；
3）仪器可维修性强，维护、维修方便；
4）主机与探测器最远通信距离为 1km；
5）响应时间短，可设置二级报警阈值；
6）就地处理箱与探头同时声光报警；
7）自动识别中子探测器与 γ 探测器。

2.4.3 高频接地系统

为减少和避免对其他医疗设备的干扰，加速器射频功率源机房应采用单独高频接地设计。由于加速器射频功率源的功率大（一般 100～500kW 等级），根据加速器形式不同有脉冲和连续波两种工作模式。对于高频发射机（射频功率源）的高频接地有特殊的要求。大功率射频设备只有良好接地才能满足质子医院整体电磁兼容设计要求。一般采用敷设高频地网、填埋降阻剂、增设多组离子接地极等方式，使高频接地电阻满足小于 1Ω 的要求。

2.4.4 辐射监测系统设计

质子治疗区域对辐射防护要求极高，为确保安全性，质子治疗区工作场所监测采用固定式在线区域辐射监测和便携式巡测相结合。在线区域辐射监测随时反映实时监测中出现的辐射安全问题。与常规医院采用便携式巡测监测仪不同，质子治疗区必须专门增设一套在线区域辐射监测系统。为满足辐射防护监测要求，在线监测点位设置较多，需按照《放射性职业病危害预评价报告》要求设置工作场所监测点位。一般情况下，监测点位主要选在加速器大厅内、迷道出入口和控制室内等人员常驻区域等代表性位置。每个监测点位需设一台 X-γ 探测器和一台中子探测器。区域巡测主要应用在维护阶段，区域巡测包括对加速器区域、治疗室周围、辐射监督区边界、放射性污染物贮存室周围等。拟配备的监测仪器包括便携式中子辐射巡测仪、便携式 X-γ 辐射巡测仪、便携式表面污染监测仪以及手足衣物污染监测仪等。

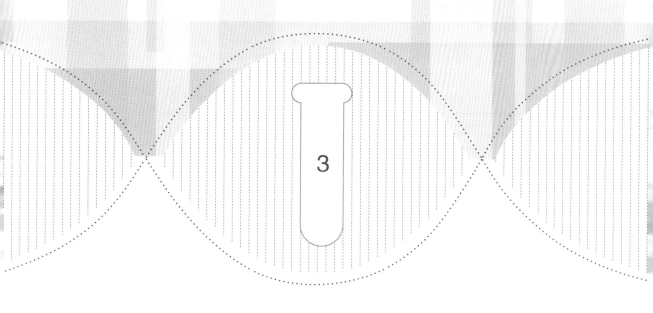

质子治疗中心设计

3.1 前期策划

3.1.1 质子治疗系统配置选型

3.1.1.1 配置方案

如何选择质子治疗系统的配置是医疗机构面临的主要问题，这直接关乎一家医院的预治疗人次、未来可使用的技术和医师技术水平等。目前按照市面可供选择的配置方案，可以分为三类：单室质子系统（以下简称"单室系统"）和多室质子系统（以下简称"多室系统"），以及特殊的集成化小型质子系统。

单室系统拥有1个加速器带1间治疗室。单室系统具有占地面积小、空间利用率高、建筑成本低等优点，非常适合建筑空间紧张的医院。具有代表性单室系统设备的厂商有IBA、Varian、HITACHI、Sumitomo、P-Cure等。

多室系统拥有1个加速器带N间治疗室，且治疗室可以选择固定束、眼束或旋转机架的不同组合。多室系统具有束流时间利用率高、年可治疗人数多、人均治疗成本低等优点，但占地面积大、设备成本和建筑成本较高。多室系统因为空间大，可以初期预留治疗室坑位，待先进的技术问世具备市场适用范围时再逐次拓展，在资金和技术的可拓展灵活性上非常有优势。多室系统设备总成本虽然高于单室系统，但平均到每间治疗室的花费是低于单室系统的，性价比较高（表3-1）。具有代表性的多室系统有IBA/

CGN 多室系统、Varian 多室系统、HITACHI 多室系统、艾普强多室系统等。

表 3-1　单室系统和多室系统对比

项目	单室系统	多室系统
建筑成本	低	中
占地面积	小	大
可拓展治疗室	部分厂商可以	可以
束流时间利用率	低	高
年度预计治疗人次	少	多
转移治疗室照射能力	不适用	支持
技术拓展性	中等	高

特殊的集成化小型质子系统通过将加速器、机架和治疗室整合在一个空间内，大幅缩小占地和占用空间，既能形成规模最小的单室系统，又能通过"并联"的方式实现"多室"配置，该种类型设备厂商以 Mevion 为代表。

医疗机构根据自身的需求和发展决定选择单室、多室或集成化小型质子系统后，就可以从质子系统的关键设备开始考虑。质子系统关键设备为加速器、治疗头、旋转机架和治疗计划软件。不同厂家的技术路线、性能和价格差异显著，各有优劣，需要医疗机构综合各项因素来选择。下面对选择方法做参考性介绍。

1. 加速器

质子治疗系统的加速器目前有两类——回旋加速器和同步加速器。IBA/CGN、Sumitomo、Mevion、ProNova、Varian 和中科离子使用的是回旋加速器；Mitsubishi、HITACHI、Optivus、P-Cure 和艾普强使用的是同步加速器。回旋加速器的优势是占地空间小，引出束流为连续束，稳定性好，可以应用 Flash 技术；劣势是束流引出能量恒定，必须配合能量选择系统，因而辐射本底高。同步加速器的优势是能量可主动调制，无须降能器，辐射本底低；劣势是共振慢，引出的束流稳定性较差，无法做动态笔形束扫描，同时束流为脉冲束、流强小，无法应用 Flash 技术。

除了回旋和同步加速器外，近几年还出现了以 Advanced Oncotherapy PLC（AVO）公司为代表的直线质子加速器，以及正在开发的激光等离子体加速器，但离应用还有距离。

2. 治疗头

目前主流的治疗头正在从散射治疗头过渡到笔形束扫描治疗头。IBA/CGN 可以提供用于常规放疗的散射治疗头和用于适形调强照射的笔形束扫描治疗头；Varian 仅提供笔形束扫描治疗头；Mitsubishi、HITACHI 提供常规及适形治疗的散射型治疗头和笔形束扫描治疗头。

值得一提的是，日本 B dot Medical 公司利用超导技术开发的极紧凑治疗头，仅需搭配一个 20t 左右的非旋转机架即可实现束流弯转 140°，使治疗头到照射位置的距离减小至原来的 1/3，机架高度由通常的 10m 缩小到 4m，大幅降低系统占用空间和生产成本，是当前最新颖的极紧凑机架/治疗头解决方案。

3. 旋转机架

质子治疗旋转机架的主要技术指标为质量、等中心位置精度和旋转角精度，行业内等中心位置精度要求≤0.5mm、角精度要求偏差≤0.25°。目前各供应商都有成熟的旋转机架提供，如 IBA/CGN 的旋转机架（120t）、HITACHI 旋转机架（220t）、Varian 旋转机架（270t）、Mitsubishi 旋转机架（160t）、艾普强 180°旋转机架（160t）等。也有特殊的厂家 P-Cure 采用坐立位旋转座椅替代旋转机架。

4. 治疗计划系统

治疗计划系统是放射治疗设备必备的软件系统，自身属于三类医疗设备，是临床医师和物理师在放疗过程使用最多的关键系统。目前的供应商有飞利浦（Pinnacle）、Elekta（Monaco/ XiO 已停产）、Varian（Eclipse）、RaySearch（RayStation）、国科离子（CiTPS）、Sumitomo（PTplan）。这些产品都是基于各国质子中心多年临床经验开发升级而来的，除具备共同的基本功能外，还具备各自独立的特征，如计算效率、是否支持自适应、多目标优化等。质子设备供应商多将设备调整为支持多款治疗计划系统的模式，来满足医疗机构多样化的选择需求，从当前市场表现来看，医疗机构大多倾向选用RaySearch（RayStation）和 Varian（Eclipse）这两款治疗计划系统。

目前市面不同设备厂家系统表现特点、主要参数及其特殊功能要求见表 3-2。

表 3-2　不同设备厂家系统表现特点汇总

项目/厂商	瓦里安	迈胜	IBA 单室系统	IBA/CGN 多室系统	P-Cure	艾普强 多室系统
加速器类型	等时性回旋	同步回旋	同步回旋	等时性回旋	同步环形	同步环形
束流类型	CW	Pulse	Pulse	CW	Pulse	Pulse
加速器机房面积	49m²	—	145m²	—	75m²	—
净层高	10m	9m	12m	10m	4.5m	—
设备总质量（单室）	350t	130t	330t	—	25t	—
磁体冷却类型	超导（需液氦）	超导（需液氦）	超导（需液氦）	水冷	水冷	水冷
降能器	需要	不需要	需要	需要	不需要	不需要
中子污染	较大	小	较大	较大	很小	小
最大能量	250MeV	250MeV	250MeV	250MeV	330MeV	250MeV
特征	占地小	加速器与病人同室，占地面积小。不能拓展多室，但可并行排布	占地小	技术成熟，稳定性高，支持所有 TPS，具有国内供应链成本优势	设备模块化安装，无须吊装，占地较小，适应性强，可拓展多室。加速器与病人同室	同步加速器中占地小，拓展性强，具有眼束治疗室，自主知识产权

3.1.1.2　配置依据

配置质子治疗设备的医院一般要求是国家医学中心、国家（省）级区域医疗中心或集医疗、科学研究、教学于一体的三级综合性或专科医疗机构；能够开展重大疾病防治、复杂疑难病例诊治和临床研究；能够牵头开展区域性以上多中心临床试验和新技术评估工作；参与制定重大疾病和放射治疗相关技术应用标准、临床指南；承担放射治疗专业高水平人才培养、国家级重大科研项目和放射治疗技术装备研发任务。

3.1.2　选址

质子治疗中心选址首先应满足当地的城市规划管理要求、当地区域卫生规划和环保评估的要求。

3.1.2.1　选址的基本要求

1）地理优越，交通便利，宜接近 2 条以上城市道路；

2）宜便于利用城市基础设施；

3）环境宜安静，应远离污染源；

4）地形规整，便于质子治疗布局；

5）工程地质和水质条件较好；

6）远离易燃、易爆品的生产和储存区，并应远离高压路线及其设施；

7）不应接近少年儿童活动密集场所；

8）不应污染、影响城市的其他区域；

9）不宜接近地铁、隧道等有振动影响的区域。

3.1.2.2　其他选址建议

国内质子治疗中心一般依托所在区域内的大型医疗机构运营管理。由于质子治疗设备对建筑的技术要求高，对于一些医院的老院区来说，就地建设会受到很多限制。质子中心更适合异地新建或者新征医疗机构毗邻地块建设。

除以上基本选址要求外，质子治疗中心在选址方面主要考虑因素包括质子设备选型、交通环境、医疗资源环境等。

1. 质子设备选型

不同质子选型、品牌的质子设备，所用占地面积不同。如小型化质子治疗设备占地面积较小；传统型质子治疗设备占地面积较大。不同设备品牌对质子治疗设备空间要求不同，进而影响占地面积。

2. 交通环境

质子治疗中心的选址应根据其辐射病人服务范围确定，除必要的交通便捷外，建议在选址位置满足 3h 路面交通能够覆盖区域内人口≥70％。

3. 医疗资源环境

肿瘤治疗需要配合手术、放疗和化疗等多学科综合治疗。质子治疗中心的治疗手段相对单一，从医疗安全和病人的来源角度综合考虑，需要肿瘤治疗实力较强的综合医院或肿瘤专科医院支撑。除了技术互为支持外，对患者来说，先依托其他医疗机构进行诊断、筛选，再明确患者是否适合质子治疗，确保质子医疗资源能充分利用，不造成浪费。

因此质子治疗中心选址原则上宜靠近综合医院或肿瘤专科医院，不仅可以方便病人转诊，而且方便医生会诊。

3.1.3 规模投资测算

在确定质子治疗中心的建设规模前，要对项目进行定位策划、投资估算，再进行功能分析和规模测算。

3.1.3.1 定位策划

主要考虑因素包括用途确定、建设主体和项目性质，据此确定质子治疗中心的建筑空间和建筑面积需求。

与一般项目定位研究不同，质子治疗中心在建设时已经确定其用途。因此，其定位主要指建成后的用途，包括单纯的治疗、科学研究或兼具治疗和科学研究用途。治疗和科学研究用途建筑具有不同特点，对建设面积也有不同要求，因此必须在建设质子治疗中心的前期策划阶段就确定其定位，避免后续施工及使用不便。

项目规模测算是对项目功能定位在数量和规模上的进一步量化，是从功能需求上为项目的具体规划提供设计依据，使规划设计方案更具合理性，投资估算更具准确性。

3.1.3.2 功能分析和规模策划

基于潜在用户的需求分析，将项目功能、项目内容、项目规模和项目标准等进行细化，以满足投资者或者使用者的需求。项目主要功能可以分为质子治疗区、质子装备设备区、非质子治疗区、研发办公区及能源供应区等。

质子治疗中心规模主要根据治疗室数量、医疗、科研用房规模等分别进行测算。质子治疗中心建设主要服务于质子装置，但是作为科研型医疗机构，除了质子装备设置所需用房外，还必须考虑其他医疗用房及科研人员所需用房，因此质子医院不能完全按照常规综合医院建设标准考虑，应充分考虑其特殊性。此外，质子治疗中心建成后承担以放射治疗为主的临床医疗任务，因此还须配置一些与质子治疗相关的大、中、小型放疗设备来满足中心对患者的检查、治疗需求。

1. 治疗室数量

质子治疗室是质子同步加速器引出治疗束至治疗室对病人进行放射治疗，治疗室分固定束治疗室和旋转束治疗室，治疗室数量和形式的确定对项目规模、造价有较大影响，因为治疗室数量多少决定了其配套公用设施的容量、防辐射屏蔽工程量的大小等项目的关键性技术要求。

由于患者在治疗室中往往需要用较长时间进行定位，为了充分利用加速器的束流，质子治疗装置通常配置多个治疗室，各个治疗室在照射时间上相互错开。治疗室分为固定束治疗室和旋转束治疗室，旋转束治疗室中配有旋转机架，它们能环绕卧姿患者进行转动。

患者的治疗时间根据肿瘤的大小以及照射野决定。一般治疗模式下，完成一个病人一个照射野（放疗机发出的射线通过皮肤到达患处，会在人体划定一个范围，这个范围就称为照射野）的治疗时间包括：病人进入治疗室前准备时间（更衣、固定）和进入治疗室所需时间，进入治疗室后的时间取决于摆位、定位和出束治疗等几个方面，平均一次治疗时间为 20～30min。另外考虑到一次治疗需要几个照点，总的治疗时间取上限，按照 30min 计算，一周工作 5 天，全天工作时长按 8h 计算，一台治疗室 1 天检查 16 人次，根据质子治疗中心的患者人数，可预估检查室的数量。

据调研统计，质子装置规模多为 1 台质子同步加速器配置 4～5 个治疗室。根据治疗室数量测算该区域面积，建议参考 800～1200m² /间治疗室，不同项目设备数量统计见表 3-3。

表 3-3   不同项目设备数量统计

项目名称	设备配置（1＋N 多室）			面积（m²）
	固定束治疗室	旋转治疗室	数量合计	
上海瑞金医院肿瘤（质子）中心	2	3	5	4600
四川肿瘤医院质子中心	1	3	4	4595
合肥离子医学中心	2	3	5	4000
上海市质子重离子医院	4	0	4	—
河北一洲肿瘤医院	1	4	5	—
山东肿瘤医院放射肿瘤学科医疗及科研基地	1	3	4	—

2. 质子治疗配套医疗用房规模测算

质子治疗中心须配置一些与其相关的放疗设备来满足对患者检查、治疗需求，为患者提供从检查、诊断到治疗的"一站式"医疗服务。

根据对质子中心配套较为紧密的功能进行规模测算。从患者治疗需求角度，常将肿瘤治疗用房相对集中设置，便于患者就近完成各项治疗及检查。医疗辅助用房配置内容包含肿瘤其他治疗诊断区、核医学区、质子辅助用房区域。

1）肿瘤其他治疗用房需求

直线加速器区、放射模拟定位区、核医学区面积测算参考《综合医院建设标准》综合医院大型医用设备房屋建筑面积指标（m²/台）进行测算（表 3-4）。

表 3-4   综合医院大型医用设备房屋建筑面积指标

设备名称	单列项目房屋建筑面积（m²/台）
正电子发射型磁共振成像系统（PET/MRI）	600
X 射线立体定向放射治疗系统（Cyberknife）	450
螺旋断层放射治疗系统	450
X 射线正电子发射断层扫描仪（PET/CT，含 PET）	300
内窥镜手术器械控制系统（手术机器人）	150
X 射线计算机断层扫描仪（CT）	260
磁共振成像设备（MRI）	310
直线加速器	470
伽马射线立体定向放射治疗系统	240

2）肿瘤中心门诊区

参照《综合医院建筑设计规范》，门诊诊室间数可按日平均门诊诊疗人次（50～60人次）测算，单人诊查室的使用面积不应小于 8.0m²，双人诊查室的使用面积不应小于

12.0m²。综合考虑质子治疗中心的患者病情较为复杂，医患沟通时间较长，诊室间数按规范上限值设置；另外，一般质子治疗中心所属医疗机构均承担教学任务，建议单间诊室面积按12~15m²设置。门诊区还包含门诊大厅、候诊区、普通诊室、专家诊室、抢救室和观察室等，面积根据功能设置相应测算。

3）质子治疗区及质子设备区

质子治疗区包括质子等候厅、麻醉室、复苏室、抢救室、质子加速器室、旋转机架治疗室、患者更衣室、配套库房等。

质子设备区包括设备控制室、设备维修间等为设备运营维护的功能区，该部分面积根据治疗室数量及类型进行相应测算。

4）办公及后勤服务区

办公区域包含医生办公室、职工休息室及库房等，面积建议按照医疗人员人数进行测算。若为独立的质子治疗中心，还需配置相应的厨房、职工餐厅、后勤办公用房等。若该部分依托质子治疗中心所属的综合医院或肿瘤专科医院，则可与综合医院或肿瘤专科医院合用此部分面积。

5）能源中心及数控中心

能源中心及数控中心包含变电站、冷冻机房等相应保障系统功能，与办公后勤区同理，若该部分依托质子治疗中心所属的综合医院或肿瘤专科医院，则可与综合医院或肿瘤专科医院合用此部分面积。若为相对独立的质子治疗中心，建议此部分面积参照《综合医院建设标准》保障用房占质子治疗区及辅助区总面积比例8%~12%进行测算。

3. 科研教学用房规模测算

科研建筑面积参考《综合医院建设标准》相关规定：承担医学科研任务的综合医院，科研用房面积按照50m²/人的标准增加科研建筑面积。开展国家级重点科研任务的综合医院，国家级重点实验室按3000m²/个的标准增加相应实验室用房面积。

承担住院医师规范化培训、助理全科医生培训的综合医院应增加1000m²的培训用房建筑面积，并根据主管部门核定的培训规模，按照10m²/学员的标准增加教学用房建筑面积，按照12m²/学员增加学员宿舍建筑面积。

3.1.3.3 投资估算

质子治疗中心投资估算应在项目建议书阶段早期就提出质子装置设施对土建特殊的技术要求，例如质子治疗室设备沉降要求、治疗室采用混凝土还是需要补充钢板防护，质子装置的吊装措施等问题。在估算阶段应提出相应措施，前期若考虑不充分，会对后期方案以及投资带来影响。

质子治疗中心投资估算组成部分一般划分为建安工程费、工程其他费用、预备费等。

与普通医院投资估算对比，质子治疗中心在土建工程内增加质子设备区用房增加结构防护建设费用、防辐射工程费用。

安装工程中增加质子区精密空调系统费用、衰减池费用、防辐射检测系统费用。

室外工程中增加质子设备的安装存储场地费，包括质子设备临时存储费、质子设备临时装卸及暂存区域费用、质子设备吊装和运输费。

投资估算除普通医疗工程估算的土建工程费用、安装工程费用及医疗专项工程费用外，还应包含以上质子专项费用。

3.1.4 概念性方案设计

3.1.4.1 质子治疗中心概念性方案设计重点

质子治疗中心概念性方案根据上述项目定位策划、质子治疗系统配置选型策划、规模测算、投资测算进行设计。

3.1.4.2 质子治疗中心在概念性方案设计阶段应完成的工作内容

设计说明及各专业设计简要说明，包括对项目投资影响较大的设计条件和主要技术经济指标。

对项目投资影响较大的设计条件包括规划设计条件、建筑风貌、人防条件、地质条件的初步勘察、绿建标准、海绵城市、质子治疗设备配置选型、基本结构形式等。

主要技术经济指标包括总用地面积、总建筑面积、建筑基底面积、绿化面积、容积率、建筑密度、建筑层数等指标。

图纸包括效果图、总平面图、主要单体平面图、立面图、剖面图。

质子治疗中心在项目前期概念性方案设计阶段就应开始注重后期实施、运行、过渡阶段的细节问题。另外，接受质子治疗的病人多为肿瘤患者，设计应体现空间环境的人文关怀，设计中控制空间的高度和平面大小，营造亲切宜人的空间尺度。

概念性方案设计阶段，主要根据质子治疗中心的设备配置要求配套医疗区功能，确定医疗流程和建筑面积。

3.1.5 项目建议书及可行性研究报告

3.1.5.1 项目建议书

项目建议书又称项目立项申请书，由项目筹建单位或法人根据国民经济发展、国家和地方中长期规划、所在地的内外部条件，就某一具体新建、扩建项目提出的项目建议文件，是对拟建项目提出的框架性总体设想。从宏观上论述项目设立的必要性和可行性，把项目投资的设想变为概略的投资建议。项目建议书的呈报可以供项目审批机构做出初步决策，减小项目选择的盲目性，为下一步可行性研究打下基础。

项目建议书研究内容包括进行市场调研，对项目建设的必要性和可行性进行研究，对项目产品的市场、项目建设内容、设备及重要技术经济指标等分析，并对主要材料的需求量、投资方式、资金来源、经济收益等进行初步估算。

质子治疗中心在项目建议书阶段主要是确定项目建设内容、建设规模和投资。建设内容上主要应明确质子治疗设备选型，根据质子设备选型测算建设规模，再根据建设内容及建设规模合理进行投资估算。

3.1.5.2 可行性研究报告

可行性研究报告是用于国家（或地方）发展改革委批准立项的可行性研究报告，是大型基础设施项目立项的基础文件，发展改革委根据可行性研究报告进行核准、备案或批复，决定项目是否实施。可行性研究报告内容包含：

1. 总论（项目的建设背景，投资的必要性和经济意义）

论述质子治疗中心的建设背景，按照《医疗器械分类目录》，质子治疗设备属于第三类医疗器械，需要获得质子放疗治疗系统许可方可进行建设，应对项目的总体情况进行论述。

2. 需求预测和拟建项目规模（拟建项目的规模、设计方案和发展方向的技术经济分析）

根据项目需求，进行项目规模测算。质子治疗中心根据质子设备选型及配套医疗功能进行面积测算，对项目用地内的技术经济指标进行测算。

3. 建设条件和选址方案

主要论述项目选址的水文、地质、市政、交通条件等是否具备建设条件。

4. 设计方案（可行性研究报告内设计方案深度应达到估算计算标准的要求）

质子治疗中心概念性方案深度满足估算要求，且对估算有特殊影响的部分应予以表达。设计方案应包含建筑总平面图、平面图、立面图、剖面图、效果图、内装材料配置等内容，还应包含各专业设计说明、主要机电设备选型方案等内容。

5. 环境保护

质子中心建设应遵循环境保护设施与主体工程同时设计、同时施工、同时投产使用的"三同时"制度。实施总量控制，坚持"预防为主、防治结合、综合治理"的原则，对各种污染物进行治理，保证达标排放，包含施工期环境污染影响、运营期环境污染影响。

设计上应满足设备防辐射要求，带有放射源的机械设备房间都需要第三方检测合格方可运营。落实医用质子重离子治疗装置的辐射安全与防护监管要求，建立健全辐射安全与防护设施检查内容、安全联锁设施检查内容、剂量检测设备、活化产物及其他事项。

施工期的环境影响主要有噪声、废水、废气、固废、扬尘等，应分别对上述环境影响因素采取相应措施。

运营时候分别对废水、噪声、废气、废渣及辐射污染采取相应的治理措施，治理后能够达到国家规定的排放标准，尽量减少对周围环境及相关人员的不利影响。

6. 实施进度的建设时间

项目实施时期的进度安排是可行性报告中的一个重要组成部分。项目实施时期亦称建设时间，是指从正式确定建设项目到项目达到正常生产这段时期。这一时期包括项目实施准备、资金筹集安排、勘察设计和设备订货、施工准备、施工和生产准备、试运转直到竣工验收和交付使用等各个工作阶段。这些阶段的各项建设活动和各个工作环节，有些是相互影响、前后紧密衔接的，也有同时开展、相互交叉进行的。因此，在可行性研究阶段，需将项目实施时期每个阶段的工作环节进行统一规划，综合平衡，做出合理又切实可行的安排。

7. 投资估算和资金筹措

可行性研究报告投资估算所确定的项目建设与运营所需的资金量，是投资者进行投资决策的依据之一，投资者要根据自身的财务能力和信用状况做出是否投资的决策。投资估算一般包括：工程费用、装饰装修工程费、其他费用、预备费，编制项目投资估算表。

项目的融资方案研究的任务，一是调查项目的融资环境、融资形式、融资结构、融资成本、融资风险，拟定出一套或几套可行的融资方案；二是经过比选优化，推荐资金来源可靠、资金结构合理、融资成本低、融资风险小的方案。资金筹措包括权益资金和债务资金筹措。在可行性研究阶段，建设单位或投资主体应与咨询单位一起，在建设方案研究的同时进行融资方案的研究。项目决策时，应有明确的资金来源渠道，做到权益资金来源可靠，债务资金来源应有债权人的承诺。对于融资数额较大的建设项目，应专题做融资方案研究报告，作为可行性研究报告的附件。

8. 财务评价和国民经济评价

依据《建设项目经济评价方法与参数》的有关规定和国家现行财税制度，针对项目特点，计算财务指标，分析项目的盈利能力、偿债能力和财务生存能力，判断项目收益与投资自求平衡，评价项目投资财务可接受性，明确项目财务主体的价值贡献，为项目决策提供依据。

3.2 方案设计

3.2.1 总平面设计

1）质子治疗中心选址应符合当地城镇规划、区域卫生规划和环保评估的要求。质子中心选址宜在拥挤的中心城区之外，能够提供相对充足的土地供应的区域。

2）远离易燃、易爆物品的生产和贮存区、高压线路及其设施。不宜紧邻噪声源、振动源和电磁场等区域。

3）依据发展规律，质子治疗中心会成为肿瘤疾病高端治疗的区域中心，对周边地区形成辐射作用。选址要求交通便利，周边的配套市政设施完备。

4）质子治疗中心除应遵照综合医院的环境要求外，还应考虑放射性医疗设施对周边环境的影响。

5）规划层面组织好就诊、探视、员工及污物流线。质子治疗中心出入口不应少于两处，医疗废物出口、后勤货运出口宜单独设置并设置独立通道。若质子治疗中心所在区域属于医院一部分，则可根据实际情况考虑与医院同功能出入口适当合并。

6）质子治疗中心内宜人车分流，并严格按照无障碍要求进行设计。

7）宜设置疗愈花园或景观区域，结合无障碍设计通达，避免产生危险。

8）总平面设计应考虑可持续发展需求，并对整体规划及分期建设要求进行一定条件预留。

3.2.2 医疗工艺

3.2.2.1 质子治疗功能分区

质子治疗中心除了质子治疗的主体功能，往往还会与辅助功能区、其他医疗科室结合，形成完整的以质子治疗为核心的医疗综合中心。通常分为接待门诊区、质子治疗区、质子设备区、非质子医疗区等。

1. 接待门诊区

质子治疗中心或质子治疗区会设置独立且人性化的接待区，便于患者了解质子治疗、预约治疗等活动。还会设立专用的质子治疗诊室，便于医生了解患者情况，展开初步的诊疗工作。

2. 质子治疗区

质子治疗区主要包括质子治疗的相关用房，具体包括病患使用的候诊大厅（含儿童活动用房）、麻醉及复苏用房、抢救室、更衣间、固定束治疗室、旋转机架治疗室等相关用房；医护及工作人员使用的控制室、治疗计划室、质子服务器室、治疗计划系统/肿瘤信息系统机房、病人固定装置储藏间等。

3. 质子设备区

质子设备区主要是为质子治疗系统运转而设置的相关辅助用房，包括质子治疗系统的加速器室、束流选择区、束流传输区等，以及质子治疗其他专用配电间、不间断电源间（UPS机房）、水冷间、水泵房、空调机房等。

4. 非质子医疗区

除质子治疗设备及辅助用房，通常还需设置放疗科相关医疗用房，如病患使用的诊室、定位设备（CT模拟定位仪、MRI模拟定位仪）、定位模具制作室等。这部分用房可与医院放疗科其他治疗用房如直线加速器、射波刀（Cyber Knife）等治疗用房共用，也可为质子治疗中心单独配建。部分质子治疗中心除配备CT模拟定位仪、MRI模拟定位仪模拟定位外，还单独配置PET-CT用于治疗后验证。由于PET-CT检查前需注射放射性核素，需将PET-CT检查区独立成区进行管控，综合考虑设置患者、工作人员、核素、污物等出入口关系，并设置核素分装、注射、等候、留观等功能用房。

5. 医护工作区

医护工作区建议独立成区，设置专用的出入口及电梯。在医护工作区可设置治疗计划室、会议室、会诊室、办公室、生活用房等。

6. 质子设备运维区

为保证质子设备正常运行，通常还需要专业运维人员对于质子设备进行维护，要为专业运维人员设置专业用房。设备运维办公区应就近设置于质子治疗区附近并独立成区，包括但不限于综合办公室、打印室、会议室、经理办公室、助理办公室等。

除以上功能分区以外，还可以根据医院发展需求设置教学科研区、康复功能用房、病房等功能用房。

3.2.2.2 质子治疗功能布局及流程组织

质子中心设计须结合医院整体规划，对院区整体医疗功能统一策划，应考虑与其他医疗单元之间的流程设计。

根据质子治疗设备质量大、核心治疗区域占地大等特点，通常建议将质子治疗区设置于一层或者地下室。以质子治疗区为核心，公共接待大厅及相关诊室位于前区；质子设备区加速器室、束流选择区及束流传输区与质子诊疗区同层布置，其他设备用房根据功能布局及设备厂家要求布局，并与患者活动区设置分隔。非质子医疗区可根据质子治疗中心独立配置或与医院放疗科合用确定定位，建议以质子治疗中心为核心就近布置、便捷联系，以缩短诊疗流线，提高整个治疗中心的运作效率。医护工作区独立成区，设置独立出入口（图 3-1）。

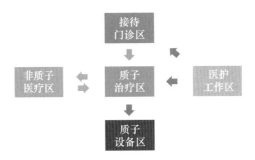

图 3-1　质子治疗功能布局及流程组织

若有其他接待活动区、教学科研区、康复功能用房、病房等功能用房，可设置于地面，根据医院运行需求确定具体布局。

3.2.3　人性化空间环境

肿瘤病人作为一类特殊的治疗群体，大多希望借助质子治疗这一先进治疗手段，使病情得到治愈或缓解，因此质子治疗中心应体现空间环境的人文关怀，使病人得到心灵的慰藉。因质子治疗中心为放射防护类建筑，主要治疗及工作用房大多位于地下或较为封闭的空间，医护人员长期在该环境下工作，其身心健康易受到不利影响，因此设计应重点关注工作空间环境的通风、采光、色彩等环境要素。根据病人及医护人员的主要活动范围，应分别结合人群心理特点及需求进行设计。

3.2.3.1　公共空间

1. 接待大厅

与医院门诊及住院接待大厅不同，质子治疗接待大厅功能用房及人流量相对较小，主要作为连接医院其他区域的联系空间。质子治疗中心一般在医院较为重要且较为特殊的区域，因此其接待大厅应具有一定的标识性，利于人们快速识别并便捷到达候诊及质子治疗区域。接待大厅除具备接待、问询、自助查询打印等基本功能外，有条件时可设置休息、售卖、就餐等人性化服务功能，为患者及家属提供便利。

2. 候诊区

质子治疗中心单位时间内治疗量一般远低于医院的日门诊量，因此候诊区不应盲目追求空间的尺度与座椅数量。考虑到肿瘤患者的心理压力大，对空间尺度、采光通风、环境舒适度的敏感度更高，在候诊区等候的人们交往欲望相对降低，因此候诊区应适当关注患者的隐私与自我保护心理。肿瘤病人免疫力较低，在室外自然环境下活动时间有限，在候诊空间内适当引入自然光线及绿色植物，有助于促进患者形成积极的就医心态。

质子治疗技术能有效降低对正常组织的辐射伤害，在儿童肿瘤治疗中具有一定的优势，因此可根据儿童的心理特点设置相对独立的儿童候诊区。候诊区内可提供游戏、阅读、休息、亲子活动等，缓解儿童及家属在等候过程的紧张情绪。某儿童候诊室室内空间见图 3-2。

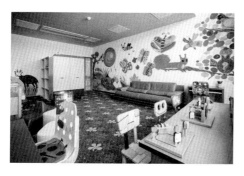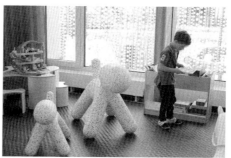

图 3-2 某儿童候诊室室内空间

3.2.3.2 治疗空间

质子治疗室位于机房中心位置，不具备自然通风、采光条件，且病人长时间固定在治疗床上进行摆位或治疗，容易产生紧张不安的情绪，因此治疗室内不宜采用单一、灰暗、冰冷的色彩进行装饰。亲和舒缓的音乐、柔和变化的光线、温暖舒适的色彩组合营造出轻松愉悦的治疗环境，有助于病人放松治疗。

3.2.3.3 工作空间

医护人员需长时间在较为封闭的室内进行工作，尽可能满足房间自然采光和通风是工作空间设计的第一要务。当部分医疗及工作用房位于地下空间时，可通过采光天井或下沉庭院将自然光线引入地下，直接或间接改善地下空间的工作环境。

因质子设备在治疗过程中会产生一定的中子及 γ 射线，通过混凝土维护结构可进行有效安全防护，但考虑到医护人员长时间工作的心理承受力，医护办公生活用房不宜直接与质子机房相邻或位于机房正上方，可在医护办公生活用房与质子机房之间通过辅助性功能用房（库房、建筑设备用房等）或走道进行分隔，降低工作安全风险。

3.2.4 吊装场地及运输路线

市场上现有的质子系统都具有单一设备质量大、机架设备构件多、体积形态多样的特点，因此吊装方采用的吊装方式大多不同，在确定吊装方案和选择吊装路线时需要综合现场建筑、地面道路和场地大小等情况分析。

根据目前市场上吊装实际情况，如果选择基于回旋加速器的质子治疗系统，通常通过加速器室上方预留的设备吊装口将回旋加速器吊装到目标位置，而如果选择了基于同步加速器的质子治疗系统，则常通过任何一个吊装口或侧门进入建筑主体，转运至目标位置。

3.2.4.1 设备暂存及吊装场地布置

1. 设备暂存场地布置

根据目前质子项目实际，质子设备装运发货分两种打包类型——集装箱和板条箱，以 IBA/CGN 多室系统为例，数量、占地面积、掏箱空间等需求如表 3-5 所示。

表 3-5　IBA/CGN 多室系统设备相关需求

项目	集装箱	板条箱
数量	30 个	若干
占地面积	900m²	约 400m²
掘箱空间	600m²	800m²
主要内容物	磁铁模组	旋转机架钢构件、耗材、装配件等
场地空间需求	1500m²	1200m²

物料必须保存在其原来的包装中。不允许堆放集装箱、板条箱和其他箱子，储存室必须位于地面上，以便使用起重机、叉车进行搬运。

设置暂存场地时需要满足的基本条件是：

1）地面硬化，有排水设施，如在户外需要足以应对当地极端天气。

2）加速器安放处邻近吊装场地，地基做防沉降处理。

3）设备存储相对集中，与建筑施工区隔离，设置监控和安保。

4）区域应覆盖、固定和保护，以防止大气介质、灰尘和动物等进入。

5）入口门尺寸应至少 6m×6m，以通过最大的板条箱。

6）暂存场地地面承载力至少为 2.5t/m²，需提供两个 5m×5m 的地面承载力为 10t/m² 的区域。如果需要，场地施工方还应安装钢板以释放地面局部压力。

7）温度要求 −5～40℃；相对湿度 10%～80%，无冷凝。

8）海拔高度＜1000m，气压 75～105kPa。

如设备部件吊入建筑内暂存，可以选择未使用的如束流传输系统区域作为相应设备的存储和暂存区，需要保证设备模组在存储时的智能分级，并允许他们按顺序移动到位。建筑内的设备暂存场地需要提供不小于功率 22kV·A、电流 32A 的临时电源，可以由施工现场常见的"临时配电箱"提供，临时配电箱可由外部柴油机组发电，也可以由单独的电力线提供。

2. 设备吊装场地布置

首先，根据被吊装设备或构件的就位位置、建筑情况等确定大致吊装区域和起重机的站位，再确定作业半径。

其次，根据被吊装设备或构件的就位高度，设备外形尺寸、吊索高度、吊车位置和作业沿设备用房建筑半径，依据起重机特性曲线确定旋臂长。

最后，根据上述确定的作业半径、旋臂长，依据起重机起重性能表，确定起重机的额定起重量。计算或模拟验证起重量大于计算荷载、计算安全距离、符合相应规范后，划定最终的吊装区域。

设计施工单位应预设一条通往回旋装配区的畅通无阻的起重机通道。该通道需沿建筑内装置的能量选择系统或回旋加速器一侧布置，并且起重机部署的无障碍区域需可承受 11t/轴，带有四个用于起重机支脚支撑的 250cm×450cm 的支点，该支点需至少承受 17t/m²。设备吊装场地及暂存场地情况如图 3-3、图 3-4 所示。

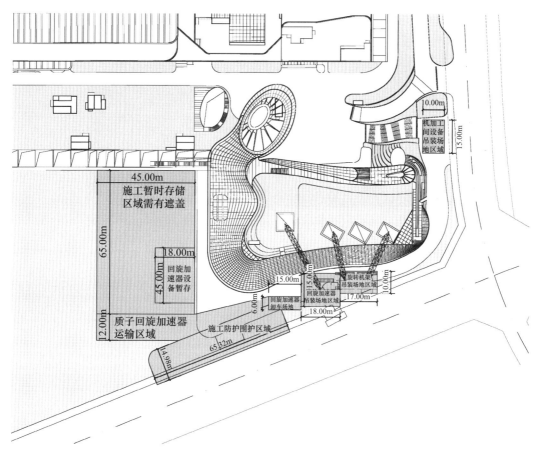

（a）吊装场地

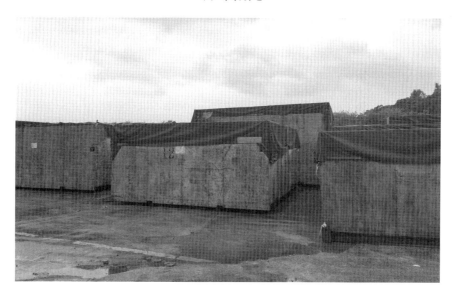

（b）暂存场地

图 3-3 四川省肿瘤诊疗中心质子治疗中心质子设备吊装场地和暂存场地规划示意图

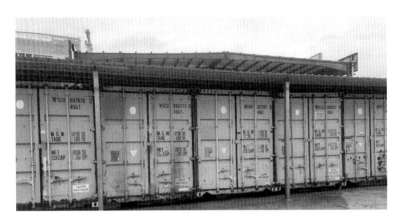

图 3-4　IBA/CGN 深圳项目设备暂存场地情况

3.2.4.2　回旋加速器吊装方案

回旋加速器是质子系统的最核心硬件，价值高、质量大，吊装最重的部分甚至可以达到 100t。

在做吊装方案选择时，通常要进行如下步骤：

1）技术可行性论证；

2）安全性分析；

3）进度分析；

4）成本分析；

5）依据工程特点做综合选择。

根据确定好的吊装参数选定合适规格的起重机，质子系统吊装通常使用履带式起重机。以某质子项目为例，现场综合选择 350t 履带式起重机（超起工况）进行吊装，吊装口距外墙 18m，主臂长度 36m，覆盖吊装半径 26m，查询 SCC3500A 履带起重机——HDB 工况荷载表（表 3-6），该状态下起重能力约 135t，大于计算荷载 110t，起重能力满足要求，重量预留 20% 以上。

表 3-6　SCC3500A 履带起重机——HDB 工况荷载表　　　　　　　　t

半径	主臂长度（m）								
（m）	36	42	48	54	60	66	72	78	84
7	350	—	—	—	—	—	—	—	—
8	350	350	—	—	—	—	—	—	—
9	350	350	332.3	304.8	—	—	—	—	—
10	350	350	331.8	306.2	286.3	251.9	—	—	—
11	332.1	331.5	331.2	305.4	286.6	252.1	223.6	—	—
12	304.5	303.9	303.7	303.5	286.7	252.2	223.6	184.3	—
14	260.6	260.1	259.9	259.7	259.1	253.2	223.8	184.9	159.1
16	227.3	226.9	226.6	226.4	225.8	225.5	223.7	184.6	159.5
18	201.1	200.7	200.4	199.7	199.7	199.4	198.7	184.8	159.1

半径 （m）	主臂长度（m）								
	36	42	48	54	60	66	72	78	84
20	180	179.7	179.4	178.6	178.6	178.3	177.6	177.2	159
22	162.6	162.3	162	161.3	161.3	161	160.3	159.9	158.7
24	148.1	147.8	147.4	146.7	146.5	146.5	145.8	145.3	144.6
26	135.5	135.3	135.1	134.3	134.1	134.1	133.4	133	132.2
28	124.4	124.2	123.9	123.3	123.1	123.1	122.5	122.1	121.4
30	114.7	114.5	114.1	113.7	113.5	113.5	112.9	112.5	111.8

注：主臂长度36～84m，超起半径11m，超起配重150t，后配重140t，中央配重40t。

IBA/CGN深圳项目使用的履带式起重机见图3-5。履带式起重机吊装回旋加速器现场照片见图3-6。部分设备厂商在吊装加速器时还会使用特殊工装。除使用履带式起重机吊装回旋加速器的这种方案外，在项目建筑比较独立、建筑结构未与其他建筑结构穿插、结构强度充足的情况下，也可以采用液压龙门式起重机进行加速器吊装的方案，将液压龙门式起重机设置在质子建筑屋顶，直接将加速器垂直吊入（图3-7）。

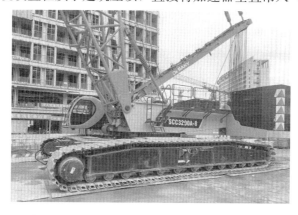

图 3-5　IBA/CGN 深圳项目使用的履带式起重机

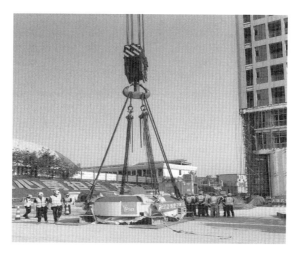

图 3-6　履带式起重机吊装回旋加速器现场照片

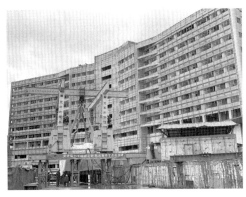
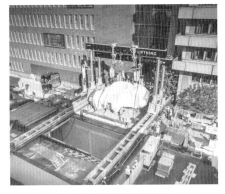

（a）国内龙门吊装加速器　　　　　　　（b）国外龙门吊装旋转机架

图 3-7　龙门式起重机吊装现场照片

如果医疗机构特别要求或场地不符合回旋加速器的垂直安装要求，也可以在建筑物中加入备用侧墙入口的方式，采用平推加速器的方式吊装，但需要铺设临时轨道，国内目前并无这样的先例。

3.2.4.3　旋转机架吊装方案

以 IBA/CGN 的多室质子旋转机架为例，构成旋转机架的主要结构有前回环 10t、后回环 10t、平衡配重块 21t、135°磁铁 10t，在吊装过程中考虑质量最大的配重块 21t 为吊装对象，根据建筑设计图计算半径选用起重机。以某项目为例，设备吊装中心距建筑外墙 11.5m，吊装设备自身外形尺寸，实际选用 18m 作为计算半径，选择 150t 履带式起重机作为吊装机械吊装半径 18m 时，臂长 40m 的起重能力为 30.7t，大于 21t 荷载，满足起重量要求（图 3-8）。

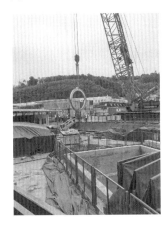
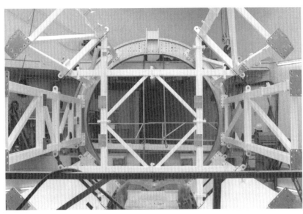

图 3-8　旋转机架吊装情况

为尽量缩短吊装时间，吊装口顶部封堵应由尽可能少的部件构成，通常使用预制盖板，每个部件不得超过 22t，如在吊装期间需要频繁开关吊装口，常使用带滚轮的临时遮蔽盖板，但设计、施工单位需要对开口进行适当的水密密封（图 3-9）。

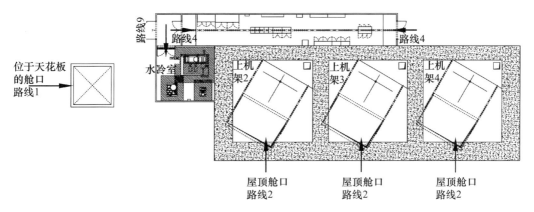

图 3-9　吊装口与旋转机架安装和拆卸出口通道示意图

3.2.4.4 质子治疗系统其他设备安装运输路线

质子治疗系统其他设备束流运输线设备、固定治疗室设备（含 CT 设备）、配电间电柜和水冷设备等，在建筑外，运输道路要求至少设置 7m 宽，转弯半径不小于 12m，满足质子设备及吊装工机具的进场要求，运输路线需要与客户商定。

通往建筑物内的通道应尽可能平坦，如果有斜坡，必须与转运设备部件的平台卡车兼容，或制备特殊的工装转运设备。质子治疗系统其他设备在建筑内的安装运输路线如图 3-10 所示。

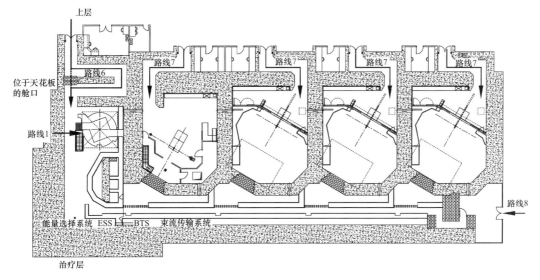

图 3-10　质子治疗系统其他设备安装运输路线示意图

除质子治疗系统加速器机房和旋转机架室的设备需要吊装外，水冷间、主控室、治疗控制室和电源室设备通常可以从束流传输线末端的预留口直接运输到建筑内，设备进入后预留口再封闭。配电间一般位于建筑一层或与负一层之间的夹层，某质子厂商电气柜最大单体尺寸为 2400mm×1000mm×2200mm，室内有链式起重机和升降平台，转运电气柜至配电间较为容易，运输路线并无特殊要求，只要提前确认机房条件符合质子治疗系统供应商的 IBD 要求即可。IBA/CGN 系统配电间平面图见图 3-11。

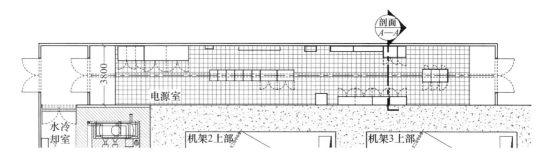

图 3-11　IBA/CGN 系统配电间平面图

3.2.4.5　建筑机电设备安装运输路线

质子治疗中心建设项目与综合医院建设项目不同，机电设备涉及的设备种类繁多、数量庞大，在设计过程中对大型设备的安装方式及运输安装路径需提前进行合理规划，预留足够的空间和运输荷载，以保证设备的安装及检修。

1. 地下室及各楼层大型设备安装、运输

地下室及各楼层大型设备如制冷机组、集分水器、防排烟大风量风机、锅炉、板式换热机组、高低压变压器、柴油发电机组等设备，对地下室内大型设备安装、运输可直接利用汽车坡道运输至地下室设备区域。对汽车坡道不能直接到达的区域及地上各层，可根据其安装运输尺寸及运输包装质量、转弯尺寸等条件，提前复核建筑内人货电梯是否满足设备的运输要求，对不能通过电梯运输的设备，可采取吊装的安装方式。如采用吊装方式，需提前预留满足设备运输尺寸的吊装口，以及规划室内运输线路，对运输路径的宽度、净高及楼地板的荷载承载进行提前设计。

2. 屋顶层大型设备安装、运输

屋顶层设备如冷却塔（整机或散件）、风机等原则上使用动臂式起重机（塔式起重机）或汽车式起重机直接进行吊装，可免去楼层内设备吊装的工艺。

3. 建筑机电设备与质子设备安装

质子治疗设备电源的电力来自安装的建筑电气"供电端口"。建设方应提供并安装钢支撑框架（支架）来支撑机柜。为了方便机柜的安装和布线，要求在机柜和布线之前安装凸起的地板，方便质子治疗设备供应商进行布线。

设计施工团队应确保在水达到可能损坏设备和其他房间之前，在最低点有排水管，以排出水箱中的水。应提供连接配电间和水冷间的空导管。

质子设备主要机房墙壁和天花板需要满足隔声要求。应在房间入口处贴上要求佩戴听力保护装置的标签，符合有关噪声级的规定。

水冷间内应提供正常饮用水城市供水，并配有一根软管用于填充回路。

在安装质子治疗设备供应商加速器之前，质子治疗设备供应商可在建筑准备完成日期开始质子治疗设备安装，质子治疗设备供应商可在水冷间内安装质子治疗设备供应商水冷设备。

在建筑准备完成日期之前，必须对所有水回路进行压力测试。在安装水调节器之后，必须完成水冷间中的水管线。然后必须再次进行压力测试并冲洗。冲洗和回流直到水管中不再有任何废物，以更换或清洁所有过滤器。

3.2.5 结构设计

方案设计阶段，结构专业主要应考虑以下方面的问题：

3.2.5.1 治疗区的位置选择

质子治疗设备运行时，防震要求极高，因此在方案设计阶段，有必要对周边的振动源（如轨道交通、其他设备的振动等）做充分的调查。如条件允许，质子治疗区应尽量远离这些振动源。

3.2.5.2 主体结构方案的确定

质子治疗区因辐射防护要求，需要布设较多的钢筋混凝土墙体，而且治疗区往往位于地下室，所以质子治疗区主体结构一般采用钢筋混凝土框架-剪力墙结构。与辐射防护相关的构件尺度（防辐射墙体厚度、治疗区顶板、基础底板厚度等）需由专业厂家初步提出，并通过防辐射专项论证确认。治疗区舱室的数量决定了其纵向长度，该长度一般在 60～70m，均属于超长结构，布设结构方案时应考虑尽量减小结构超长带来的不利影响。由于辐射防护要求，质子治疗区墙、板尺度均较大，应尽量避免采用较高强度的混凝土，适当减小水泥用量、降低水化热。

3.2.5.3 基础方案的选择

质子治疗设备对基础间变形差异极为敏感，设备安装交付后，对加速器舱、治疗舱和射线隧道的底板不同点之间的沉降差一般要求每年小于 1/20000。因此在勘察、选址阶段，就应考虑此因素，尽量选择地质条件较好的地段和地基基础变形易于控制的基础方案。质子治疗区一般位于地下室，抗浮也是必须考虑的问题，而且要保证在各种工况下，底板的相对变形差控制。综上质子治疗区采用整体性较好的桩筏基础应为首选。

3.2.5.4 辐射防护要求的考虑

辐射防护是质子治疗区结构设计的核心问题之一。防护侧墙、顶板和底板的厚度需要通过专业的防辐射论证会确认，必须确保这些混凝土构件达到一定的厚度和密实性要求，必要时可采用铁矿石混凝土或加设钢板增加其辐射屏蔽能力。

3.2.5.5 设备吊装方案的考虑

质子治疗设备的质量一般在 80～120t，一般的施工塔式起重机无法施吊，需要在方案设计阶段考虑好吊装方法。汽车式起重机和龙门式起重机是可供选择的吊装方案，汽车式起重机需要考虑汽车停放位置的地基承载能力、吊装半径与吊装物质量的关系等因素；龙门式起重机则需要在结构设计时考虑龙门式起重机轨道的铺设线路和相关构造，并预留吊装荷载，确保结构的安全不受影响。

3.2.5.6 与医疗工艺及设备专业的配合

质子治疗区结构构件中有各种设备管线的预埋，构件表面有各种设备预埋件的预留，这需要各专业通力合作，方案阶段就应探讨配合机制和方法，并尽早引入 BIM（建筑信息模型）工作平台，在 BIM 平台上校核各专业的配合成果。

3.2.5.7 试验的考虑

为确保后续工作的顺利推进，方案设计阶段尚应考虑必要的试验，并预留充足的试验时间。一般来说，大体积混凝土的配合比试验和局部区段的模拟浇筑试验都是必需的。

3.2.6 机电设计

质子治疗中心机电设计主要分为暖通空调设计、给排水设计、电气设计，在方案设计阶段主要确定设备的选型和机房大致布置。

3.2.6.1 暖通空调设计

在方案设计阶段，暖通空调的系统设计主要分为工艺空调设计、舒适性空调设计及工艺冷却水系统设计。

根据各个功能区所需的控制技术参数，如温湿度、空气洁净度等，选择适宜的空调系统形式。确认空调系统形式后选用适宜的冷热源，宜结合当地气候及资源条件进行技术经济性分析，因地制宜地选用能效比高的冷热源系统，并合理利用可再生能源。

工艺冷却水系统主要由两个彼此独立的单元组成，即一级水冷却系统和二级水冷却系统。一级水冷却系统为热交换器提供冷却的水源，为二级水冷却系统散发掉热负荷。二级水冷却系统提供加速器各系统及相关设备的冷却水，要求水温相对恒定。

明确以上内容后，根据具体情况设置相应数量的空调机房、水冷间（工艺冷却水机房）、换热机房以及常规的送风机房、排风机房等。

3.2.6.2 给排水设计

在方案设计阶段，给排水设计需明确的是冷却水纯水补给系统、质子治疗设备消防灭火系统及放射性废液处理。

1. 冷却水纯水补给系统

由于工艺冷却水主要为加速器及相关设备散热，水质要求较高，需采用 pH 近中性的去离子水，故需设置专用纯水机房为工艺冷却水系统供水。

2. 质子治疗设备消防灭火系统

由于质子治疗设备贵重、质子治疗室平面布局特殊，需特别考虑质子治疗设备消防灭火系统选型。常规的喷淋灭火措施对设备损害大，已不适用于质子治疗用房。而气体灭火由于保护空间容积有限、质子治疗辐射防护要求高，无法设置泄压口、虚弱的肿瘤病人及儿童吸入后可能产生影响，不适用于质子治疗设备。高压细水雾灭火系统灭火高效，对人无害，净化烟雾和废气，水量小（仅为水喷淋系统的 1%～5%），对设备影响较小等，是较为理想的质子治疗设备消防灭火系统。此外，高压细水雾灭火系统需设置专用的高压细水雾机房。

3. 放射性废液处理

高能质子加速器系统运行过程中，质子束流损失击打加速器周围结构部件及其周围的介质（如冷却水等），可能产生残余辐射，故需要为质子治疗设备设置专用的废液衰变池，待液体衰变至满足排放标准后排放。

3.2.6.3 电气设计

质子治疗中心需根据质子装置的设备供电电源确定负荷等级、类别划分及自动恢复供电的时间。

变电所、柴油发电机房综合质子系统选型确定机房所在楼层、大概面积、设备初步选型。根据建筑设计情况还需确定消防控制室（兼安防控制室）、网络机房、弱电进线间等电气用房的位置、面积等。

质子治疗系统专用配电间是为质子治疗分配电源的机房，通常由质子设备厂家提出机房面积及位置的要求，而电气设计需根据厂家要求设置不间断电源机房，规划电源接入方式。

3.2.7 其他特殊系统

3.2.7.1 质子设备专用气体

质子治疗系统通过氢气管将减压后的氢气注入一个真空腔中，用一定速度的电子束流轰击氢气，使氢分子电离产生质子，然后通过引出装置，将质子引到真空腔，并注入加速器中进行加速，从而获得治疗肿瘤需要的高能质子束。因此质子治疗系统须使用专用气体，以维持治疗系统的正常运行，比如氢气、氧气、氮气、氦气、压缩空气等。这些气体均为质子设备专用气体，非医疗功能使用的医疗气体。所有气体的使用和存放均应满足相关设计规范的要求。

1. 氢气

氢气是加速器离子源用来产生质子的基础气体，质子治疗设备通常为瓶装气体。离子源气体质量是影响电离效率、发射度和离子源阴极寿命的重要因素，纯度需达到99.9999%。由于氢气为可燃气体，火灾危险分级为甲类，故氢气的储藏和使用需要满足甲类气体储存及防火泄爆要求。氢气储罐区宜独立设置，并根据现行《建筑设计防火规范》（GB 50016）中对于氢气储藏区泄压面积的要求设置泄压面。当储藏容积不大于$20m^3$时，气瓶间与其使用建筑的防火距离不限。若设置于建筑内，需独立储存，并采用防火墙和耐火极限不低于1.50h的不燃性楼板与其他部位分隔。

2. 氧气

氧气用于加速器内偏转板，防止偏转板打火。氧气纯度不低于99.995%。氧气为助燃气体，火灾危险分级为乙类。当氧气储罐储藏容积不大于$50m^3$时，气瓶间与其使用建筑的防火距离不限。若设置于建筑内，氧气气瓶间需采用防火墙和耐火极限不低于1.50h的不燃性楼板与其他部位分隔。需要特别注意的是氢气和氧气必须分开放置。

3. 氮气

加速器为减小束流的丢失，为高频高压电场提供绝缘，需使用真空系统。真空系统设备维修时需排空真空室，需使用氮气代替空气对真空室进行排气放空。氮气纯度需大于99.9%。由于氮气为惰性气体，可设置专用气瓶间储存，也可与其他非可燃、非助燃类气体共同储存。气瓶间参照设备室的防火要求，采用耐火极限不低于2.00h防火隔墙和1.50h的不燃性楼板与其他部位分隔，开向建筑内的门采用甲级防火门。

4. 氦气

有的质子治疗系统还需提供高纯度氦气，纯度不低于99.995%。由于氦气为惰性气体，可设置专用气瓶间储存，也可与其他非可燃、非助燃类气体共同储存。气瓶间参照设备室的防火要求，采用耐火极限不低于 2.00h 防火隔墙和 1.50h 的不燃性楼板与其他部位分隔。

5. 压缩空气

压缩空气用于操作系统中气动执行器（用气压力驱动启闭或调节阀门的执行装置），也可和氮气一样用于真空室排气放空。压缩空气需要满足无尘、无油、工业干燥的要求，露点温度为 −20℃。工作压力小于 10MPa、含油等级不低于 3 级的压缩空气罐可布置在室内。由于压缩空气内含有氧气，具有一定的助燃性，参照氧气的火灾危险分级为乙级。压缩空气储藏间需采用防火墙和耐火极限不低于 1.50h 的不燃性楼板与其他部位分隔，开向建筑内的门采用甲级防火门。

3.2.7.2 治疗计划系统及肿瘤信息管理系统

治疗计划系统（Treatment Planning System，TPS）是一套软件系统，是用于帮助医生或物理师设计和优化质子治疗计划的软件。在开始治疗前，医生或物理师采用模拟定位机对肿瘤进行前期定位，然后利用 TPS 拟定针对性的治疗计划。

肿瘤信息系统（Oncology Information System，OIS）是所有治疗类型的处方数据库的中央储存区，可以储存患者质子治疗数据，也可与其他传统放疗系统、其他治疗信息系统连接并协同合作，将患者相关治疗数据全都集中储存，便于医生或物理师随时检查治疗情况。

在质子治疗中心需为治疗计划系统（TPS）及肿瘤信息系统（OIS）设专用设备机房，按照服务器机房标准进行环境设计。

3.3 辐射防护设计

3.3.1 辐射屏蔽设计

辐射屏蔽是在电离辐射源和受其照射的某一区域之间，采用能减弱辐射的材料，以此来降低该区域内的辐射水平。它是减少瞬发辐射危害的最有效措施。

3.3.1.1 瞬发辐射的基本规律

质子治疗装置瞬发辐射来源于束流加速、引出、传输和照射过程中损失束流与加速器部件及病人相互作用（打靶）产生的次级粒子，每一个束损点即为一个辐射源。瞬发辐射在加速器停机后随之消失。

打靶产生的次级粒子包含中子、光子、质子、α 粒子、电子等，是一个混合辐射场，以中子为主导，并具有明显的前向性。在质子能量为 50～500MeV 范围内，次级中子的产额与质子能量的平方成正比，其中 95％ 为蒸发中子（10MeV 以下），角分布为各向同性，其余为级联中子，前角分布。

对于点源情况，剂量与离源距离成平方反比规律减小，穿过一定厚度（1m 以上）的屏蔽体后遵循指数衰减规律。屏蔽体外的剂量率可按式（3-1）计算：

$$H = S_0 H_0 (\theta) \, e^{-\frac{d\varphi}{\lambda(\theta)}} r^2 \tag{3-1}$$

式中，H 为 r 处的剂量当量率；S_0 为单位时间损失在部件上的质子数；r 为屏蔽体外关注点离束流损失点的距离；d 为屏蔽体厚度；ρ 为屏蔽体密度；$H_0(\theta)$ 为单个质子产生的在距束流损失点 1m 处的剂量当量；$\lambda(\theta)$ 为次级中子在屏蔽体中 θ 角方向的衰减长度。

3.3.1.2 辐射屏蔽设计需要考虑的因素

1. 剂量控制

1）质子治疗中心相关工作人员职业照射剂量约束值一般不超过 5mSv/a；公众照射剂量约束值不超过 0.1mSv/a。

2）质子治疗中心不同的区域，屏蔽外的剂量控制要求不同，应符合以下要求：

（1）治疗室墙和入口门外表面 30cm 处、邻近治疗室的关注点、治疗室房顶外的地面附近和楼层及在治疗室上方已建、拟建二层建筑物或在治疗室旁邻近建筑物的高度超过自辐射源点治疗室房顶内表面边缘所张立体角区域时，距治疗室顶外表面 30cm 处和在该立体角区域内的高层建筑人员驻留处的周围剂量当量率应同时满足下述所确定的剂量率参考控制水平 $\dot{H}_c$。

①使用放射治疗周工作负荷、关注点位置的使用因子和居留因子，由以下周剂量参考控制水平（$\dot{H}_c$）求得关注点的导出剂量率参考控制水平 $\dot{H}_{c,d}$（μSv/h）：

机房外辐射工作人员，$\dot{H}_c \leqslant 100\mu$Sv/周；机房外非辐射工作人员，$\dot{H}_c \leqslant 5\mu$Sv/周。

②按照关注点人员居留因子的不同，分别确定关注点的最高剂量率参考控制水平 $\dot{H}_{c,max}$（μSv/h）：

人员居留因子 $T > 1/2$ 的场所，$\dot{H}_{c,max} \leqslant 2.5\mu$Sv/h；人员居留因子 $T \leqslant 1/2$ 的场所，$\dot{H}_{c,max} \leqslant 10\mu$Sv/h。

（2）穿出机房顶的辐射对偶然到达机房顶外的人员的照射，以年剂量 250μSv 加以控制。

（3）对不需要人员到达并只有借助工具才能进入的机房顶，机房顶外表面 30cm 处的剂量率参考控制水平可按 100μSv/h 加以控制（可在相应位置处设置辐射告示牌）。

3）辐射屏蔽设计实践中一般通过控制屏蔽外的最大瞬时剂量率来满足剂量控制要求，最大瞬时剂量率为任意 1min 的最大剂量。

2. 束流源项

束流源项是辐射屏蔽计算最重要的输入参数，包括加速粒子的种类、能量、损失流强、损失位置、靶材等信息，由设备制造商提供。

束流源项的确定须考虑治疗模式和调试模式，同时应适当考虑异常工况。比较选取产生最大次级辐射的束流源项作为辐射屏蔽计算输入数值。

若对束流源项简化，应遵循保守原则，其对应的次级辐射须包括实际中最严重的辐射情况。

3. 需屏蔽的辐射

质子治疗装置打靶产生的瞬发辐射场是一个包含中子、光子、带电粒子的混合辐射场，带电粒子由于电离作用很容易被屏蔽可以忽略，因此只需考虑中子、光子的屏蔽。

机房墙体的屏蔽主要考虑中子，防护门则应考虑中子和中子俘获产生的俘获 γ。

应充分考虑各种形式的辐射，包括直接贯穿辐射、墙体散射、天空反散射。

对于天空反散射，在无顶部屏蔽或屋顶较薄的情况下必须考虑；屋顶年剂量估算值在 $10^{-3}\,\mathrm{mSv}$ 以下时可以忽略。

4. 建筑布局

质子治疗装置屏蔽设计应尽可能利用现场已有条件，屏蔽厚度在满足剂量控制水平的基础上，还应考虑土地资源和所需净空间尺寸等因素的制约。

管道穿墙时（风管、电缆和水管）宜避开束流直接照射、墙外为全居留场所的屏蔽墙，不宜从人员可达区域穿墙。穿墙方式应采取不影响墙体屏蔽效果的方式，例如斜穿孔、Z 形孔、U 形孔等。

3.3.1.3　辐射屏蔽设计原则

辐射屏蔽设计应在满足剂量限值的基础上，遵循辐射防护最优化原则，使经济最优化，避免无效的屏蔽成本开支。

3.3.1.4　屏蔽材料

质子治疗中心屏蔽常用的材料有普通混凝土、重混凝土、铁、铅、聚乙烯等。混凝土造价便宜，与土建契合度高，并对中子、光子均有良好的屏蔽效果，常用作墙体材料。重混凝土中掺杂有 Ba 或 Fe 等一些重元素，对高能中子有较大的非弹性散射截面，可起到增强屏蔽的作用。铁、铅同样对高能中子有较好的屏蔽效果，常作为局部屏蔽嵌入混凝土中来增强墙体屏蔽，从而减小墙体厚度。聚乙烯作为一种富氢材料，对低能中子有较大的弹性散射截面，常用作防护门材料。

屏蔽材料的选择应综合考虑材料的屏蔽性能、结构性能、易获得性、经济性。

混凝土存在失水现象，设计时其密度应留有一定的富余量。采用重混凝土时，须确保其中掺杂的重材料混合均匀。需要在混凝土中嵌入铁板或铅板时，其位置应设置在靠近辐射源一侧。

3.3.1.5　辐射屏蔽计算方法

辐射屏蔽计算时可选用的计算方法有经验公式法和蒙特卡罗法。经验公式法简单、快速但过于保守，蒙特卡罗法较为精确但复杂、耗时。

采用经验公式法计算时应仔细校对公式的适用范围和经验参数的可靠性；采用蒙特卡罗法时应对建立的计算模型的正确性进行验证。

建议在辐射屏蔽设计时，采用两种方法相互验证以确保设计结果的准确性。

3.3.2　安全联锁系统设计

质子治疗中心人身安全联锁系统应包括门禁控制系统、视频监控系统及钥匙联锁系统（或具有类似功能的装置）、门-机联锁等。

加速器室、质子治疗室出入口应设有门禁控制系统（身份识别系统）以防止人员未经授权进入或误入。

加速器室、质子治疗室门口及内部应设有视频监控系统并在控制室内显示。

加速器室、质子治疗室钥匙联锁系统应利用开关钥匙或具有类似功能的装置控制，并设置操作控制系统人员的权限，确保在非运行期间开关钥匙或类似装置处于受控状态。该开关钥匙或具有类似功能的装置同时与加速器室、质子治疗室的门禁系统互锁。

加速器室、质子治疗室出入口的门应设置门-机联锁，门未关闭时不能出束，出束状态下开门即立即停止出束。

加速器室、质子治疗室内部和出入口应设有声光警示装置，不同颜色的光信号代表不同的状态。

加速器室、质子治疗室内设置紧急开门装置，可从联锁门内部、外部无条件开门，防护门应设置防夹伤功能。

加速器室、质子治疗室内部墙壁及其各个出入口、控制室/台的醒目位置，应设有足够数量的急停按钮。急停按钮附近应设有醒目文字显示及标识，确保区域内的人员便于观察和操作。急停按钮一旦被按下，须人工就地复位并且通过控制台才能重新启动束流。

加速器室、质子治疗室内部应设置清场巡检装置，并设定清场巡检的响应时间和顺序，超出规定时间或顺序，需重新进行清场。对于设置分区清场的情况，各子区出入口应设联锁门，确保清场完成且联锁门关闭后清场方可生效。加速器清场巡查期间，应同时发出声、光信号，提示人员离开。

此外，应将加速器室维修维护人员和质子治疗室摆位工作人员的受照剂量与进入相关区域的权限进行联锁，超出管理限值的工作人员严禁进入相关区域。

没有特殊理由，不得旁路安全联锁系统。因工作需要确需旁路安全联锁系统时，应通过质子治疗中心辐射安全管理机构的批准与见证，对时间、原因等内容进行记录，工作完成后应及时进行联锁恢复及功能测试，测试正常后方可继续使用。

3.3.3 辐射监测系统设计

3.3.3.1 自主监测

1. 工作场所监测

质子治疗中心应当实施由专人负责的职业病危害因素日常自主监测，并确保监测系统处于正常运行状态。工作场所自主监测应采用固定式监测和区域巡测相结合的方式，并制定辐射监测计划。

1）固定式监测

质子治疗区域应配备固定式中子和 γ 射线辐射剂量监测仪。固定式监测点位应选择加速器大厅出入口及各治疗室墙壁、缓冲间出入口、加速器吊装口上方等代表性位置。

医用电子直线加速器区域固定监测点应选择加速器室、治疗室门口等位置，主要监测中子和 X 射线的剂量率。

2）区域巡测

质子治疗中心巡测区应包括医用电子直线加速器及后装治疗区、影像诊断区等。工作场所应配备区域巡测及便携式自主监测设备。区域巡测应包括对加速器大厅、各治疗室、束流输运车间和固件衰变间、射线装置周围工作区域等关键场所周围定期进行中子、γ 射线以及表面污染监测。

2. 设备性能稳定性监测

质子治疗中心应配备质子治疗系统质量控制自主监测设备，对质子治疗系统定期进行稳定性检测及所在场所的安全联锁检查。制定详细的设备技术性能监测计划。计划应包括监测项目、监测周期、参数及监测方法等内容。安全联锁检查内容应包括门禁控制、清场搜索逻辑、允许开机的逻辑和停机或不允许开机的逻辑等。

3.3.3.2 委托检测

1. 工作场所放射防护检测

质子治疗中心应委托有资质的放射卫生技术服务机构依据国家相关标准每年对所有质子治疗工作场所进行一次放射防护检测。

2. 设备质量控制检测

质子治疗中心新安装、维修或更换重要部件后的设备，应当经省级以上卫生行政部门资质认证的检测机构对其进行验收检测，合格后方可启用；委托省级以上卫生行政部门资质认证的检测机构每年至少进行 1 次状态检测；上述设备性能检测应包括但不限于《医用质子重离子放射治疗设备质量控制检测标准》（WS 816—2023）中规定的有关参数；按照国家有关规定检验或校准用于质量控制的检测仪表。

3. 个人剂量监测

质子治疗中心应当安排放射工作人员接受 X/γ 和中子个人剂量监测（包括外照射监测和内照射监测），个人剂量监测工作应当由具备资质的个人剂量监测技术服务机构承担。外照射个人剂量监测常规监测周期一般为 1 个月，最长不超过 3 个月。进入辐射区域内接触到活化水平较高部件的工作人员应佩戴直读式个人剂量报警仪。内照射个人剂量监测周期一般为 3～6 个月，可使用专门测量装置对全身或器官中放射性核素活度进行直接测量，或采用排泄物及其他生物样品进行分析。

3.3.4 其他辐射安全与防护设施设计

3.3.4.1 选址和布局

质子治疗中心场所选址应充分考虑辐射防护的成本/代价及其对周围环境的辐射影响，不得设在民居、写字楼和商住两用的建筑物内。场所宜单独选址、集中建设，或设置在多层建筑物底层的一端，尽量避开人员密集区域、常居留场所和人员流动性大的商业活动区域。

直接与质子加速器使用场所屏蔽体相连的区域，应尽量避免设置人员办公室、实验室和其他居留因子较大的功能用房。

3.3.4.2 辐射工作场所分区

按照《电离辐射防护与辐射源安全基本标准》（GB 18871—2002）的有关规定，质子治疗中心辐射工作场所分为控制区和监督区。

控制区内要求采取专门的防护授权和安全措施，以便在正常工作条件下控制正常照射或污染扩散，以防止潜在照射或限制其程度，质子治疗中心控制区一般包括加速器室、束运线隧道、治疗室、加速器大厅和放射性废物暂存区域等。与控制区相邻的、不需要采取专门的防护手段和安全控制措施，但需要经常对职业照射条件进行监督和评价的区域划定为监督区，一般指与质子加速器操作有关的、辐射工作人员经常活动的工作区域。

在控制区的进出口和其他适当位置设立符合《电离辐射防护与辐射源安全基本标

准》（GB 18871—2002）中规定的电离辐射警告标志和工作状态指示装置，在监督区的入口处设置表明监督区的标识。

3.3.5 放射性废物处理系统设计

3.3.5.1 固态放射性废物处理

固态放射性废物主要为质子治疗系统维修维护环节更换下来的束流部件、靶件等含感生放射性的结构部件，一般情况下暂存于固件衰变间内。预计质子加速器每年放射性固体废物产生量少于 $1m^3$。在对固态放射性废物处理时，应当格外加强管理，对放射性部件进行辐射水平监测、登记，暂存在专用的贮存装置内。

一般在质子治疗区设有固件衰变间，拆除的活化结构部件经包装后集中暂存在固件衰变间，最终将委托有资质的单位统一处理。活化产生的各种放射性核素中 ^{60}Co 的半衰期最长，具有代表性。为计算方便，一般采用 ^{60}Co 作为固件衰变间辐射屏蔽计算验证辐射源项进行分析，利用公式计算验证固件衰变间屏蔽厚度并进行评价。

3.3.5.2 液态放射性废物处理

质子加速器产生的放射性废液主要是活化的冷却水。质子治疗系统所用冷却水为去离子水。去离子水在使用过程中，^{16}O 散裂反应可能形成的放射性核素中，除 ^{7}Be 和 ^{3}H 外，其余核素的半衰期都很短，放置一段时间就基本可以衰变到很低水平，对人员影响较小。

工艺冷却水循环系统为质子设备实时补充损耗的工艺冷却水。冷却水在运行期间循环使用，不排放。维修维护期间若需要向外排放，由衰变池进行收集。一般质子治疗中心设置两个衰变池。每个衰变池由两个同样大小的子衰变池组成，每个衰变池中均拟安装两个潜水泵（一用一备）。两个衰变池采用并联方式对放射性废水进行衰变储存，即放射性废水首先流入一个衰变池，待次衰变池到达正常水位后废水排至另一个衰变池，待另一个衰变池到达正常水位后开启第一个衰变池潜水泵将衰变池排空，后续产生的废水排至此衰变池，以此类推。

活化的冷却水在排放前必须进行取样测量，满足国家相关规定的排放标准《医疗机构水污染物排放标准》（GB 18466—2005），总 α 放射性浓度不大于 $1Bq/L$，总 β 放射性浓度不大于 $10Bq/L$，并经审管部门批准后方可排放。

3.3.5.3 气态放射性废物处理措施

质子治疗设施运行期间，场所内空气因中子活化而产生感生放射性，一般情况仅考虑 ^{11}C、^{13}N、^{15}O 和 ^{41}Ar 四种可能对工作人员造成照射的放射性核素，在通风系统设施正常运行时，通过有效的通风系统对加速器区（含束流运输区）和各终端治疗室内空气进行交换，能够保证空气中放射性核素浓度低于管理浓度限值。

3.3.6 放射性职业病危害评价

3.3.6.1 放射性职业病危害评价（放射防护评价）的主要内容

1. 放射性职业病危害预评价（放射防护预评价）

新建、扩建、改建的质子治疗中心建设项目，应在建设项目施工前向卫生健康行政部门提交放射性职业病危害预评价报告和预评价报告技术审查意见。经卫生健康行政部门审核符合国家相关卫生标准和要求的，方可施工。

放射性职业病危害预评价报告的主要内容应包括但不限于概述、建设项目概况与工程分析、辐射源项分析、防护措施评价、辐射监测计划、辐射危害评价、应急准备与响应、放射防护管理、结论和建议等。

2. 放射性职业病危害控制效果评价（控制效果放射防护评价）

在质子治疗中心建设项目竣工验收前，应进行放射性职业病危害控制效果评价。申请进行卫生验收应提交建设项目竣工卫生验收申请、建设项目卫生审查资料、放射性职业病危害控制效果评价报告、建设项目验收报告、放射性职业病危害控制效果评价报告技术审查意见和建设项目设备性能检测报告。

放射性职业病危害控制效果评价报告的主要内容应包括但不限于概述、建设项目概况与工程分析、辐射源项分析、防护措施评价、辐射监测与评价、评价报告编制单位的验证监测、辐射危害综合评价、应急准备与响应、放射防护管理、结论和建议等。

3.3.6.2 放射性职业病危害评价报告的编制和报批及主管部门

1. 评价报告编制

质子治疗中心建设项目放射性职业病危害评价报告应由具有相应放射性职业病危害评价资质（甲级）的放射卫生技术服务机构编制，且放射卫生技术服务机构应符合《放射卫生技术服务机构管理办法》的要求。放射卫生技术服务机构应在卫生健康主管部门颁发的放射卫生技术服务机构甲级资质证书所规定等级和评价范围，从事建设项目放射性职业病危害评价工作，并对评价结论负责。质子治疗中心建设项目放射性职业病危害评价报告的编写人员应经过放射防护检测和评价培训，并取得培训合格证书。

2. 报批流程

质子治疗中心放射性职业危害预评价（放射防护预评价）：

1）签订合同，收集相应资料，评价机构开展放射性职业病危害预评价；

2）放射性职业病危害预评价报告编制完成后，应组织有关人员、专家、项目相关人员对放射性职业病危害预评价报告（送审稿）进行评审，辐射防护设施设计与预评价同时进行；

3）评价机构按评审会专家组意见修改，形成放射性职业病危害预评价报告（报批稿），报卫生健康主管部门审批；

4）取得卫生健康主管部门批复文件后，方可进行项目具体施工建设。

质子治疗中心放射性职业病危害控制效果评价（控制效果放射防护评价）：

1）质子加速器建成开始运行，正式开展临床治疗前，医疗机构须委托放射卫生技术服务机构开展放射性职业病危害控制效果评价，评价内容除放射防护设施监测外，还应包括加速器的治疗性能检测；

2）控制效果评价报告编制完成后，由医疗机构向卫生健康主管部门提出控制效果评价报告评审和竣工验收申请；

3）由卫生健康主管部门组织专家、相关部门人员和项目相关人员到现场对放射性职业病危害控制效果评价报告进行评审和防护设施竣工验收；

4）评价报告编制单位和医疗机构按评审会意见修改，对放射性职业病危害控制效果报告和防护设施进行修改和整改，形成最终报批文件；

5）按照卫生健康主管部门的要求，上报有关材料；

6）取得批复后，申办放射诊疗许可证后方可正式运行。

3.3.6.3 职业病危害项目申报

职业病危害项目的申报工作实行属地分级管理的原则。申报时应当提交职业病危害项目申报表和下列文件、资料：用人单位的基本情况；工作场所职业病危害因素种类、分布情况以及接触人数；法律、法规和规章规定的其他文件资料。

3.3.7 环境影响评价

3.3.7.1 环境影响评价报告的主要内容

根据《中华人民共和国环境影响评价法》第17条和《建设项目环境保护管理条例》第8条以及《辐射环境保护管理导则 核技术利用建设项目 环境影响评价文件的内容和格式》（HJ 10.1—2016）的规定，质子加速器核技术利用建设项目的环境影响报告书应当包括下列主要内容：

1）概述，包括项目名称、地点、项目概况、编制依据、评价标准、评价范围和保护目标；

2）自然环境与社会环境状况，包括自然环境状况、社会经济状况、环境质量和辐射现状、场址适宜性评价；

3）工程分析与源项，包括项目规模与基本参数、工程设备与工艺分析、污染源项废弃物；

4）辐射安全与防护，包括场所布局与屏蔽、辐射安全与防护措施、"三废"的治理、服务期滞后的环境保护措施；

5）环境影响分析，包括建设阶段对环境的影响、运行阶段对环境的影响；

6）辐射安全管理，包括机构与人员、辐射安全管理规章制度、辐射监测、辐射事故应急；

7）利益-代价简要分析，包括利益分析、代价分析、正当性分析；

8）公众参与，包括工作参与方案、信息公告、公众参与的结果；

9）结论与建议，包括项目工程概况、辐射安全与防护、环境影响分析、辐射安全管理、建议和承诺。

3.3.7.2 评价报告编制和报批流程及主管部门

1. 评价报告编制

质子加速器核技术利用建设项目环境影响报告书应由建设单位自行编制，编制人员应有环境影响评价、注册核安全工程师等相关资质，建设单位对评价结论负责。

2. 报批流程及主管部门

进行环境影响评价：

1）签订合同，提供相应资料，进行核技术利用环境影响评价；

2）递交环境影响评价报告（送审稿）给生态环境保护主管行政部门；

3）生态环境保护主管行政部门组织审批部门人员、专家、项目相关人员对环境影响评价报告（送审稿）进行评审；

4）按评审会意见修改，形成环境影响评价报告（报批稿），报生态环境保护主管行政部门审批；

5）取得生态环境保护主管行政部门批复文件，进行项目机房施工建设；

6）项目竣工环境保护验收监测及评价；

7）项目经过 1～3 个月试运行后，开展环境保护竣工验收监测；

8）签订合同，提供相应资料，进行环境保护竣工验收监测；

9）递交环境保护竣工验收监测评价（送审稿）报告，由建设单位组织相关部门人员、专家、项目相关人员对环境保护竣工验收监测报告进行评审，并组织人员到现场进行竣工验收；

10）按评审会意见修改，形成环境保护竣工验收监测报告（报批稿）；

11）登录全国建设项目竣工环境保护验收信息平台进行网上公示，备查；

12）正式运行。

办理《辐射安全许可证》；

建设单位提交相关资料，到生态环境保护主管行政部门办理。

3.3.8　竣工验收

根据《建设项目环境保护管理条例》《建设项目竣工环境保护验收暂行办法》，质子治疗中心辐射防护竣工验收主要包括现场验收监测工作和后续工作，其中验收监测工作可分为启动、自查、编制验收监测方案、实施辐射防护监测与检查、编制验收监测报告5 个阶段。

辐射防护竣工验收中应把关注点的剂量率参考控制水平 $\dot{H}_c$（μSv/h）作为检测标准：

机房墙：距墙外表面 30cm 处人员可以到达的所有位置进行辐射剂量率巡测。对相应的关注点，进行定点辐射剂量率检测。

防护门：距防护门外表面 30cm 处进行辐射剂量率巡测，特别关注门缝和采用迷道结构防护设计处的散射剂量率。

机房顶：剂量率巡测位置包括主屏蔽区的长轴、主屏蔽区与次屏蔽区的交线以及经过机房顶上的等中心投影点的垂直于主屏蔽区长轴的直线。对关注点进行定点辐射剂量率检测。对不需要人员到达并只有借助工具才能进入的机房顶，机房顶外表面 30cm 处的剂量率参考控制水平可按 100μSv/h 加以控制。

以上所有位置均应测量中子及 X、γ 射线的剂量率水平。检测时，质子治疗装置应设定在照射状态，并处于临床应用中的最高能量、等中心处的常用最高剂量率、等中心处的最大照射野。

注意事项：现场检测结果应扣除检测场所的本底读数，并进行仪表的计量校准因子修正；对于剂量率超过控制（或管理）目标的检测点，应给出超标的区域范围，分析可能的超标原因；当检测时治疗机房内的治疗装置未达到额定的设计条件时，检测报告应指明，特别是结论的条件。

3.3.9　规范及标准

3.3.9.1　法律法规

《中华人民共和国职业病防治法》

《中华人民共和国放射性污染防治法》

《放射性同位素与射线装置安全和防护条例》

《中华人民共和国环境影响评价法》

3.3.9.2　部门规章与文件

《放射诊疗管理规定》

《放射诊疗建设项目卫生审查管理规定》

《放射工作人员职业健康管理办法》

《质子和重离子加速器放射治疗技术管理规范（试行）》

《国家癌症区域医疗中心设置标准》

《建设项目环境保护管理条例》

《建设项目环境影响评价资质管理办法》

《建设项目竣工环境保护验收暂行办法》

3.3.9.3　标准

《电离辐射防护与辐射源安全基本标准》（GB 18871—2002）

《粒子加速器辐射防护规定》（GB 5172—1985）

《建设项目职业病危害放射防护评价报告编制规范》（GBZ/T 181—2006）

《粒子加速器工程设施辐射防护设计规范》（EJ 346—1988）

《放射治疗辐射安全与防护要求》（HJ 1198—2021）

《放射治疗放射防护要求》（GBZ 121—2020）

《辐射环境保护管理导则 核技术利用建设项目 环境影响评价文件的内容和格式》（HJ 10.1—2016）

《医用质子重离子放射治疗设备质量控制检测标准》（WS 816—2023）

3.3.9.4　其他参考资料

IAEA Safety Report Series No. 47，Radiation Protection in the Design of Radiotherapy Facilities，2006

Radiation Protection for Particle Accelerator Facilities，NCRP Report No. 144

NCRP Report No. 151，Structuralshielding design and evaluation for megavoltage X-and gamma-ray radiotherapy facilities

3.4　设计实施

3.4.1　总平面设计

1）按照质子中心的专业特点，合理确定功能分区、功能流线，科学安排医疗流程。

2）洁污、医患、人车等流线组织清晰，并应避免院内感染风险。

3）充分考虑设备检维修及吊装的通路及空间。

4）新建质子中心应充分考虑未来发展的可能性及可行性。

5）合理确定建筑朝向，充分利用自然通风、自然采光及环境景观视野，病房和医务人员工作用房宜获得良好朝向。

6）质子中心应相对独立设置。在主风频单一的地区，宜布置在院区主导风下风向；在主风频变化的地区，宜布置在院区最小风频的上风向，避开人口稠密区。其放射性废物、放射性废液和放射性废气的排放应满足国家现行有关标准的规定，保证周围环境的安全。

7）质子中心应避开低洼地带，在环评阶段进行充分论证，尽量避免极端天气引发的水灾危害，建议初步设计阶段增加总图防洪防涝专项设计。

8）污水处理站、垃圾收集暂存用房在主风频单一的地区，宜布置在院区主导风下风向；在主风频变化的地区，宜布置在院区最小风频的上风向，并应符合有关环境保护法律、法规的规定；采用垃圾回收系统应考虑垃圾分类措施。

9）绿地率应符合当地规划的有关规定。应充分利用周边城市景观条件，保护宗地内原有的自然水域、湿地和植被。

10）景观规划应形成多层次、立体化的景观系统，创造良好的疗愈环境。应注重标识引导设计，增强其可达性和可利用性。

11）景观设计应考虑无障碍设计，并避免产生危险。

3.4.2　医疗工艺

质子治疗流程和放疗治疗流程类似，医生先对病人病情进行诊疗评估，判断是否适合进行质子治疗。然后进行肿瘤的扫描定位，制作好固定体位的工具，制定病人的治疗计划。治疗前还需进行精准定位，最后就可以展开质子治疗流程（图3-12）。

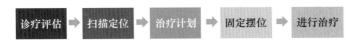

图 3-12　质子治疗流程

设计实施阶段的质子治疗中心医疗工艺设计应充分考虑业主及质子系统供应商设备使用需求，对质子治疗区、非质子医疗区等不同功能用房的家具布置优化、网络电话点位、插座点位、标示系统等细节进行重点设计，形成完整的三级医疗流程对接成果，满足业主及质子系统供应商设备使用。

3.4.2.1　质子治疗单元的流程设计

质子治疗单元主要分为接待诊疗区、患者等候区、治疗准备区、治疗室。患者若为初次治疗，需在接待区登记后进行门诊诊察，再到放疗科或质子治疗中心的放射定位用房进行影像检查，医生根据检查结果制定治疗计划，再根据患者情况制定模具；如果是预约治疗的患者，则可以直接到达患者等候区，经安排后进入治疗准备区。在治疗准备区，设置有麻醉及复苏用房、患者更衣准备间等用房。普通患者可进行更衣；儿童患者可进行麻醉诱导，以保证治疗过程中的儿童保持稳定状态。完成准备后患者可根据治疗计划，进入固定治疗室或旋转机架治疗室，完成固定摆位后进行治疗（图3-13）。

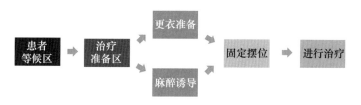

图 3-13 质子初次治疗流程

3.4.2.2 质子治疗区重点用房的医疗工艺设计

1. 治疗室工艺设计

治疗室通常可分为固定束治疗室和旋转机架治疗室。治疗室操作区内会设置操作台（含柜子）、洗手盆，治疗区主要为治疗头、六维治疗床，此外治疗室内还会设置医疗设备带（含氧气、负压、压缩空气三种气体），以便出现突发状况提供给病人使用。

2. 麻醉及复苏用房设计

为便于儿童治疗，质子治疗中心通常还会考虑设置麻醉及复苏用房。房间内设置医生工作站、洗手池，医疗设备带（含氧气、负压、压缩空气三种气体），麻醉机、监护仪等。

3.4.2.3 非质子医疗区重点用房工艺设计

1. 模拟定位机房工艺设计

模拟定位机房可分为常规（X射线）模拟定位机、CT模拟定位机、MRI模拟定位机等几种类型。机房需考虑设备的场地安装要求如设备荷载、运输路径、地面平整度、温湿度、装饰设计等，还需特别考虑辐射防护设计或磁屏蔽设计，满足相应规范要求。

2. 其他放疗治疗设备区

根据质子建设中心模式不同，有时医院还会配备其他放射治疗设备如直线加速器、TOMO直线加速器、射波刀等治疗用房，由于此类设备辐射防护设计要求较高、设备质量大，通常与质子治疗中心同层设置，共用放射模拟定位用房、医护工作区等。工艺设计还需考虑设备的场地安装要求如设备荷载、运输路径、地面平整度、温湿度、装饰设计等。

3.4.3 建筑设计

1）质子治疗中心建筑设计须满足国家现行设计规范、规程和省、市地方标准以及地方行政法规的要求，并通过政府部门和审图单位的有关审查。

2）质子治疗中心建筑设计应自始至终贯彻安全可靠、流线清晰、人文关怀和绿色科技的设计理念。

3）质子治疗中心应满足现行《综合医院建筑设计规范》（GB 51039）、《无障碍设计规范》（GB 50763）、《建筑设计防火规范》（GB 50016）等规范的要求。

4）质子治疗中心设计应满足国家及项目建设当地主管部门对绿色建筑设计及建筑节能设计的相关要求。

5）质子治疗中心是进行肿瘤放射治疗的专科中心，结合质子治疗时间短，大多数时间可自由活动等特点，建筑设计过程中应充分体现人性化设计。

6）在强调医疗功能实用性和医疗流程的便捷性的前提下，应结合建筑空间设计、景观设计、环境设计及室内设计，体现质子治疗中心的舒适性和人性化。患者候诊及休息区域可围绕中心景观增设患者休闲活动场所。

7）质子治疗设备区域微振动控制对质子治疗设备运行产生重大影响，宜结合总平面道路设计、场地动力源振动强度控制及建筑室内动力设备采取主动隔振或使其远离质子区基础等措施，保证质子区的振动参数符合医疗设备工艺要求。

8）质子治疗装置是利用高能粒子进行放射治疗的设备，在治疗患者的同时会产生大量的辐射，应结合质子治疗设施工艺和环评要求进行放射防护设计，采取全面的辐射防护措施，满足射线防护和职业病安全评价要求。宜结合辐射安全联锁系统、辐射监测系统等智能化系统提高安全系数。

9）质子治疗装置预埋在放射防护混凝土墙体里的管线繁多，且要求预埋管路出入口定位必须精确，管线进出各区域根据放射防护要求须设置 S 形弯、U 形弯或 45°斜穿的方式。

10）大体积混凝土管线预埋建筑设计难度较大，宜通过 BIM 技术模拟校核混凝土内管线预埋及混凝土内钢筋节点情况，及时优化设计方案并后续指导施工。

11）质子治疗中心须满足现行《建筑设计防火规范》（GB 50016）中防火及疏散的相关要求，质子治疗设备区域如不能满足规范的相关要求，须对消防难点采取特殊的消防措施，并以消防专项报告进行系统化论证，提交项目所在地职能部门进行消防专项审查。质子设备区域根据当地消防主管部门及审图机构意见合理设置自动灭火系统。

12）对于位于地下室，地下水资源充足、雨水丰富及邻近水源的质子治疗设施，建筑设计宜进行专项防水、防洪设计。可采取加强防水等级、设置防洪闸门、防洪水密门及截水沟等多重防洪措施，以保证质子治疗设备的安全。

13）质子治疗中心功能用房设计须满足建设单位医疗工艺及质子系统供应商提供的建筑界面文件的相关要求。

14）质子治疗室（固定束、旋转机架治疗室）、束流传输区、控制室及其设备间的室内净高须满足质子系统供应商提供的建筑界面文件的相关要求。

15）加速器、旋转机架吊装口构造措施须满足质子系统供应商提供的建筑界面文件的相关要求。

16）机加工车间设备吊装口尺寸大小、吊装措施及其设备运输通道宽度、净高及荷载须满足质子系统供应商提供的建筑界面文件的相关要求。

17）质子治疗中心设计应结合质子治疗设备的特点，充分考虑治疗设备的维护、维修及器部件更换等要求，合理设置维检修空间、更换设备吊装口及其运输通道。在有条件的情况下可根据设备及医疗技术更新的特点预留一定的发展空间。

18）质子治疗中心的建设应贯彻安全、适用、经济、绿色、美观的方针，建筑装修和环境设计充分考虑使用人群的生理和心理特点，构建舒适、宜人的环境。

19）质子治疗中心应按现行国家标准进行抗震设防，并根据相关国家规范进行抗震设计，合理采用减隔震技术。

20）质子治疗中心三层及三层以上的医疗用房应设电梯，且不得少于两台，其中一台应为无障碍电梯。病房楼应单设污物梯，污物梯和供患者使用的电梯应采用病床梯。

21）质子治疗中心建设应符合国家及当地无障碍环境建设的有关规定。

22）质子治疗中心候诊区等公共空间应充分考虑特殊患者需要，采用吸声建筑材料或采用降噪措施，并宜设置无性别卫生间等相关设施。

23）质子治疗中心应选用耐用、环保、安全、易清洁和具有抗菌性的材料。

24）质子治疗中心有推床（车）通过的门和墙面宜采取防碰撞措施。

25）质子治疗中心厕所卫生洁具、洗涤池应采用耐腐蚀、难积垢和易清洁的节水型建筑配件。

26）质子治疗中心诊疗区域有儿童活动空间的门窗、家具和地面等应采取必要的安全保护措施。

27）质子治疗中心检查、治疗用房应充分考虑使用人群的隐私保护。

28）质子治疗中心管网应合理规划，宜采用综合管廊。

29）质子治疗中心在室内外应配置完善、清晰、醒目的标识系统。

30）质子治疗中心应建设污水、污物处理设施。污水的排放与医疗废物和生活垃圾的分类、归集、存放与处置应遵守国家有关医疗废物管理和环境保护的规定，结合平面布局优化立面造型及诊疗环境。

31）质子治疗中心设计须满足项目建设当地规划主管部门对机动车和非机动车停车设施的相关要求。

3.4.4　室内设计

3.4.4.1　方案设计基本原则

空间的打造强调"以人为本"的设计理念和"人性化"的功能服务，须从患者、医护人员、院方、建设方等各个角度出发，为患者提供缓解负面情绪具有人性化关怀的空间；为医护人员提供满足功能使用、舒适办公的空间；为院方提供提高品牌形象可持续发展的空间；为建设方提供满足规范可落地实施的方案。在满足医疗功能的前提下，遵循安全、美观、便捷、人性化原则，选用安全、环保、经济耐用的材料，可结合氛围照明设计来打造安心、静心、舒心的空间氛围。

公共空间营造清新自然、导向明确的空间氛围，亦可引入带有生机的绿植，以缓解患者进入医院时感受到的压抑、紧张的情绪；次公共空间展现空间的灵活和多变，缓解医疗空间中焦虑的负面心理，营造温暖、积极、乐观的空间氛围；治疗空间营造简洁、舒适的空间氛围，采用简洁的材料、精致的细节设计，搭配氛围照明，塑造平和舒缓、让人信赖的诊疗空间。

治疗室顶棚设计应提前了解是否设置吊装设备。如设置有吊装设备，顶棚造型的设计及末端点位的布置需避开吊装设备，满足设备安装需求。

3.4.4.2　装饰材料选用

根据治疗室和质子设备区无外窗的空间特点，依据《建筑内部装修设计防火规范》（GB 50222—2017）中4.0.8条"无窗房间内部装修材料的燃烧性能等级除A级外，应在表5.1.1、表5.2.1、表5.3.1、表6.0.1、表6.0.5规定的基础上提高一级"，治疗室和质子设备区顶棚、墙面、地面均应采用A级材料；当空间内确需使用低于A级的材料时，可与当地消防部门沟通，采取增设观察窗或者其他措施以满足有窗房间的要求，便可根据建筑规模性质按照对应燃烧性能等级表中规定的等级要求执行。

治疗室天花板、墙面、地面均应采用耐污、抗静电、无辐射的材料，天花板常用材料包含金属板；墙面常用材料包括金属板、无机预涂板等；地面常用材料包括橡胶、PVC（聚氯乙烯）等柔性地材或地砖等。

质子设备区天花板、墙面和地面均应采用防尘材料，常用材料为工业环保环氧漆。

金属板常用于治疗室顶棚和墙面，工艺成熟，具有质轻、抗冲击、表面处理多样化等特性。

无机预涂板常用于治疗室墙面，又称洁净板、卡里板、索洁板，以100％无石棉的硅酸钙板为基材，在技术上覆涂特殊聚酯进行表面处理，使其具有优良的防火性、抗老化性、耐水性，具有环保、质轻、不燃性、不易变形、不起尘、抗菌、耐候、耐酸碱、耐药品类侵蚀、耐污染性等特性。

橡胶地板常用于治疗室地面，是天然橡胶、合成橡胶和其他成分的高分子材料所制成的地板，具有通体同质、防滑性能、防火性能、耐污性能、抗消毒剂性能好、耐烟头烧灼、施工便捷等特征，且橡胶地板无额外的涂层，避免了因涂层引起的污染、破裂、刮擦痕迹或褪色等现象。

当治疗室空间地面需采用 A 级材料时，也常用地砖和水磨石替代橡胶地板。

地砖由黏土烧制而成，具有质坚、耐压耐磨、防潮、施工便捷、易于更换等特性。

水磨石是由碎石、玻璃、石英石等骨料拌入水泥粘接料制成混凝土制品后经表面研磨、抛光的制品。具有硬度、韧性适中，耐冲击力强等特征，一般建议采用预制水磨石，便于后期破损更换。

3.4.4.3　空间尺度要求

治疗室根据观感和使用需求，结合机房结构空间尺寸、设备安装运输及使用要求、管道综合情况确定治疗室净高尺寸以及迷道净宽尺寸。根据材料基层厚度确定装饰材料，以确保满足净宽要求。

3.4.4.4　氛围照明设计

1. 基本原则

大型设备和封闭空间会让患者感到压力，灯光环境色彩的变化所产生的不同的视觉效应可改善患者的情绪和心理状态，从而帮助患者达到更好的治疗效果。

2. 设计要点

氛围照明包括氛围照明和色彩心理学，常采用灯光色彩变化作为氛围照明的设计手段，亦可在此基础上增加投影图像系统和音乐系统，选择多种色彩灯光结合与之相符合的图像音乐组合出特定的诊疗场景。

氛围照明通常包含灯槽漫射照明、射灯重点照明或两者结合等照明形式。

色彩对人的心理和情绪产生影响，黄色具有刺激神经系统、激活记忆、促进沟通的作用；绿色具有镇静神经、降低血压、放松身心、缓和抑郁的作用；蓝色具有调节神经、镇静安神的作用；紫色具有冷静高涨情绪、安定心智和神经的作用；红色具有加快呼吸、加快心率、加快脉搏跳动的作用；粉色具有营造温暖和安慰的作用。有效地利用色彩可以帮助患者获得更好的治疗效果，同时也可以增进医患交流。

照明和影音系统的完美结合，集成联动视频源的播放及音频源的播放，选择合适的影片和音乐，将光影音相互融合形成特定的治疗场景，营造适合个性需求的空间氛围。

3.4.5 结构设计

3.4.5.1 基础设计

质子治疗设备对基础底板的工后沉降差要求极高，其基础应具有很好的整体性，桩基和筏基构件尺度不宜过小。质子中心桩筏基础除满足一般基础的设计要求外，应验算桩筏底板在可能出现工况下的变形，包括重力工况、水浮力工况。验算桩筏底板变形所需要的基床系数（土弹簧和桩弹簧）可由原位试验数据确定。图 3-14、图 3-15 为四川省肿瘤医院质子治疗中心桩筏基础底板变形图及重力荷载＋水浮力作用下的底板变形图。

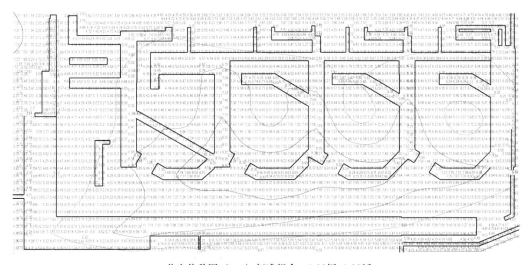

节点位移图（mm）标准组合：1.00恒+1.00活

图 3-14 重力荷载作用下的桩筏基础底板变形图

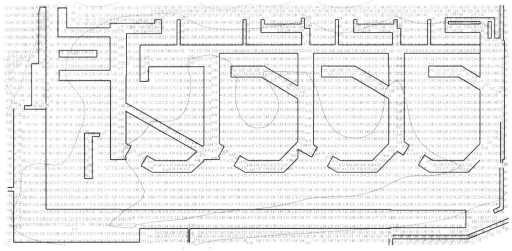

节点位移图（mm）标准组合：1.00恒+1.00抗浮水

图 3-15 重力荷载＋水浮力作用下的底板变形图

可见变形梯度最大的区域，差异变形小于限值 1/20000。

3.4.5.2 主体结构设计

质子治疗中心主体结构可按常规方式建模设计，防辐射厚墙按剪力墙建入模型。质子治疗中心一般位于地下室，应做好抗浮和防水设计，地下室侧墙和防水底板的厚度应适当加大，以保证地下室的整体性，抗浮和防水设计等级也应适当提高。治疗舱区域本身纵向长度已经较大，应在适当位置设置后浇带，使治疗舱与地下室其余区域在施工期间分隔开，各自独立完成混凝土的前期收缩，以减小超长结构带来的不利影响。质子治疗中心的结构重要性等级和抗震设防类别应适当提高，分别宜按一级和重点设防类考虑。与防辐射厚墙厚板相连的普通楼盖构件应加强配筋，减小开裂风险。

3.4.5.3 防辐射厚墙和顶板的设计

1. 防辐射厚墙设计

防辐射厚墙是质子治疗区的主要结构构件，其厚度一般为 4000～4500mm，竖向抗压和水平抗剪不再是设计防辐射墙的主要问题。为了达到防辐射要求，首先要考虑的是确保其混凝土的密实度，为此设计采用了以下几点措施：①采用专业厂家配制的低水化热的特种混凝土。专业厂家应根据当地的砂石、水泥等材料特性，进行混凝土配合比的试配试验，保证混凝土的各项性能指标达到要求。②厚墙的钢筋配置方式有别于一般剪力墙，不再设置约束边缘构件，仅在纵横墙相交区域适当加强。适当加密墙体的水平钢筋，以约束墙体的竖向裂缝。③适当加密墙体的水平拉筋。④在较大的设备预埋管道四周设置洞口加强钢筋。⑤对厚墙的浇筑养护提出严格要求。⑥厚墙的施工缝留设位置和构造大样符合要求。典型防辐射厚墙截面配筋图如图 3-16 所示。

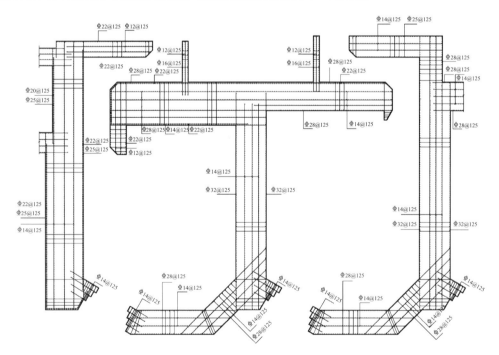

图 3-16　典型防辐射厚墙截面配筋图

当钢筋混凝土墙的辐射防护能力不够，墙厚尺寸又受到限制时，需要在墙中加设钢板或在混凝土中采用铁矿石粗骨料。钢板厚度一般为 200～500mm，由 40mm 厚的条形钢板焊接拼装而成（图 3-17）。

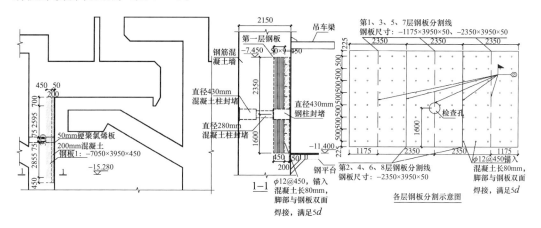

图 3-17 防辐射厚墙加设钢板大样

2. 防辐射厚板设计

质子治疗舱顶板因防辐射需要，厚度达到 2000～3000mm。厚顶板设计主要考虑以下问题：①设备吊装孔的预留和封堵。吊装孔位置和大小需要由设备供应商确认；设备安装完后，吊装孔需要用预制钢筋混凝土梁封堵（图 3-18）。②其他区域现浇顶板厚度大、自重大、支撑模架要求高，为了方便施工，厚顶板可按二次受力构件考虑，第一次浇筑厚度约为 1.3m，第二次浇筑部分的自重按荷载作用在一次浇筑的板上。图 3-19 为现浇厚板的截面配筋大样。

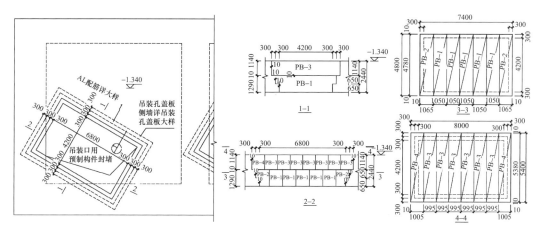

图 3-18 治疗舱顶板吊装孔封堵大样

3.4.5.4 钢结构与预埋件深化设计

1. 钢结构深化设计

质子治疗中心核心区的钢结构主要包括供设备安装和检修的钢平台、钢楼梯以及吊车梁。由于质子治疗中心核心区空间的限制，钢结构与主体混凝土结构的连接多采用纯

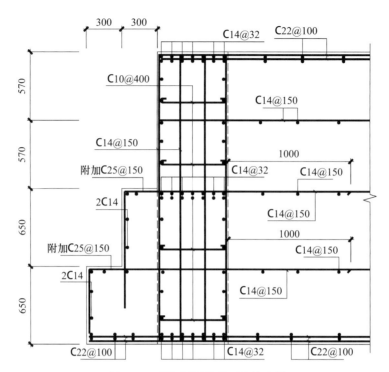

图 3-19　现浇厚板的截面配筋大样

悬挑的形式。需要特别注意的是，不同的质子治疗设备对钢平台、钢楼梯以及吊车梁的要求差异较大，因此，在钢结构深化设计时需提前了解质子治疗设备的相关要求。

2. 预埋件深化设计

1）预埋件的安装与使用要求

质子治疗中心核心区的预埋件主要包括供质子治疗设备安装运行的预埋件、供钢平台等钢结构连接的预埋件以及一些附属照明监控设备连接的预埋件。其中，用于质子治疗设备安装运行的预埋件要求最高，主要有以下要求：①预埋钢板平面位置、标高以及平整度的要求；②预埋件受力的要求；③预埋件刚度及变形的要求。

2）预埋件制作、运输及安装

由于预埋件对精度要求极高，预埋件在制作、运输和安装的过程中需采取相应的措施。在预埋件的制作过程中，由于施工现场的条件限制很难对预埋件的变形、翘曲和平整度进行控制，因此预埋件应尽可能多采用在工厂进行整体制作。

预埋件在运输过程中，应做好保护措施，避免长时间暴晒和雨淋，避免磕碰受损，并做好临时固定措施。到达现场后应做好防潮和防雨措施，避免生锈和腐蚀。

预埋件安装时应先做好定位再做临时固定，避免浇筑混凝土时预埋件移位。需要特别注意的是，由于质子治疗中心核心区的混凝土构件厚度较大且钢筋较多，预埋件的锚筋难免与钢筋发生碰撞。此时，应尽可能调整钢筋的位置以保证预埋件的安装精度。

3.4.5.5　模拟浇筑试验段的设计

模拟浇筑试验段的设计需要考虑以下因素：①按施工图构造和配筋方式设计试验段

底板和厚墙的截面和配筋,构件尺寸视试验场地大小而定,条件允许时试验构件尺度(厚度和长度)应尽量接近实际构件尺寸。②试验段内应参照实际工程中管线预埋方式进行管道试预埋。③试验段的混凝土应采用事先试配好的低水化热特种混凝土。④试验段的浇筑和养护条件应与实际情况一致。

3.4.6 电气设计

3.4.6.1 供配电系统

1. 负荷等级的确定

质子治疗系统供配电设计的难点在于如何确定质子治疗设备及配套工艺系统供电电源的负荷等级以及要求自动恢复供电的时间,在《民用建筑电气设计标准》(GB 51348—2019)、《建筑电气与智能化通用规范》(GB 55024—2022)、《医疗建筑电气设计规范》(JGJ 312—2013)、《综合医院建筑设计规范》(GB 51039—2014)等现行主要医疗建筑规范或标准中均未提及。在查阅相关文献以及向质子治疗设备厂家进行详细了解的基础上,对质子治疗系统供电需求进行分析后,确定质子治疗系统及配套工艺系统用电负荷等级,如表 3-7 所示。

表 3-7 质子治疗系统及配套工艺系统用电负荷等级

主要负荷名称	负荷级别
质子治疗装置的关键设备及控制装置、质子治疗室等场所中涉及患者生命安全的设备及其照明用电	特级负荷
质子治疗设备配套的工艺冷却系统、配套水处理系统、主控室及服务器室精密空调系统、医用气体供应系统的真空泵、压缩机及其控制与报警系统	一级负荷

2. 供电电源及供电措施

依据《民用建筑电气设计标准》(GB 51348—2019)、《供配电系统设计规范》(GB 50052—2009)、《医疗建筑电气设计规范》(JGJ 312—2013)等现行规范或标准,由于质子治疗中心存在大量的一级负荷及自动恢复供电时间的要求,质子治疗中心宜采用 2 路 10kV 电源(双重电源)供电,并配备柴油发电机组、UPS/EPS 作为备用电源,表3-8 为质子治疗中心重要负荷供电措施。

表 3-8 质子治疗中心重要负荷供电措施

负荷名称	10kV 市电	双回路末端切换	柴油发电机组	UPS/EPS	备注
质子治疗设备的关键设备及控制装置	√	√	√	√	UPS 仅针对允许供电中断时间小于 0.5s 的设备
质子治疗设备	√	√	—	—	—
质子治疗系统服务器	√	√	√	—	—
工艺冷却水系统	√	√	√	—	—
主控室及服务器室精密空调	√	√	√	—	—

负荷名称	10kV 市电	双回路末端切换	柴油发电机组	UPS/EPS	备注
除上述项之外的精密空调	√	√	—	—	—
计算机网络及安防系统	√	√	√	√	—
消防电力负荷	√	√	√	—	—
应急照明	√	√	√	√	—
压缩空气站	√	√	√	—	—

3. 谐波治理措施

质子治疗系统为非线性用电设备，在运行过程中会产生大量谐波。同时，质子治疗系统除质子治疗装置以外，还有大量产生谐波的用电设备，如 LED（发光二极管）灯具、变频风机及空调、UPS、CT、MRI 等。大量的谐波一方面会严重污染电网，引起谐波超标、中性线谐波过载等电能质量问题，同时也会造成线路和设备发热、绝缘损坏、保护装置误动作。对于质子治疗系统，由于高次谐波的存在，轻则带来数据差错、图像模糊、信息丢失等，重则会造成医疗设备硬件损坏、软件遭到冲击、仪器设备无法正常工作。因此，谐波治理对于质子治疗中心项目势在必行，可主要采取以下措施：

1）质子治疗装置宜设置专用变压器，尽量减小质子治疗装置与其他谐波源设备之间相互影响。

2）对于大功率的 UPS 装置加装滤波器或隔离变压器，以期减少谐波对电网及设备的影响。

3）在变压器低压侧集中装设电容器、电抗器串联的无功补偿装置和有源滤波装置。

4）在谐波含量较高的回路装设带谐波检测功能的智能电表，对该回路的谐波进行实时检测。对谐波较大的回路，可在末端设置就地谐波补偿装置。

4. 电能质量及电压暂降

质子治疗系统对于电源质量有着较高的要求，质子治疗系统的设备端电压偏差应满足设备厂家的要求，目前多采用电压暂降的治理方案，对于质子治疗系统具有可行性的方案是设置动态电压补偿装置（DVR）。动态电压补偿装置在发生电压暂降时，能够实现对电压的快速、精准调节，以保证输出电压达到额定值，保护负载正常运行（躲过电压暂降时间，通常标准支撑时间为 2～3s）。但是目前该装置的价格昂贵且生产厂家很少，在实际工程的应用还处在探究阶段。

3.4.6.2 工艺接地设计

质子治疗装置的接地系统通常采用联合接地系统，除了常规配电系统的接地外，还设置了工艺专用接地。

在工艺设备布置区域筏板内设置 120mm² 的铜镀锡绞线接地网格（网格大小根据实际 PT 设备需求选择），并每隔 3.0m 通过专用的接地夹具与基础钢筋网可靠连接，电气贯通；筏板内 120mm² 的铜镀锡绞线接地网格通过专用的接地夹具与灌注桩基的纵向主钢筋可靠连接，电气贯通，并保证接地电阻≤1Ω（专用接地网络与每一个桩基主筋的连接点数量≥2）。在质子治疗区设备层、治疗室层各层的剪力墙体内敷设 120mm² 的铜镀锡绞线，形成水平方向上的闭合 BRC 网络，同时设置 $120mm^2$ 的铜镀锡绞线的竖向接地干线，与各层水平方向的 BRC 网络、筏板内的专用接地网格以及灌注桩基内的纵向主筋可靠连接，形成可靠的电气通路。

在各质子治疗设备间内的墙壁上、地板上或电缆沟壁上，设置带螺纹孔的专用接地铜排。接地铜排与剪力墙或者地板内敷设的铜镀锡绞线可靠连接。所有质子设备专用线缆桥架采用不小于 $16mm^2$ 接地线沿桥架通长敷设，电缆与电缆桥架用专用线夹固定，可靠连接。不同材质之间的接地体之间的连接需采用厂家提供的专门连接附件可靠连接。

3.4.6.3 电缆桥架及管道

质子治疗系统的电缆桥架必须为专用桥架，必须满足质子治疗设备厂家的承重要求。电缆桥架宜采用钢丝网格类型，便于电缆的引入和引出；安装在电缆沟内的桥架避免安装在沟底。

预埋在剪力墙或底板内的质子治疗设备专用管道可采用 PVC、金属管或可弯曲金属管道。无论采用何种管道，均应采用重型防水型。如果电缆管为金属材质，电缆管必须根据相关规范进行接地。

电缆管的设计必须尽量减小辐射泄漏。两管道之间的空隙须不小于管道直径的两倍，以便为混凝土的浇筑预留空间。预埋管道最小弯管半径不应小于管道直径的 10 倍，且一根管道最多允许 3 道弯，以便于电缆穿管。所有穿越束流线下方的管道，应在混凝土表面下方埋深最小 20cm，以避免设备锚固。管道应固定在钢筋或钢筋网上，避免混凝土浇筑时发生位移。电气电缆管端部从混凝土水平伸出的管道应至少高出地面 5cm，从地板或天花板垂直伸出的管道应至少超过混凝土 5cm，避免水进入。

3.4.7 暖通设计

1）质子工艺区空调冷热源及工艺冷却水冷源宜分开设置，需设置备用工艺冷却水冷源。冷热源应根据建筑物规模、使用要求、负荷变化情况、所在气候区及能源状况，经过技术经济比较确定，并优先、合理利用可再生能源。

2）质子工艺区房间室内温湿度设计计算参数应该根据设备厂家工艺确定，当工艺要求暂未明确时，按表 3-9 选取。其他功能区按舒适性空调的相关规范选取。

表 3-9　质子工艺区房间室内空气设计计算参数

房间名称	安装过程		运行及调试过程	
	温度（℃）	相对湿度（%）	温度（℃）	相对湿度（%）
治疗室	17～26	30～65	22～24	30～65
旋转机架区	17～26	30～65	22～24	30～65
加速器室	17～26	30～65	25～30±2	30～65
束流传输区	17～26	30～65	25～30±2	30～65

3）固定束流治疗室、旋转机架治疗室、旋转机架舱及加速器区通风换气次数，应根据设备厂家工艺及辐射防护设计的要求确定。

4）质子工艺区排风需考虑合理的气流组织方向，应为：治疗室、旋转机架区上部、旋转机架区下部、束流传输区、室外；加速器区、束流传输区、室外。

5）质子工艺区排风系统末端处理方案，需按辐射环评单位评估报告设计，当暂未明确时，排风口距离有人房间不小于20m，高出当前建筑最高屋面5m布置。

6）治疗室宜设置暂时停止空调、隔断气流的措施，控制装置设于其控制室内。

7）加速器区空间高大，应采取合理措施避免水平和竖向温度分布不均，温度变化率不宜大于0.1℃/m。

8）质子工艺区房间的新风应至少经过粗效、中效两级过滤。

9）治疗室、旋转机架区、束流传输区、加速器区应保持负压，排风系统应在满足环评的前提下排放，并应保持排风管内负压。

10）质子工艺区送风（新风）机组出口及排风机组进口应设置与风机联动的电动密闭风阀。

11）空调系统冷却除湿需要再热时，宜设置四管制水系统、热回收系统或利用废热作为再热热源。

12）质子工艺区冷却水设计温度应根据设备厂家工艺确定，当工艺要求暂未明确时，按供、回水温度为25℃、30℃选取，工艺冷却水设备需设置备用。

13）工艺冷却水管道设计时，应尽量缩短设置在混凝土中的管段长度，混凝土中的管道宜设置备用，管道在墙体内进行"之"字形走管。

14）工艺冷却水带辐射，应采用二级冷却水系统。二次冷却水系统直接带走质子设备热量，需尽量缩小二次冷却水的循环走管路程。二次冷却水管道、设备应采用不锈钢材质，设备应设备用，预埋在防护墙体内的管道应设备用管道。一次冷却水系统带走二次冷却水系统的热量，冷却水冷源应设置备用，气候条件合适时，冷源优先考虑自然冷却。

15）进入治疗室、旋转机架区及加速器区的空调水管可经迷道走管，也可预埋在防护墙体内进行"之"字形走管，预埋在防护墙体内的管道采用不锈钢材质。

16）进入固定束流治疗室、旋转进行"之"字形走管束治疗室、旋转机架舱及加速器区的空调风管可经迷道走管，也可预埋在防护墙体内，预埋在防护墙体内的风管采用不锈钢材质。

17）防排烟系统：质子工艺区全部位于厚混凝土防护墙体系，不宜设置过大洞口，否则削弱防辐射功能。治疗室一般面积较小，建筑布置时建议布置小于50m²，可不设排烟措施。当需要设置机械排烟设施时排烟风管可经迷道走管，迷道净高需要考虑排烟管道空间。旋转机架区、束流传输区、加速器室均为布置设备房间，人员仅停机检修时进入，定义为设备房区，由给排水专业设置水喷雾措施，暖通不设计消防措施，其他区域按现行规范设计。

3.4.8　给排水设计

质子治疗中心给排水设计须满足国家现行设计规范、规程和省、市地方标准以及地方行政法规的要求，并通过政府部门和审图单位的有关审查。

质子核心治疗设备区域包括质子旋转机架治疗室、固定束治疗室、加速器室、束流传输区等。其给排水设计重难点涵盖给水管道布置、工艺循环冷却用水与补水、设备区域排水管道布置与辐射防护、放射性废水残余辐射安全处置及特殊空间消防系统设置等要求，同时结合质子设备供应商提供的技术要求，从而保证质子治疗设备的正常调试与安全运行。

1. 给水管道布置

质子治疗区域根据需要设置生活给水、热水点位及精密空调补水点位，质子设备需要设置工艺冷却水系统。生活给水管道、热水管道及工艺冷却水管道进入设备区域时，可经迷道进行"迷宫"式走管，也可预埋在防护墙体内进行"之"字形走管。优先采用不锈钢管道，管道壁厚需满足 50 年的防辐射、防腐蚀要求。其中，工艺冷却水管道穿越工艺设备隧道时，优先采用厚壁不锈钢管道。

2. 工艺循环冷却用水与补水

为杜绝设备工艺冷却水系统水路中产生结垢、水路堵塞和离子的导电而产生发热的现象，采用超纯水作为设备工艺一次循环冷却水系统的冷媒，并接入医院 BA 控制系统，在线实时监测水质指标。设置纯水机房置备超纯水，在设备运行初期进行管路充装、调试服务，初次充装水量需满足整个循环管路的水容积需求，并设置循环储罐补充一次循环冷却水系统日常损耗的水量。

工艺循环冷却用水水质标准：pH 为 6.5～8.5，浊度≤30NTU，溶解铁≤0.5mg/L，溶解锰≤3×10^{-5}磅/立方英尺（1 磅≈0.45kg，1 立方英尺≈0.03m³），电导率<$1\mu S/cm$。

3. 设备区域排水管道布置与辐射防护

旋转机架区域及固定束治疗室设置设备基坑排水点、事故排水点、精密空调排水点、地面泄漏废液排水点；拽线间设置地面泄漏废液排水点；加速器区及束流传输区的地下电缆沟内设置事故排水地漏，间距 5～8m；其他区域根据精密空调布置设置排水点。以上排水点均设置实时检漏装置，并接入医院 BA 控制系统，避免因积水影响质子设备的安全运行。

以上排水点位均含有活化放射性废水，由排水管道集中收集排至衰变池。设备区域放射性废水管道及衰变池的压力排水管、通气管（需单独设置）均外包铅（Pb）板进行屏蔽防护，具体厚度由辐射防护设计单位计算并通过辐射环评技术报告论证确定。

4. 放射性废水残余辐射安全处置

设备区域排水管道收集的是放射性废水，含有多种衰变期较短的放射性元素，具体以辐射环评技术报告及质子设备供应商提供的数据为准。衰变池可根据集中排水区域分散布置，安装水质实时检测装置，采用储存法处理至满足《电离辐射防护与辐射源安全基本标准》（GB 18871—2002）后，方可提升排放。衰变池设计液位报警功能，水位报警信号接入医院 BA 控制系统。

衰变池池体防护标准由辐射环评技术报告论证确定。衰变池检修井盖可采用密闭井盖，外加钢筋混凝土盖板进行防护。

5. 特殊空间消防系统设置

受工艺装置布置和辐射防护的限制，质子设备区域内不设置自动喷水灭火系统，可采用气体灭火系统或高压细水雾灭火系统。考虑工艺隧道连续性、整体性的布置，采用防火隔离较为困难，应优先选择高压细水雾灭火系统。

考虑质子设备对高大空间的要求，主设备区的高压细水雾喷头可采用顶喷与侧喷结合的方式，设备底部检修区域增设细水雾喷头，保证防护效果。高压细水雾管道进入设备区域时，可经迷道进行"迷宫"式走管，也可预埋在防护墙体内进行"之"字形走管。

为质子核心治疗设备服务的控制室、高低压配电房、配电间及设备夹层等，可采用高压细水雾灭火系统，也可采用IG541等气体灭火系统。如采用气体灭火系统，泄压口开启时需要进行辐射防护。

3.4.9 智能化设计

质子治疗中心智能化设计需满足国家现行设计规范、规程和省、市地方标准以及行政法规的要求，并通过政府部门和审图单位的有关审查。结合质子系统供应商提供的建筑界面文件对质子治疗区、质子装置设备区、非质子医疗区等不同功能区域的智能化系统要求进行设计（表3-10），满足质子治疗设备的调试与运行要求。

表 3-10 质子区域与非质子区域具体涉及的智能化系统

序号	系统名称	功能分区	
		质子治疗区、质子装置设备区	非质子医疗区
1	信息设施系统	综合布线系统	综合布线系统
2			信息网络系统
3		信息发布系统	信息发布系统
4			音视频会议系统
5			无线对讲系统
6			有线电视系统
7			时钟系统
8	安全技术防范系统	视频监控系统	视频监控系统
9		门禁一卡通系统	门禁一卡通系统
10			入侵报警系统
11			电子巡更系统
12			电梯多方对讲及运行监控系统
13	建筑设备管理系统	建筑设备监控系统	建筑设备监控系统
14			建筑能耗监管系统
15		智能照明控制系统	智能照明控制系统
16	排队叫号系统	排队叫号系统	排队叫号系统
17	机房工程及其他	机房工程	机房工程
18	质子区专有系统	辐射监测系统	
19		安全联锁系统	
20		内部对讲系统	

3.4.9.1　系统配置

智能化设置的系统有：

1）信息设施系统包括：综合布线系统、信息网络系统、信息发布系统、音视频会议系统、无线对讲系统、有线电视系统、时钟系统。

2）安全技术防范系统包括：视频监控系统、门禁一卡通系统、入侵报警系统、电子巡更系统、电梯多方对讲及运行监控系统。

3）建筑设备管理系统包括：建筑设备监控系统、建筑能耗监管系统、智能照明控制系统。

4）排队叫号系统。

5）机房工程及其他。

6）质子区专有系统包括：辐射监测系统、安全联锁系统、内部对讲系统。

3.4.9.2　机房设置

1. 弱电进线间

主要用于院方电信运营商公用网、有线电视网，以及质子设备厂家 VPN 专线接入医院大楼的光缆接入、管理设备等。

2. 安防中心

设置医院智能化系统控制设备、监控大屏、操作席位等，质子区域可根据实际使用需求在治疗控制室等设置安防接入客户端。

3. 网络机房

设置医院核心交换设备、业务部署的相关服务器、UPS 电源，以及强电、暖通、消防等专业的主要支持设施等。质子区服务器室、控制室等由质子设备厂家提供相关设备。

3.4.9.3　综合布线系统

综合布线包括医院内网、外网及设备网综合布线，以及质子区综合布线。

综合布线承载智能化各子系统，全面支持建筑内语音、互联网、网络数字有线电视、医疗内网数据通信、医疗应用、医学数据传输、楼宇自控、安防等信息安全可靠、高速传输的要求。

综合布线系统采用单星形网络拓扑结构，各综合布线系统物理隔离，满足各类信息安全及管理需要。质子区需考虑电磁辐射屏蔽要求。

工作区子系统采用国标 86 面板、不低于六类 RJ45 模块及配套的六类工作区跳线，满足医院各科室点位需求。质子区综合布线不低于前述要求，或根据质子设备厂家要求设置。

语音、数据、网络数字有线电视、弱电各子系统水平布线采用不低于六类布线与光纤到桌面方式。

主干子系统采用单星形网络拓扑结构布线，数据主干应采用阻燃级别不低于 B_1 级的万兆单模光缆，语音主干采用光缆主干或三类大对数通信电缆。

各配线间采用机架式模块化配线架、组合式模块化光纤配线架、语音配线架及对应的各类跳线和标准网络机柜。设计应留有足够的配线余量，语音、内/外数据及安防各子系统水平电缆均采用快接式配线架端接。

总配线架设在网络机房，用于管理、接入本项目的内/外数据及安防各子系统布线系统。

3.4.9.4 信息网络系统

医院设置内网（有线、无线局域网）、外网（有线、无线外网及网络数字有线电视）、设备网三套计算机网络。内网主要为 HIS、CIS、PACS、RIS、信息发布以及远程医疗系统提供承载网络；外网主要提供非医疗用的互联网服务；设备网为保证安防、楼控、灯控、能耗提供网络支撑。此外，为确保信息安全，设备网、消防系统、质子设备系统独立设置；与病人治疗信息相关内容不进入质子设备系统，全部通过医院内网进行管理。病人治疗信息通过肿瘤信息系统和治疗计划系统，实现医院管理与质子设备交互。

三套网络结构宜采用双核心、双链路接入的三层或两层架构，并设置运维管理系统、安全管理设备等。无线网络楼层交换机宜采用 POE 交换机，设备网按需设置 POE 交换机，其他网络考虑设置不带 POE 模块的交换机。

内网核心层设置智能无线控制器，无线 AP 对公共区域、门诊区、手术区、办公区等进行全覆盖。内网有线点位设置于诊室、窗口、护士站、办公室等功能区域。外网有线点位设置于有外网需求的办公室等功能区域。

质子区网络设备由质子设备厂家提供。

3.4.9.5 信息发布系统

系统应满足各管理部门需求，采用全网络化结构，实现医院信息发布的控制和管理。系统应支持目前所有的主流媒体文件格式，包括视频、图片、字幕等多种媒体信息；支持点对点、点对群或点对面信息发布。

在家属等候区、公共休息厅、候诊区设置液晶信息发布大屏，大屏尺寸根据实际需求并结合装修设计确定。等待区、诊区设置触摸多媒体信息查询终端，各层电梯厅设置液晶信息发布终端。

3.4.9.6 音视频会议系统

会议室设置音视频会议系统。根据会议室面积规模及使用需求，配置音频、视频、扩声、中控等系统。

3.4.9.7 无线对讲系统

系统用于安保及物业管理无线对讲，通过主机将信号放大后经过纵向和水平的馈线系统将信号均匀覆盖大楼的各个角落。

3.4.9.8 有线电视系统

设置有线电视系统，由运营商提供服务。电视点位设置在候诊区、值班室、会议室、办公室以及医生休息区等功能区域。每个电视点位处设 1 个数字电视网络接口面板。系统纳入综合布线系统。

3.4.9.9 时钟系统

设置中心母钟，采用全球卫星定位系统校时，为智能化系统提供标准时间。护士站、服务台等宜设置子钟。

3.4.9.10　视频监控系统

采用一套全数字化网络监控系统,实现全数字化视频网络传输、存储与控制。

质子区域与非质子区域视频监控宜统一规划与管理,由设备网承载,统一在医院方网络机房进行集中存储,在监控中心进行统一管理,根据质子设备厂家需求授权相关视频监控回路的权限。

应在贵重医疗物品保管及发放处、放射源保管室、变配电间等设置网络摄像机,并与门禁系统、报警系统联动;医患沟通办公室设置网络摄像机,配置高灵敏度拾音探头,能够实现声音和图像同步传输、存储和回放;内部通道设置半球网络摄像机,大楼消防通道设置红外网络枪机;电梯轿箱内设电梯专用广角半球摄像机。

数字存储采用视频压缩算法保存高清图像,录像资料的保存时间应按每路视频图像24h连续录像保存,公共监控每路图像记录保存时间90天,视频监控管理应使用统一安防集成平台,通过安防专用局域网与门禁系统、报警系统进行集中管理。

3.4.9.11　门禁一卡通系统

设置门禁系统,对人员进行授权,在控制室、医生通道和病人通道之间的出入口、重要办公室、库房、存储间等处设置门禁,通过手机刷卡、输入密码、人脸识别等认证授权方式管理进出人员。

通道门禁系统需与消防报警系统联动,当发生火警时,自动解锁火灾区域门禁,及时疏散相关楼层病人和医护人员。

系统须与区域监控图像实现软、硬件联动,实时防护和监控管制关键通道区域。

质子区域与非质子区域门禁宜在医院方监控中心统一授权与管理。

3.4.9.12　入侵报警系统

系统采用总线结构,应满足医院各功能用房及科室安保需求。

残疾人卫生间设置报警按钮及门口声光报警器。导医台、护士站、医患沟通办公室、财务及收费处、诊室等设置紧急报警按钮。

该系统须与数字安防监控系统实现联动控制,当报警系统探头被触发时,监控中心监控大屏自动弹屏对应区域的摄像机图像。

3.4.9.13　电子巡更系统

楼内设置离线式巡更系统,可根据安保管理需要设定巡更路线。

3.4.9.14　电梯多方对讲及运行监控系统

设置电梯运行监控系统,实时监控本院区内所有的电梯停靠楼层、上升、下降、故障等运行状态。电梯多方对讲系统在电梯轿厢内、机房、轿底、轿顶分别设置扬声器及拾音器,使得各处均能与消防安防中心通话,便于管理维护,处置紧急情况。

3.4.9.15　建筑设备监控系统

系统对给排水系统、通风系统、空调系统、电梯、供配电系统及照明系统设备进行监视及节能控制,帮助物业管理人员高效地完成机电设备的维护管理。

3.4.9.16　建筑能耗监管系统

系统实时采集本项目水、电、空调、燃气的消耗量及分布时段等信息，进行统计分析并形成图形报表，为大楼各部门核算、节能决策提供数据和建议。

3.4.9.17　智能照明控制系统

对公共区域照明进行统一管理，定时开关控制，功能用房根据需要设置调光控制等。

3.4.9.18　排队叫号系统

采用多种终端，与医院分诊排队叫号系统充分配合，接入院区医疗智能化（HIS）系统信息。

针对科室和每个诊疗单元，设置独立的排队叫号系统。每个排队叫号单元设置触摸屏、候诊显示屏，护士站设置叫号主机，诊室设置门口机及医生叫号对讲器，等候区设置业务广播扬声器。系统与 HIS 系统对接，采集 HIS 系统内患者的数据进行排队叫号，并且能利用第三方软件，将排队信息自动发送至患者，使其能随时了解其排队接诊信息。

在所有取药、排队、收费、挂号的窗口上方和诊室门口设置信息插座、电源，安装窗口屏和诊室门口机。

3.4.9.19　机房工程

机房工程主要包括弱电机房、安防中心的机柜布置、综合布线、UPS 电源及配电、动环监控、防雷接地等内容。

3.4.9.20　内部对讲系统

在质子区域治疗室、控制室、服务器机房，以及相关设备功能房间内应固定设置有线对讲机，方便业务应用及日常设备检修维护使用。

3.4.9.21　其他

辐射监测系统、安全联锁系统详见相关章节。

3.4.10　消防设计

3.4.10.1　质子治疗中心智慧消防管理系统设计

在传统监测火灾自动报警系统的运行及故障状态基础上，利用图像识别、压力感应及流量感应等技术，全面收集相关数据并进行自动分析，对火灾隐患进行智能化报警，为火灾风险研判、灭火应急救援、队伍管理、消防宣传和救援指挥等提供信息支撑。借助前端各类传感器采集消防设施系统的运行状态数据，采用有线、无线网络将采集到的各类数据传输至私有化部署的专用服务器，通过服务器端软件处理后，将异常数据推送至相关管理人员，帮助管理人员及时处置，同时管理人员可以通过客户端对服务器进行访问，实现对各类消防设施系统运行状态参数的主动查询，提升消防安全管理水平。

1）实时报警、远程监测和控制。实时对消控室内火灾自动报警主机、防火门监控主机、电气火灾监控主机、消防电源监控主机的报警信息及设备状态进行监测管理；当前端火灾报警、电气火灾监测、防火门监控等设备发出报警信号时，平台可以通过平面图、列表等形式实时显示报警信息，并提供图标闪烁、报警音提示。

2）地图报警联动。平台接收报警信息后，相关人员可以点击平面图查看报警点位的位置信息。

3）报警视频联动。平台接收报警信息后，相关人员可以查看报警点位视频信息，快速、直观地了解火警位置的现场情况。

4）报警信息推送。将用户信息传输装置采集的消防控制报警信息的具体情况（如报警类型、报警时间、报警位置）发送给指定的安保消防控制人员，便于第一时间确认、处理消防控制报警事件，提高报警处理效率。

5）无线消防水源数据监测。远程监测室内外消火栓和自动喷淋系统水压、高位消防水箱和消防水池水位、消防供水管道阀门启闭状态，可实时查看数据，保障消防应急的用水。

6）对重点安全点位，AI智能可监测烟雾、火焰、人员聚集、消防通道占用、应急通道堵塞、危险区域入侵、人员离岗等信息，并实时上传至智慧消防管理平台。

3.4.10.2 质子治疗区及相关重要机房火灾自动报警系统设计

1）质子治疗区及相关重要机房（如总控制室、质子服务器室、质子治疗控制室等）除常规探测方式外，还采用主动吸气式感烟火灾探测器作为极早期火灾报警系统。借助信号模块，将相应保护区探测器的报警及故障状态传输至火灾报警系统；涉及消防联动控制时，探测器的火灾报警信号还应传至消防联动控制器。

2）质子治疗室电缆沟内设置缆式线型感温火灾探测器，采用蛇形敷设，对设备安装区电缆沟中电缆本体的温度进行空间上的连续实时性检测。

3）质子治疗区自动灭火联动控制系统设计。由专用灭火控制器、感烟/感温报警探测器、声光警报器、灭火指示灯、紧急启停按钮与灭火控制装置配套组成相对独立的火灾报警及灭火控制系统，设置自动控制、手动控制和机械应急操作三种启动方式，其联动控制装置功能如下：

1）联动控制方式

由同一防护区域内两只独立的火灾探测器（感烟、感温探测器的组合）的报警信号、一只火灾探测器与一只手动火灾报警按钮的报警信号或防护区外的紧急启动信号，作为系统的联动触发信号。灭火控制器在接收到首个触发信号（防护区内设置的感烟火灾探测器、手动报警按钮）后，启动设置在该防护区内的火灾声光报警器。灭火控制器在接收到第二个触发信号（同一防护区域内与首次报警的火灾探测器相邻的感温火灾探测器、火焰探测器的报警信号）后，火灾报警控制器总线联动关闭防护区域的送、排风风机及送排风阀，空气调节系统及电动防火阀、门窗；启动灭火装置，同时启动设置在该防护区出口外上方的灭火指示灯。

2）手动控制方式

在防护区疏散出口的门外设置灭火控制器手动启停按钮，在火灾探测器报警现场，工作人员进行火灾确认后，按下手动按钮发出手动控制信号实施灭火。也可提供机械应急操作开关给现场人员开启选择阀（组合分配系统）和启动阀，实施灭火。

3）联动反馈

灭火控制器通过总线编码模块或通信总线，将其直接连接的烟/温火灾探测器信号、手/自动状态信号、手动报警按钮的报警信号、选择电动阀动作信号、压力开关动作信号反馈接入火灾报警控制主机。

3.4.11　质子设备专用气体

质子设备专用气体输送系统应安全、连续和稳定，并符合仪器设备的使用要求。气瓶间、气源和气体管道系统应满足以下要求。

3.4.11.1　气瓶间设计

气瓶间应尽量靠近用气设备，并根据气体性质将气瓶间区分为惰性、可燃、助燃、毒性等不同类型气瓶间。气瓶间门应设置平推外开式，应向疏散方向开启，门口应有特定的指示说明和标识，安全标识应符合现行《安全标志及其使用导则》（GB 2894）相关规定。气瓶间地面应平整、耐磨，宜采用防静电地面。气瓶间采取遮阳防晒措施，当储存氢气或氧气时，应根据现行《建筑设计防火规范》（GB 50016）设置泄爆口，且门窗和地面应有防火花、防静电措施，气瓶间房顶结构设计应防止出现聚集气体的死角。可燃气体房间内应设置泄漏报警装置，并连锁事故通风系统和紧急切断阀门，事故通风换气次数不应小于 12 次/h，并应在气瓶间外设置事故通风紧急按钮。汇流排间应配电源，可燃气体汇流排间电气照明应按防爆型设计，满足现行《爆炸危险环境电力装置设计规范》（GB 50058）相关规定要求。

3.4.11.2　气源设计

应根据质子中心设备要求的气体纯度、用量和压力配置相应的气源。当采用气瓶供气时，气瓶组应通过汇流排与主管道连接，气瓶组和汇流排之间应通过专业耐高压的抛物线形不锈钢盘管或不锈钢外网内衬特氟龙耐高压软管连接。盘管应由 BA/EP 级 316L 不锈钢材质制成，有足够的韧性，连接钢瓶的一段需用全自动轨道焊机焊接，防止更换气瓶时的摆动影响接头的气密性。汇流排系统需配置安全放散系统，放散管道应接出室外安全区域，氧气和氢气放散端口高度位置应满足现行《氧气站设计规范》（GB 50030）和《氢气站设计规范》（GB 50177）等相关规范要求。汇流排应采用全自动切换方式，能实现在用气瓶和备用气瓶之间的自动切换，以保证气瓶的不间断供应。

3.4.11.3　气体管道系统设计

质子设备专用气体管道的设计应根据输送流体的特性参数，并结合管道布置、环境等进行，并应符合现行《工业金属管道设计规范》（GB 50316）的有关规定。供气末端应考虑操作方便，气体调节阀或减压面板应安装在屏蔽室外部便于操作处，并具备压力显示等功能。所有阀件仪表宜采用集成设备，不得在安装时组装阀组。氢气管道和氧气管道共架敷设时，宜用惰性气体管道隔开，或保持不小于 250mm 的净距，且氧气管道不应置于氢气管道上方。氢气和氧气管道不得穿过办公室、配电间、楼梯间和其他不使用该气体的建筑物和房间，需要穿过时应采取安全措施。易燃气体管道穿过墙壁或楼板时应敷设在套管内，套管内的管段不应有焊缝，管道穿越处孔洞应用阻燃材料封堵。高纯氢气管道应设置分析取样口、吹扫口，其位置应能满足氢气管道内气体取样、吹扫、置换要求。高纯氢气、氧气管道的末端或最高点应设置放散管。放散管应符合下列要求：

1）氢气放散管最高点应设置阻火器；

2）氢气、氧气应引至室外，放散管口应高出屋顶操作面 1m 以上；

3）氧气及氢气的放散管应分开布置，间距不应小于 4.5m；

4）放散管应采取防雨雪侵入和杂物堵塞的措施。

质子设备专用气体管道宜采用与设备接口方式相匹配的不锈钢管；高纯（99.99%～99.999%）气体应采用不锈钢 316L BA 材质（表面处理 $Ra \leqslant 0.7\mu m$）；纯度超过 99.999% 的气体应采用 316L EP 材质（表面处理 $Ra \leqslant 0.25\mu m$）。氧气系统应采用专用禁油阀门、附件和管材，并应进行脱脂处理。气体管道连接应采用全自动轨道焊接，超高纯气体管道阀门应采用面密封连接，不得采用螺纹或法兰连接。气体管道必须进行管道标识设置，标识包括气体名称和流向，水平管道应每隔 3m 设置一个标识，垂直管道应每隔 2m 设置一个标识。穿越楼板、墙壁等处应分别设置标识。

3.5　设计配合与设计管理

3.5.1　设计配合

3.5.1.1　质子设备供应商与设计配合

1. 建筑接口文件

建筑接口文件是质子设备供应商在与建设单位签订设备采购合同后，正式向建设单位提供的质子治疗中心质子区各用房的详细技术要求文件。文件以图纸及文字参数的形式详细介绍了房间的空间尺寸、环境要求、机电系统、建设界面等要求，是指导质子治疗中心设计和施工的重要输入文件。设计单位设计图纸在满足国家规范标准、使用单位功能需求的同时，应满足建筑接口文件中对应技术要求。

在质子治疗中心建设过程中，设备供应商可能根据质子设备或配套系统更新、建筑建设过程中客观条件变化等原因对建筑接口文件进行完善和修改。设计应及时根据文件变更对设计进行及时调整，并向施工单位出具正式变更内容。

2. 设备供应商技术支持

质子治疗中心作为一类特殊的医疗建筑，其功能及机房要求较为复杂。为确保建筑充分满足设备安装及使用要求，设备供应商应组织技术团队对设计及建造施工进行指导。如在正式提供建筑接口文件后，建设单位组织供应商技术团队进行建筑接口文件技术交底，对质子治疗中心设计重难点进行详细介绍说明；对设计过程中遇到的技术问题予以及时的回复处理。

3. 设计图纸确认

设计各阶段图纸（包含方案设计、初步设计、施工图设计、专项深化等）除取得相关批复及审查文件外，还应提交建设单位及设备供应商进行正式确认，作为进入下一设计阶段或正式施工的前置条件。

3.5.1.2　建筑与结构配合

质子治疗中心治疗及设备区三维空间复杂，传统的建筑楼层平面图、剖面图无法完整、准确表达机房空间的变化，建筑专业应根据建筑接口文件对每个机房绘制多个不同方向的平面图、立面图、剖面图，或通过 BIM 建立准确的三维空间模型，再导出各个空间的平面图、立面图、剖面图。结构专业根据建筑专业图纸进行结构计算及配筋，结构图纸应与建筑各机房平面图、立面图、剖面图一一对应，指导施工人员准确理解建筑空间与结构的对应关系。

质子治疗中心治疗及设备区内钢结构零部件及预埋件较多，包含设备安装使用的钢梁和锚固件、检修使用的钢平台及钢楼梯、安装固定设备的预埋钢板、钢结构基础等，建筑接口文件中对这些零部件有详细的尺寸大小及承载力要求。建筑专业应在平面图、立面图、剖面图中准确表达这些零部件的安装位置、尺寸定位、承载力要求、节点大样等。结构专业根据建筑图纸进行计算和深化，并与建筑接口文件进行一一比照对应，如需要在建筑接口文件要求上进行修改调整的，需征得设备供应商技术人员同意。

不同质子治疗系统设备供应商有不同的运输路径要求，建筑专业应在图纸中详细表述其运输路径及相关参数要求，如加速器及旋转机架吊装口应准确表达吊装口尺寸位置；吊装口应采用安全可靠的封堵措施；机加工设备的吊装口参数和运输通道的尺寸及荷载要求；配电柜及束流传输区磁体的货梯参数及运输通道的尺寸荷载要求等。结构专业根据建筑专业提供的运输路径和荷载参数进行结构计算和配筋，并与建筑接口文件进行一一比照对应。

因机房空间复杂、要求较多，为避免在设计配合时产生遗漏和失误，建筑和结构设计人员应反复和建筑接口文件进行复核检查，必要时建筑和结构专业可交叉进行图纸校核，保证建筑、结构图纸均能满足设备安装使用要求。

3.5.1.3 建筑与机电配合

各机电专业（包含电气、暖通、给排水、智能化等）在设计时，应确保各系统及房间的温湿度环境满足建筑接口文件要求。建筑专业应结合整体功能布局规划出合理的机房位置和大小，机房位置应兼顾设备管道安装和避免对医疗用房的噪声干扰，同时有设备振动的机房（如水泵房、柴油发电机房等），不宜布置在质子区用房的正方上，尽可能避免设备振动对质子治疗系统的不利影响。

质子区内各系统管线主要通过预埋、留洞、明敷等方式进行水平或竖向的布线方式。建筑专业应组织各机电专业进行 BIM 管道综合，对各公共空间、走道、功能用房进行净高梳理，配合机电专业进行管线的调整，以满足净高和使用要求。同时，建筑专业应组织协调机电专业对质子区混凝土结构内管线预埋进行 BIM 验证，当预埋管道之间以及预埋管道和结构钢筋碰撞时，建筑专业应协调各专业进行合理的避让。针对风管、准直孔等预埋尺寸较大的管道，结构专业应单独提供管道周边钢筋避让及加固详图，指导现场施工。

3.5.1.4 室内装饰与机电与配合

质子固定束治疗室及旋转机架治疗室呈现几何不规则形状，受混凝土结构高度限制，吊顶内机电管线复杂且吊顶机电末端较多（包含灯具、进风口、消防灭火系统喷淋头、监控设备、质子辅助），机电专业应与室内装饰设计进行配合，合理规划吊顶内管道走向，结合吊顶形式合理布置机电末端，在满足各系统安装规范和使用要求的同时兼顾空间美观效果。

固定束治疗室及旋转机架治疗室墙面装饰材料选择较多，包含以涂料为主的粉刷类材料，也包含以金属墙板为主的干挂类板材。室内装饰专业应在前期方案设计时尽早确定材料及安装方式，机电专业根据安装方案确定墙面管线是否进行预埋。

室内装饰在机电设计过程中，应结合室内装饰效果及家具布置配合机电专业确定治疗室及控制室内墙面末端点位的安装位置。

3.5.2 设计管理

3.5.2.1 设计计划

在设计工作正式启动前，设计单位应根据项目总体建设进度制定合理而详细的设计计划，并征得建设业主单位同意后执行。设计计划可按照建筑设计阶段划分为方案设计、初步设计、施工图设计三个阶段，各设计阶段的计划应分别满足建设程序审批及建设时间节点。各阶段又应根据专业专项制定对应的配合和设计计划，包含配合或完成的时间及内容。

质子治疗中心作为一类特殊的医疗建筑，其设计计划还应将其特有的程序节点纳入，如取得《放射性职业病危害预评价报告》及《环境影响评价报告》；设备供应商对各专业专项设计图纸的正式确认等。

设计计划能否有效执行，很大程度上决定着整个项目能否按期完成。因此，应通过有效的措施对设计过程进行管控，如在到达完成节点时间前，对设计完成情况进行评估，如存在逾期风险，提前通过加强设计力量或技术手段进行保障。在设计过程中，若发生因设计外部条件改变（如设备要求变更、使用方需求变化、不可抗力因素等），设计人员应及时与各参建单位及设备供应商进行沟通，并根据实际情况对设计计划进行调整，将对建设工期和投资的影响降到最低，征得建设单位同意后方能执行。

3.5.2.2 设计节点控制

质子治疗中心项目的较高完成度来源于对设计质量的严格把控和落地实施。在对项目设计质量的把控上，各个阶段的工作节点控制是顺利推进设计工作的关键。工作节点控制包括对项目推进节点的明确、工作内容明晰以及流程的严格执行。

1. 医疗工艺流程确认

医疗工艺流程设计是医院建筑设计必不可少的组成部分。一级医疗工艺流程确定项目总体功能布局、功能指标分配、外部医疗流线组织、科室面积分配、科室基本位置等重要内容，需要提请医院主要负责人和分管领导形成确认成果。二级医疗工艺流程设计内容包括各科室内部功能布局、医疗流线组织、功能房间家具布置等，需以图纸及文字结合的形式呈现，提请医院各个科室确认。三级医疗工艺流程需组织给排水、强弱电、暖通等专业共同与医院各个科室讨论，确定各个房间的点位配置。一、二、三级医疗工艺流程设计贯穿整个设计过程，医院方对医疗工艺流程设计成果的确认，是其他设计工作开展的重要依据。

2. 机电系统选型

机电设计人员根据质子治疗系统建筑接口文件及使用方需求，按照国家规范标准配置各机电系统。各系统在选择时，机电设计人员应充分对比多种同类系统的优缺点，选择最为适宜的方案，并提请建设单位及质子设备供应商确认，如质子设备区空调系统、自动灭火系统等。

3. 专项方案确认

在设计过程中，应组织使用方对各专项方案（包含景观、泛光照明、净化、实验室、医用气体、辐射防护等）进行确认。专项方案的设计确认成果是指导下一步专项深化设计的重要依据。

4. 设计变更流程

在项目建设过程中，可能因使用需求变化、质子治疗系统更新、设计完善等原因，需对设计进行变更。在涉及正式发起图纸变更流程前，应取得设计变更输入文件，并按照相关建设程序进行图纸审查，审查通过后方能实施。

3.6 设计交底及后期服务

3.6.1 施工图设计交底及图纸会审

3.6.1.1 施工图设计交底

工程开工前必须进行施工图设计交底，设计交底一般与图纸会审同时进行，设计交底的内容一般包括设计意图、设计依据、采用的新技术、新材料、施工注意事项等。以上内容在图纸中已对应要求，设计交底时无须面面俱到，应根据项目的特殊性进行针对性表述，从而更好地帮助施工单位准确理解设计意图。根据质子治疗中心项目建设的重难点，应分专业专项进行设计交底。

1. 建筑专业

质子治疗中心项目质子区三维空间复杂，建筑专业在设计交底时可系统性介绍质子区各机房空间的组成及空间特征，必要时可借助 BIM 模型进行现场演示，从而更加直观地帮助施工现场技术人员理解技术图纸。在对质子治疗中心质子区及其他区域进行功能交底后，建筑专业可根据项目特点选取防水工程、外墙及门窗工程、特殊节点构造、设备安装运输、电梯扶梯工程等内容进行重点说明。

2. 结构专业

质子治疗中心机房为大体积混凝土结构，且对地面平整度、沉降误差、施工精度均有较高的要求。在设计过程中，施工单位应提前介入，与设计单位、地勘单位、科研机构等进行对比论证，确定适宜的设计措施和施工工法。因此，在设计交底时，应重点对该部分内容的具体措施进行说明。

3. 安装工程

安装工程各专业在设计交底时应概要介绍各系统设置要求。在施工过程中遇到的很多问题大多由管道交叉引起，交底时应提醒施工单位按照施工方案施工，统筹安排好安装工程各阶段、各专业的施工次序。针对混凝土结构内预埋管线，应要求施工单位按照设计图纸及 BIM 模型精确预埋，并采取牢固的安装方式，混凝土浇筑前应进行反复校核。

4. 其他专项工程

其他专项工程也应分别对其设计内容及特殊要求进行交底说明。如装饰专业应分区域及类型介绍各功能用房的装饰材料及做法，明确一装及二装工程的界限与范围；绿建节能专业应对绿建措施、海绵城市、节能材料及构造进行相应介绍；人防工程应重点对建筑构建的技术要求和施工难点、结构钢筋施工要求、出入口及通风口的封堵材料和措施等进行交底。

除主体专业及常规专项工程外，相关专业应对质子治疗中心特殊系统进行专项交底，如质子设备专用气体、辐射监测系统、安全联锁系统、医疗专项工程等。特殊专项系统可与主体专业合并进行设计交底，也可根据工程进度进行专项交底。

3.6.1.2 施工图图纸会审

施工图图纸会审是指承担施工阶段监理任务的监理单位组织建设单位、施工单位、材料及设备供货等相关单位，在收到审查合格的施工图设计文件后，在设计交底前进行的熟悉和审查施工图纸的活动。施工图图纸到达现场后，应立即组织图纸会审，确保工程质量和工程进度。图纸会审的主要内容包括：

1. 输入资料是否齐全

检查地质勘察资料是否齐全，与现场实际地质情况是否相符，能否满足图纸的要求；周边的建筑物及环境是否影响工程的施工；施工图纸的功能设计是否满足建设单位的要求；是否取得相应的审批文件等。

2. 找出图纸中存在的缺陷和错误

审阅图纸设计是否符合国家政策和规定；图纸与说明是否清楚；引用标准是否确切；总平面与施工图尺寸、平面位置、标高等是否一致；各专业工种设计是否协调吻合。质子治疗中心项目还应核对设计图纸是否与质子设备资料、《职业病危害放射防护预评价报告书》《环境影响报告书》要求相符。

3. 施工技术能否满足图纸要求

结合图纸确定施工方案的可行性，研究按照设计图纸在施工过程中，质量、安全、工期、工艺、材料、经济效益能否满足设计要求，必要时建议设计单位在满足功能及相关规范标准的前提下进行适当的优化。

4. 材料来源有无保证，能否替换

因机房环境特殊要求，质子治疗中心可能涉及部分特殊工程材料的使用，如添加特殊材料的特种混凝土、特殊装饰材料、钢结构材料、预埋管道及套管、电气设备零部件等。因质子治疗设备大部分为进口设备，部分材料须达到同等国际标准。材料在采购时具有一定限制，施工单位须提前进行市场调研，必要时可建议设计单位在满足设备供应商及相关规范标准的前提下进行材料替换。

施工图纸会审由施工方、监理方提出问题，由设计方逐条研究并进行回复，最后形成会审记录文件，经各方签字、盖章后生效。

3.6.2 后期服务

设计的后期服务工作对设计项目的落地非常重要，是避免设计缺陷在施工过程中出现并完善设计作品的主要方式。工程项目设计后期服务的范围包括：

1. 建造现场设计服务

目前国内对建筑工程完成度的控制主要是依靠监理单位按照相关的法规和管理制度进行控制，这在工程质量和造价控制方面发挥了积极作用，但由于监理工程师不是由建筑师担任，因此设计意图难以得到完整的贯彻落实。质子治疗中心这一特殊医疗建筑类型，对建筑质量及设备环境有较高的控制要求，且国内建成案例较少，大部分施工单位缺少同类型项目施工经验，因此需要设计单位提供现场指导。如有条件，易地建设项目，建设单位可与设计单位前期协商签订驻场服务协议，派遣有经验的设计师进行驻场服务。

2. 施工现场问题处理

在工程建设过程中，施工现场可能遇到各种问题，例如：设计图纸表达不清楚，施工无法准确理解设计意图；施工失误导致现场无法补救的等。为确保施工进度不受影响，设计单位应及时给出指导现场解决的具体方案。因此，设计人员除具有扎实的技术功底外，还应具有一定的协调和沟通能力。质子治疗中心建设过程中，如遇到设计单位单方面无法解决的问题，还应及时将现场问题准确反馈至建设单位与设备供应商，由设备供应商研发团队及设计单位共同制定可靠的解决方案，经建设单位同意后指导现场整改施工。

3. 设计变更

在设计后期服务过程中，可能会发生设计变更，尤其在质子治疗中心这类复杂工程中更是不可避免。设计变更涉及建设单位、设计单位、施工单位、监理单位等各方面，对施工进度、工程质量、投资控制都会产生一定影响。因此，做好工程建设中的设计变更管理，对确保工程质量、有效控制投资都具有重要的意义。一般情况下，质子治疗中心设计变更有四种：①设计单位发出的变更。此类变更一般是对原设计缺陷的修正完善。②建设单位要求的设计变更。其目的是进一步完善项目使用功能、节约投资。③质子设备供应商因设备需求变化发出的变更。④施工过程中遇到需要处理的问题引起的设计变更，一般由施工单位提出。在项目前期策划和设计阶段，应当尽可能完善，减少后期设计变更的数量，从而更好地保证建筑质量与进度、节约投资。设计变更与施工图具有同等效力，需经当地建设主管部门审查或图纸审查机构通过后，施工单位方能实施。

4. 专项深化图纸确认

设计阶段应根据建设单位发包及设计合同范围进行设计，避免漏项。质子设备专用气体、辐射监测系统、安全联锁系统、医疗专项工程（净化工程、实验室工程、物流系统等）等特殊专项系统，设计阶段应根据设计合同范围进行方案及施工图设计。后期由建设单位或总承包单位确定专项施工单位后，由专项施工单位根据设备要求进行深化，深化后的成果需由设计单位进行复核，满足原设计及相关规范标准要求后，由设计单位提供正式变更图纸后方能实施。

5. 特殊材料样品审核

为保证质子治疗中心建设完成后各系统正常运行、机房空间环境保证设备正常使用，各类材料除满足对应设计参数要求外，还应提供材料样品及相应检测报告供设计单位及设备供应商进行确认。如质子区机房内采用具有不起尘、抗静电特性的装饰材料；

混凝土内各类预埋管道应达到相应的性能要求；各类房间装饰材料满足装饰效果及防火性能等。施工单位现场使用的材料必须与确认材料样品外观、性能、参数完全一致，由监理单位负责材料进场的检查及确认。

3.6.3 重点部位验收

按照现行《建筑工程施工质量验收统一标准》（GB 50300），建设单位组织施工验收，在施工重点部位的检验批、分项、分部及单位工程验收时，业主单位、建设单位、设计单位、监理单位、施工单位及质子系统供应单位须全程参与核实，检验并确认。

对于国家、行业、地方标准中涉及质子系统但无具体验收要求等情况，施工单位需要在设计单位、业主单位、建设单位及质子系统供应单位配合下共同制定详细的施工与验收方案。

1. 样板段验收

为验证质子区选用材料及施工工法的合理性，一般在质子区整体施工前会进行复杂样板段1：1放样施工。各个项目样板段的选择有所差异，一般会选择较为复杂的区域，至少应包括超厚混凝土墙体（或楼板）钢筋及混凝土施工、各类安装预埋管道施工等。在样板段验收前，应制定合理的验收程序及验收标准。样板段的验收也是未来重点部位正式验收的一次预演，提前发现施工及验收过程中可能出现的问题。

2. 钢筋及管道预埋验收

在混凝土浇筑前，施工单位应组织各建设单位及质子设备供应商对钢筋施工及预埋管道安装进行验收。钢筋施工验收应重点检查现场钢筋型号、排布间距是否与设计图纸一致；现场钢筋绑扎是否牢固；钢筋避让管道处是否按照设计要求进行加密处理等。施工单位应提前将各预埋管道对照设计图纸在现场进行编号，便于现场进行抽样检查核对。正式验收前，施工单位及监理单位应提前对各类管道安装进行自检，并进行记录，便于正式验收逐一检查核对。

3. 预埋件验收

质子区治疗设备安装精度较高，用于固定设备的预埋件安装精度较高且数量较多。验收前，施工单位及监理单位应提前对各预埋件尺寸规格、安装精度进行现场测量并记录，便于正式验收时供参建单位逐一检查核对。

4. 机房测量

待质子区机房装饰完成后，施工单位应提请业主组织设备供应商进行专业测量。测量前施工单位需要对测量区域进行清理，现场应准确标注坐标原点及水平基准线位置。测量团队对测量数据进行记录并与设计图纸及设备接口文件进行比对，核实现场施工完成面误差是否在允许值范围。

5. 机房环境

待质子区机电设备和管道安装完成后需要对设备进行运行调试，并在项目竣工验收前对各机房进行环境检测验收，确保房间内温湿度等环境条件满足质子设备运行要求。

6. 消防工程

在建筑工程竣工后，工程使用前必须对消防工程组织验收。在验收中，相关人员重点完成消防给水系统管网、室内消火栓、高压细水雾灭火系统、火灾识别等方面的验收。其中，在进行消防给水系统管网的验收中，应重点检查泄漏测试与强度测试报告的完整性与真实性，确保其符合设计要求；在进行室内消火栓的验收中，重点结合设计图纸安装部位的检验，并检查其压力测试的报告书；在进行高压细水雾灭火系统的验收中，结合国家法律要求检查管材、管径、连接方法的规范性；在进行火灾识别方面的验收中，须确定建筑物中报警系统、疏散标识、逃离方向等识别方面的明显、易懂程度。

7. 验收程序

质子治疗中心重点部位验收的程序参照现行《建筑工程施工质量验收统一标准》（GB 50300）执行。当重点部位工程达到验收条件时，施工单位应在自审、自查、自评工作完成后，填写重点部位工程报验单，并将全部验收资料报送项目监理部，申请验收。项目监理部对报验的资料和工程质量进行全面检查，对检查出来的问题，应督促及时整改，监理验收合格后，提请建设单位进行正式验收。建设单位组织勘察单位、设计单位、施工单位、监理单位、质子设备供应商等分别针对工程质量和报验资料提出意见，形成验收意见表，施工单位按照意见整改完成后方能进行后续施工。

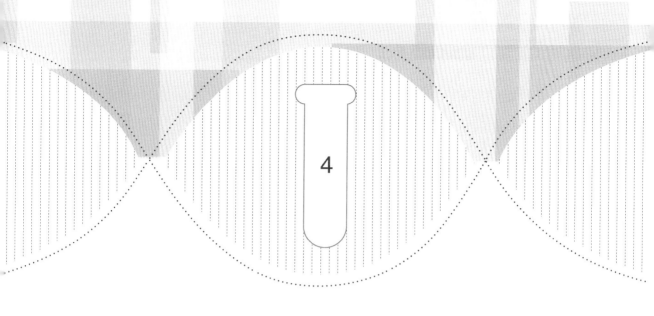

质子治疗中心建造实施

4.1 施工部署

4.1.1 施工项目管理

4.1.1.1 项目组织管理

建立施工项目管理组织机构，明确各部门、各岗位的责任、权限和利益，制定施工项目经理部管理制度。总承包管理组织机构与项目施工的全过程相一致，涵盖项目的施工准备、工程施工、竣工验收和结算、保修服务等阶段。实施项目总承包管理责任制，以总承包单位项目制度进行施工管理，对项目行使决策、计划、组织、指挥、协调、实施、控制、监督八项基本职能。根据质子治疗中心项目建设施工的特点，遵循项目管理的高效性、统一性、目的性、系统性原则，其组织架构可参考图4-1所示组织机构进行搭建。

4.1.1.2 项目目标管理

质量目标：达到合同及设计图纸要求，按照国家验收标准达到合格；同时应满足质子治疗设备供应商的技术标准（进口设备涉及的国外或国际标准）。

进度目标：首先满足质子治疗设备供应商既定的设备进场、组装、调试时间，在保证质子治疗设备进场时间的前提下，将土建、安装专业工期以质子治疗区为重点设置基础、主体结构、安装工程、质子设备安装调试、工程竣工验收五个关键节点。

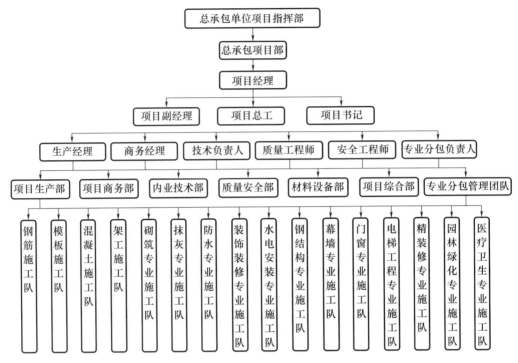

图 4-1 施工组织架构图

成本目标：尽可能采用成熟的新技术、新工艺，降低成本消耗水平，用精细化管理手段实现工程成本目标。

安全、环保及文明施工目标：杜绝重大伤亡事故，控制轻伤事故频率；每个工序做到"工完场清"，施工过程中扬尘、噪声、垃圾、污水、光污染防治均达到国家规定。

4.1.1.3 项目进度管理

质子治疗中心项目工期以质子设备具备安装调试条件为关键节点，以合同约定的竣工验收日期为最终目标。在项目施工全过程中采用 PDCA（计划、执行、检查、处置）循环模式对每周、每月、每阶段施工进度情况进行管理控制。

进度计划编制以质子治疗区（机房、治疗室、水冷却室、电源室等）为核心确定关键线路，非质子治疗区（等候大厅、办公室、会议室等配套用房）与质子治疗区进行分段流水施工。除了编制施工总工期进度计划，还应对总计划目标进行分解，按分部分项工程编制基础阶段、主体阶段、装饰装修阶段、水电安装等分项工期进度计划，按年、月、周编制更具体的分段工期进度计划。计划编制时应充分考虑技术性间歇时间（如基础工程桩检测时间、混凝土养护时间等）及不可控的风险因素影响时间（如特殊材料采购运输、政令性停工等）。

进度计划执行：根据进度计划下达施工任务书，并提前预备充足的人、机、料等生产资源。在实施过程中如实记录计划执行情况，组织各专业、工种相互配合，协调材料供应，排除外部干扰，保证连续性施工，对关键部位（如混凝土浇筑、预埋件、预留管道安装等）加强监督检查。

进度计划检查：常规性检查可按月、周进行；对施工进度有重大影响的关键施工

（如混凝土浇筑）可每日检查。对实际完成和累计完成工作情况如实记录，收集实际进度数据和资料，得出实际进度与计划进度是否存在偏差。

进度计划处置（或调整）：分析进度偏差对后续工作和总工期的影响。采用加强作业人员配置、加快材料资源供应、延长后续工作每日作业时间、在保证质量安全的前提下缩短后续工作的持续时间等措施进行纠偏和调整。

4.1.1.4 项目安全管理

制定明确、具体的项目安全管理目标，建立项目安全管理体系和安全生产责任体系，建立项目安全生产管理制度，完善项目安全管理组织措施和技术措施，加强生产安全教育，制定安全生产应急预案，储备必要的应急救援物资。

质子治疗中心建设项目除了对施工现场常见的高处坠落、物体打击、机械伤害、坍塌、火灾、触电等危险源加强辨识管理，应特别注意对受限空间（治疗区地下空间）作业可能造成的中毒、窒息等事故加强管理。应配备口罩、面具等劳动保护用品，在治疗室、束流传输区等半封闭空间进行工业环保环氧漆施工时应对作业面进行机械通风，使作业面空气处于流通状态。

4.1.1.5 项目质量管理

制定明确的项目质量管理制度，建立项目质量管理体系和责任体系，完善项目质量管理措施和技术措施。

质子治疗中心建设项目除了对质量不稳定、常见的质量通病如楼地面、墙面空鼓、开裂，地下室渗水等施工内容设置工序质量控制点并加强质量管理外，对施工技术难度大（如大体积混凝土现浇墙板、超厚钢板墙吊装等）、施工条件困难（如基础桩沉渣量控制等）、质量标准或精度要求高（如防辐射混凝土、设备预埋件安装、具有防辐射要求的预留预埋管道精确定位等）的施工内容，从施工技术准备、施工方案编制、施工技术交底、施工质量检查控制、成品保护等方面层层把关，按照重要工序质量控制点进行质量管理和控制。

4.2　施工难点和特点

质子治疗是目前世界上最先进的肿瘤治疗技术之一。质子治疗设备的特殊性决定了质子治疗中心建设施工的难点和特点，主要体现在以下三个方面。

4.2.1　基于辐射屏蔽的要求

4.2.1.1 防辐射混凝土现浇结构

1. 大体积混凝土墙、板结构

为满足辐射屏蔽要求，质子治疗区利用厚大体积混凝土结构作为辐射屏蔽的一道防线。质子治疗中心的现浇混凝土结构具有以下四个特点：①治疗区现浇混凝土墙、底板、楼板厚度通常在 $1000\sim5500mm$，均属于大体积混凝土结构；②采用普通混凝土时密度不小于 $2.35g/cm^3$，采用特种混凝土时密度不小于 $2.8g/cm^3$；③现浇混凝土结构不允许出现裂缝，否则会影响混凝土的辐射屏蔽功能；④治疗区各舱室属于大空间结构，其楼板跨度、支撑高度通常大于10m。

1）超厚墙、板现浇混凝土结构

质子治疗区筏板基础厚度通常在1500～5500mm，质子治疗区现浇混凝土墙体厚度通常在1000～4500mm，质子治疗区现浇混凝土楼板厚度通常在1300～4000mm。质子治疗区混凝土结构均属于大体积现浇混凝土结构。

2）大体积现浇混凝土结构裂缝控制

质子治疗区大体积混凝土一旦出现裂缝，必然减小混凝土结构的有效屏蔽厚度，所以质子治疗区大体积混凝土结构不允许出现裂缝是质子治疗中心建设施工中最显著的特点和最重要的技术难点。

保证具有辐射屏蔽功能的大体积混凝土不开裂，首先从原材料的选用、外加剂的选用、配合比的设计上着手，从源头上使混凝土除满足设计要求的工作、力学、体积稳定性和耐久性要求外，降低水泥及胶凝材料用量，减少水化热、绝热温升和混凝土收缩；其次在混凝土运输、浇筑、测温、保温保湿养护的施工工艺上采取有效措施。

2. 特种混凝土配制与施工

采用质量密度大的重晶石、铁矿石、铁矿砂等作为骨料配制的重混凝土，混凝土密度不小于2.8g/cm³，可改善混凝土的辐射屏蔽性能，适当减小混凝土屏蔽结构的厚度。

重混凝土具有密度大、易离析、导热性差等特点，但造价昂贵，是普通混凝土价格的5～6倍，且在质子治疗中心的使用部位属于大体积混凝土，容易产生裂缝，必须从重混凝土的配制、施工、养护上采取措施控制裂缝产生。

3. 混凝土施工缝的留设

质子治疗区在主体结构施工过程中，需要根据质子治疗中心楼层分布和特殊工艺要求（比如辐射屏蔽钢板墙底标高和顶标高）位置分段浇筑竖向结构混凝土，因此在分段处需要留设水平施工缝。

为满足混凝土的辐射屏蔽要求，水平施工缝在结构的断面应形成企口或错台，不允许用平缝将混凝土结构直接分为上下两部分。在实践中通常采用L形或"凹"字形施工缝。

4. 高大模板施工

质子治疗区楼板厚度均在1000mm以上，最厚的楼板厚度达到4000mm，其施工总荷载（设计值）达到36kN/m²以上，最大超过100kN/m²，远远超出15kN/m²，其中治疗室楼板模板搭设高度均在10000mm以上，属于超过一定规模的危险性较大分部分项工程，需要对楼板模板支撑架进行专项设计验算。

4.2.1.2 现浇混凝土结构与超厚钢（铅）板墙组合辐射屏蔽构造

质子治疗中心的建设中，为满足辐射屏蔽的要求，经专业设计单位及环评卫评单位计算后，在一些特殊部位的现浇混凝土墙体（或墙体表面）中会增加钢板或铅板。以四川省肿瘤医院质子治疗中心为例，在2、3号旋转机架治疗室之间的墙体表面增加450mm厚钢板，其总质量通常在100000kg左右。钢板或铅板的制作、吊装，以及与现浇混凝土结构的组合施工工艺是质子治疗中心施工中的重点和难点。

4.2.1.3 可拆卸混凝土砌块屏蔽墙体

在加速器迷道入口、各治疗室与束流传输区之间的混凝土墙体上，以及束流传输区末端设置可拆卸混凝土砌块屏蔽墙体。砌块墙在质子治疗设备安装完成后砌筑。混凝土砌块的密度不小于 2.35g/cm³；砌块的大小（质量）要方便砌筑和快速拆卸；砌块墙组砌合理，其水平和竖向缝沿垂直于墙体立面方向不允许出现通缝；砌块采用干砌的方式进行组合，但整体要采用轻质固定方式与结构拉结。

4.2.2 基于精密治疗仪器的要求

4.2.2.1 建筑空间尺寸的精确控制

质子治疗中心施工测量，除按施工图设计文件的平面轴线关系进行建筑定位放线外，还需要根据质子设备厂家提供的定位坐标原点、加速器中心点坐标、各治疗舱室的等中心点坐标，利用坐标系对建筑进行定位复核校准，以保证建筑的准确定位、净空要求和设备安装、调试、运行的空间要求。

质子束流传输区的设备精度要求以微米计，且束流传输通道地面只能在混凝土结构面进行找平，其要求建筑完成面平整度误差控制在 ±10mm 以内；质子治疗区域的治疗层平面距设备要求的等中心线误差控制在 0～10mm，其地面平整度误差控制在 ±10mm 以内。

4.2.2.2 建筑结构沉降控制

质子束流传输组件在从回旋加速器的发生点到治疗设备所有等中心点的连续平面以微米精度要求，因此整个光束传输系统的沉降误差量控制极严格。为此，在质子治疗中心建设中，质子治疗区基础筏板厚度除在满足承载力和辐射屏蔽的要求外还要具有更大的刚度，减小基础的变形。同时，对质子治疗中心基础的沉降量和抗浮量也有特殊要求。例如四川省肿瘤医院质子治疗中心的基础桩兼作抗浮桩，其孔底沉渣厚度要求为 0mm，远大于国家相关规范要求标准（端承桩 50mm 以内，摩擦桩 100mm 以内，抗拔桩 200mm 以内）。

4.2.2.3 设备预埋件和预埋管线的精准定位

设备预埋件的定位，除了按施工图设计文件的平面轴线关系进行建筑定位放线外，还需要根据质子设备厂家提供的定位坐标原点、回旋加速器中心点坐标、各治疗舱室的等中心点坐标，利用坐标系对预埋件进行定位复核校准，以保证预埋件的准确定位。

设备工艺预埋管道尺寸大，数量多，点位分散，成排、成列设置，走向均为非常规的斜弯、S 弯，安装必须保证与设计图纸中的间距、弯曲半径和标高保持一致。施工过程中管道的安装工序与钢筋、模板的施工工序会产生较多互相制约的影响因素。

4.2.2.4 墙面、天棚防尘装饰要求

为了防止灰尘损坏质子治疗设备，质子治疗区以及配套用房如主控室、配电间、零件储存间等墙壁和天花板采用工业环保环氧漆为装饰面层。

4.2.3 大型治疗设备的吊装

现有的质子治疗设备具有质量大、机架设备构件多、体积形态多样、制造精密、价

格高的特点，应根据不同的设备选择相适应的吊装方式。确定吊装方案和选择吊装路线时需要结合建筑、道路、场地及周边环境等情况进行分析。

回旋加速器质子治疗设备，通常通过加速器室、治疗室上方预留的设备吊装口将回旋加速器和治疗设备吊装到目标位置；同步加速器的质子治疗设备通常通过任何一个吊装口或侧门进入建筑主体，再水平转运至目标位置。

回旋加速器质子治疗系统的主要大型设备为回旋加速器及旋转机架。其中回旋加速器总质量达 200t 左右，单吊最大质量在 100t 左右，旋转机架质量达 30t 左右。设备安装位置一般在质子治疗中心的最下层，通过预留的吊装口进行吊装。合理安排大型设备暂存场地，大型起重设备吊装作业场地，大型起重设备组装场地、行进线路。大型设备暂存场地、回旋加速器吊装场地、旋转机架吊装场地、大型起重设备组装场地地基承载力应满足各自荷载要求，需要根据地基承载力要求对场地基础进行专项设计，编制专项施工图、施工方案。

4.3　施工准备

4.3.1　施工技术准备

鉴于质子治疗中心施工的特点和难点，项目施工前的技术准备工作显得尤为重要。主要的技术准备工作包括以下几方面：

1. 原始资料收集、整理

原始资料包括设计施工图、岩土工程详细勘察报告、相关规范、标准、图集、地方材料、交通运输、通信、水电等能源资源、主要机械设备、特种物资等，也包括质子设备厂家提供的建筑接口文件（IBD 标准文本）、环境评估报告、卫生评估报告等与质子治疗中心建设相关的系统资料。必要时可到已建或在建质子治疗中心项目实地考察，获取第一手施工经验数据。

2. 编制施工方案

编制科学合理、切实可行的施工组织设计用以指导项目施工全过程。编制各项具体的专项施工方案用以指导施工现场实际的施工生产。

3. 专项设计准备

编制专项设计招标采购计划，提前规划各项专业施工单位或厂家的深化设计、施工招采工作，如抗震支架、钢结构、幕墙、质子治疗中心项目特有的辐射监控系统、高压细水雾等。

4.3.2　施工现场准备

办理开工的各项法定手续；建筑总平面测量放线；生产、生活临时设施搭建；临水临电设施完善等。

质子治疗中心项目施工现场准备工作建议增加实体样板段的实施工作。按 1：1 的比例截取工程实体中的一段辐射屏蔽钢筋混凝土墙体进行施工模拟。从钢筋绑扎、模板安装、预埋件、预留预埋管道、混凝土浇筑全过程进行模拟施工，验证工序交叉作业的合理性、验证施工方案技术措施的可行性、验证混凝土配合比的有效性，为工程项目实施提供符合施工现场条件的经验数据。

4.3.3　施工物资准备

按施工进度计划要求提前备好、备足合格的物资材料。因机房环境特殊要求，质子治疗中心会涉及部分特殊工程材料的使用，如添加特殊材料的特种混凝土、特殊装饰材料、钢结构材料、预埋管道及套管、电气设备零部件等，部分材料需达到同等国际标准。材料在采购时具有一定限制，施工单位需提前进行市场调研，提前对材料的货源、材料的质量、材料的供应能力、材料的运输条件进行确认，确实无法保证购买时可建议设计单位在满足设备供应商及相关规范标准的前提下进行材料替换。

4.4　基础与土方施工

4.4.1　土方开挖、边坡支护

质子治疗中心为满足辐射屏蔽要求，其治疗设备和治疗室通常设置在地下，因此基坑开挖深度较大，基坑支护显得尤为重要。在施工前，需要根据工程规模和特性，地形、地质、水文、气象等自然条件，施工导流方式和工程进度要求，施工条件以及可能采用的施工方法等，研究选定基坑开挖方式、边坡支护方式和降排水方式。

4.4.2　桩基施工

桩基施工阶段，为节约工期，在土方开挖前可以根据规范要求结合基础平面布置图确定检测桩数量及位置，提前介入检测桩施工。土方开挖后立即进行桩基检测，根据检测结果按从质子治疗区到非质子治疗区、从低标高到高标高的流水施工顺序安排施工生产。

由于各地区的地质情况不同，由地质勘察和设计单位根据各地质情况选取适宜的桩基形式。质子设备对沉降变形特别敏感，为使工程桩沉降抗浮量满足设备要求，在采用灌注桩的质子治疗中心项目中，孔底沉渣量往往超出国家相关规范要求。

质子治疗中心采用的机械成孔嵌岩灌注桩，孔底不允许残留沉渣。采用传统的泥浆正循环清渣、气举反循环清渣和钻具清渣等措施达不到零沉渣要求，利用定制的钢护筒及钢护圈形成一套安全可靠的防护体系，通过人工进入孔底进行清底作业，可以完全清除孔底沉渣。

4.5　主体结构施工

目前质子治疗中心工程质子治疗区功能划分自下而上一般分为机房下层、治疗层、机房上层三个部分。由于质子设备对沉降抗浮量非常敏感，所有设备所涉及的零部件都必须精准定位，满足使用要求的误差值极小，故对沉降抗浮量的控制显得尤为苛刻，因此，在设计阶段一般会采取主体结构自重、压重及工程抗浮桩相结合的形式来满足沉降抗浮量的要求。为使其达到压重及混凝土构件满足防辐射屏蔽的特殊要求，质子区内筏板基础厚度通常设计值都远大于普通工程的筏板基础厚度，治疗区内的主体结构围护墙体厚度也远大于普通工程的结构墙体，属于典型的超厚、超高大体积混凝土结构。本节主要针对主体施工阶段超厚、超高防辐射屏蔽大体积混凝土各分项工程所采取的质量控制措施进行详解。

4.5.1　辐射屏蔽大体积混凝土施工控制

4.5.1.1　钢筋分项工程施工

1. 大体积混凝土结构钢筋支撑施工措施

因质子治疗机房设备区楼板较厚，为保证下部支撑体系结构安全，超厚楼板可采用叠合施工方法进行施工。叠合施工前，需提前与设计院讨论施工方案，经设计院计算分析后确定叠合层数及每层叠合高度，再根据混凝土的浇筑厚度来制定钢筋支撑措施。钢筋支撑措施可分为三种：一是采用钢筋支架支撑体系，由立杆、上部通长架立筋、剪刀撑组成，需通过计算合理设置，并固定牢靠；二是采用临时钢管支撑体系，由立杆、纵横向水平杆、剪刀撑组成，需通过计算合理设置，剪刀撑的夹角宜为45°～60°；三是采用型钢支撑体系，由立柱、顶部横梁、中间横梁、钢筋剪刀撑、钢板垫板组成，立柱采用的槽钢型号、横梁钢筋的直径、剪刀撑钢筋的直径以及设置的间距均需通过计算合理设置，满足施工作业安全。

2. 钢筋工程与医疗设备管线之间的碰撞处理措施

由于质子治疗区墙体内屏蔽辐射的特殊要求，屏蔽墙体具有钢筋直径大、钢筋数量密集、异型管件错综复杂等特点。墙体内医疗综合管线因辐射屏蔽的原因，管道以斜弯、S形弯、U形弯等众多形式设置在混凝土内，尤其是大尺寸的S形弯直埋风管（密集地成排成列且间距精度要求高的大尺寸预埋工艺管道），与结构钢筋的布置产生大量碰撞。针对此类问题，可在设计初期利用BIM技术进行正向设计，对钢筋与综合管网的碰撞分析，分类整理，优化设计图纸，在施工阶段绘制钢筋深化图纸供现场施工使用；依据BIM技术绘制的深化图纸指导现场施工，钢筋工程施工时，管理人员应对照深化图纸仔细核对深化后的部位，及时纠正错误，保证钢筋工程的施工质量及医疗管道预埋位置的精准度。

3. 钢筋工程与医疗设备管线之间的交叉施工措施

质子治疗区墙体、楼板结构内预埋管道数量多，而且要求管线预埋的精度非常高，因辐射屏蔽要求，预埋管道不能点对点直线预埋，预埋管道均需满足拐弯要求，可挠金属电线管暗敷时，其弯曲半径较大，且预埋管间距为管外径的2倍。为保证预埋管线的定位精度及安装稳固，安装工程的管线可分为两个阶段插入，在钢筋施工前及施工过程中插入预埋管道安装。具体实施措施如下：

1）可采用BIM技术模拟出每处管线的布局位置，准确提炼出管线的具体标高，因安装管线非单根设置，设备厂家的工艺管道大多成排成列、较为密集，安装工程应保证与设计图纸中的间距和标高保持一致，且安装管线施工应和钢筋工程分先后顺序配合施工，故每处管线的标高均需分层（排）进行标注，以便计划钢筋工程及管线安装的流水施工时间，最终形成预埋管道定位图。

2）为了管线安装的精准度和稳定性，可在钢筋工程施工时设置管线支架，支架的高度及其中间的横梁间距根据管线的具体标高确定。

3）在钢筋工程施工前，先完成墙体钢筋控制线现场标识；随即根据 BIM 技术提供的预埋管道定位图和支架图，进行现场支架安装和低层管道安装；随后进行水平钢筋施工，待完成低层水平钢筋后，安装工程继续配合完成剩余部分管道施工，待所有钢筋完成后，进行后续固定支架补充。钢筋工程与安装管线如此穿插施工缩短了工期，并保证了管线施工质量。

4.5.1.2 模板分项工程施工

质子治疗中心治疗舱室内的结构楼板及剪力墙出于辐射屏蔽的特殊要求均具有超厚、超高、超长的特点，并且施工空间狭小，施工操作不便，在模板加固体系设计的时候需综合考虑结构荷载、架体承载力、架体刚度和稳定性、架体布局等各方面因素，既要保证架体的安全性能，又要保证施工人员在狭小的空间里有可操作性。

1. 模板加固体系设计概述

1）质子治疗区内的超厚楼板结构模板支撑体系，模板支架可选用重型承插型盘扣式钢管脚手架、普通扣件式钢管脚手架、轮扣式钢管脚手架，模板可采用覆膜板、胶合板，主梁可采用型钢、槽钢双拼、双钢管，沿短跨方向布置，次梁可采用钢矩管、木方。结合质子治疗区厚大混凝土及施工操作空间狭小等诸多方面因素综合考虑，建议支架采用重型承插型盘扣式钢管脚手架。该脚手架是一种高度灵活的多功能支撑架，能在保证模板支撑体系刚度和整体性的同时最大限度地加大立杆间距、保证作业空间，减小施工难度。主次梁建议采用刚度较大的型钢、槽钢、钢矩管进行施工，进一步保证支撑体系的稳定性和整体刚度。

2）超高、超厚的辐射屏蔽剪力墙结构，模板加固体系可采用方圆新型剪力墙加固体系、普通钢管加固体系，模板可采用覆膜板、胶合板，主棱可采用方圆定制槽钢、普通钢管，次棱可采用钢矩管、木方。对于超厚墙主次梁，建议选用刚度较大的槽钢、钢矩管进行施工，保证墙体加固体系的稳定性和整体刚度。

3）为了减少超厚楼板一次浇筑成型产生的恒荷载过大对模板支撑体系的影响，建议将超厚楼板分层进行叠合施工，提前设计好叠合厚度，合理安排施工部署，按规范要求留置施工缝。模板加固体系确定后，可结合 BIM 技术在模型里进行模板支架预排板，能直观地看出模板支撑体系的具体排布位置。合理的支架搭设能保证模板支撑体系的整体性和稳定性。在模板支架施工前由 BIM 技术出具模板支架搭设深化图，对管理人员及操作工人进行书面交底，保证架体搭设顺利实施。

2. 模板支撑体系的施工要求

因质子治疗区的结构拥有超厚、超高的特点，模板施工方案在实施前应根据施工现场实际情况、地基承载力、搭设高度等重要因素，并按规范要求编制完善的专项施工方案，且组织专家进行论证，论证完成后对施工人员进行方案技术和安全作业交底。进入施工现场的钢管支架及构配件的质量应严格把控，并在使用前进行复检，经验收合格后才能进入施工现场使用。

模板支架立杆搭设位置可根据 BIM 技术深化图进行搭设，先放线确认立杆点位，再根据立杆点位在基础上放置垫板，垫板应平整、无翘曲、不得采用开裂的垫板。承插型盘扣式钢管支架立杆应通过立杆连接套管连接，在同一水平高度内相邻立杆连接套管接头的位置应错开，且错开高度不宜小于 750mm，模板支架高度大于 8m 时，错开高度不宜小于 500mm。每搭完一步支模架后，应及时校正水平杆步距，立杆的纵、横距，立杆的垂直偏差和水平杆的水平偏差。立杆的垂直偏差不应大于模板支架总高度的 1/500，且不得大于 50mm。

4.5.1.3 大体积混凝土分项工程施工

由于质子治疗区内大体积混凝土特殊的辐射屏蔽要求，一般在混凝土的制备上会进行特殊处理，例如在原材料中掺用质量密度大的重晶石、铁矿石、铁矿砂等作为骨料配制的重密度混凝土，混凝土密度不小于 $2.8g/cm^3$，可改善混凝土的辐射屏蔽性能，或者掺用特殊的外加剂来提高大体积混凝土的抗裂性能，使混凝土自身在满足设计密度的条件下不产生裂缝，从而满足辐射屏蔽的性能。

1. 重密度混凝土的特性及配合比设计

若质子治疗区采用重密度混凝土（重晶石或铁矿石混凝土）进行施工，需要了解它的优缺点，从而达到扬长避短的效果，重密度混凝土具有表观密度大、易离析、导热性能差等特点，在大体积混凝土中使用，应严格控制混凝土的温度裂缝、收缩裂缝等，这样才能达到辐射屏蔽的效果。

重密度混凝土在配合比设计时尽量应减少水泥的用量，可选择使用低热普通硅酸盐水泥作为胶凝材料，然后采用品质Ⅰ、Ⅱ级粉煤灰代替部分细骨料来改善混凝土拌和物的保水性和流动性，增加混凝土拌和物的黏聚性。由于重密度混凝土骨料相对较重、黏度较大，建议选择稠度较小且能够与水泥具有较好相容性的聚羧酸外加剂。

2. 高效抗裂混凝土配合比的制备要点

1）结合现有标准、工程实际条件、开裂风险评估结果及设计相关要求，提出质子治疗中心高效抗裂混凝土原材料及混凝土相关性能控制指标。根据相关技术指标要求对混凝土搅拌站及原材料进行优选，其中主要包括搅拌站拌和条件、原材料基本性能等，采用优选原材料进行初步配合比设计与制备，并测试其工作性能和力学性能。

2）采用合适的技术途径来解决加速期水化放热集中的矛盾是控制大体积混凝土早期裂缝的关键。基于此，从水泥水化进程干预的角度，在大体积结构混凝土中掺加水泥水化热调控材料，可以在不降低放热总量的条件下，通过降低水泥水化加速期的放热速率，调控水泥水化流程，实现在一定散热条件下混凝土结构温度场的调控机制。

3）调控膨胀材料膨胀温降阶段的膨胀行为，利用不同膨胀特性的膨胀组分（氧化钙、氧化镁）实现分阶段、全过程的补偿收缩，有效解决传统膨胀补偿等技术和混凝土温度及收缩历程不匹配问题。

4）质子治疗中心的高效抗裂混凝土主要基于低水泥用量、低胶材用量、大掺量矿物掺和料的方式，通过协同双重调控技术，最终制备出低温升高抗裂混凝土。

5）质子治疗区混凝土对辐射屏蔽性能要求高，要求混凝土浇筑过程中较为密实、硬化及服役过程中无裂缝，因此混凝土应具有较好的流动性。过小的浆体用量不能满足混凝土工作性能要求，过大的浆体用量又会增加混凝土开裂的风险。随着混凝土浆体用量的增加，包裹骨料的浆体量增多，减小了骨料相对运动的摩擦力，混凝土流动性逐渐变大。采用最佳浆体用量可以有效解决强度、工作性和体积稳定性之间的矛盾，配制出高质量的高性能混凝土。最佳浆体用量一般随着骨料的最大粒径、堆积密度变化而稍有变化，通常而言，单方浆体用量控制在 $0.30m^3$ 左右。

6）对于水泥应重点控制比表面积、碱含量等指标，对于粉煤灰应重点控制需水量比、三氧化硫等指标，对于细骨料应重点控制含泥量、颗粒级配及细度模数等指标，对于粗骨料应重点控制含泥量、空隙率、针片状含量、压碎值等指标，对于减水剂应重点控制 28d 干燥收缩率比等指标，对于抗裂剂应重点控制水化热降低率及限制膨胀率等指标。

7）考虑到质子中心主体结构辐射屏蔽混凝土因水化温升导致的温降收缩及水化导致的自收缩等因素容易在早期引起开裂，混凝土配合比设计的总体原则为在满足强度和工作性能及耐久性能要求的基础上，降低水泥及胶凝材料用量，减少水化热和混凝土收缩，同时从调控混凝土水化放热历程及分阶段全过程补偿收缩的角度对配合比进行优化设计，掺入具有温升抑制及微膨胀功能的抗裂剂。

3. 质子治疗区混凝土施工前的准备措施

1）降低混凝土的出机温度以避免混凝土水化热温度过高。入模混凝土温度偏高时，骨料内可加入适量冰块，降低混凝土的入模温度。配合比选用良好级配的骨料，施工时加强振捣，以提高混凝土的密实性和抗拉强度。利用结构物本身的水化热养护，做好保温、保湿工作，使混凝土处于良好的湿热条件下，强度得以正常发展。

2）混凝土浇筑前，认真做好机械设备的维护保养，保证设备运转状态良好。

3）开始浇筑前 24h，通知搅拌站，双方共同现场实况勘察，泵车布置就位，开始泵管、通道的搭设。确定混凝土浇筑时间，报送混凝土配合比等相关资料。

4）开始浇筑前，清理工地出入口，不妨碍混凝土罐车安全行驶进出工地，在早晚等交通高峰期间运输罐车应增加数量，以保证混凝土浇筑的连续进行。

5）注意有关停电、停水、交通管制及天气预报等信息，合理安排施工时间。混凝土施工前可与气象台联系，了解天气情况，以避开雨天。

4. 超厚剪力墙施工缝留设措施

因质子治疗区内的超厚剪力墙体对于辐射屏蔽的要求极高，所以质子治疗区内的辐射屏蔽剪力墙均具有超厚、超高、超长的特点，墙体钢筋分布密集，钢筋直径大，安装管网也较多，若不设置施工缝，施工难度极大。设置施工缝的同时需兼顾辐射屏蔽的特殊要求，常规的墙体水平施工缝设置方法已经无法满足要求。可考虑将墙体水平施工缝设置成 Z 形台阶，或将墙体水平施工缝设置成一道斜面，由机房内向机房外的方向倾斜，既能降低混凝土施工难度，又能满足防辐射的要求。

5. 超厚楼板分层浇筑施工措施

质子治疗区内的回旋加速器区、能量选择区、束流传输区、固定束治疗室、旋转机架治疗室具有高放射性，主要用于肿瘤的治疗，以上部位墙、顶板厚度均为超常规的大体积混凝土，混凝土的配制、施工和养护质量是控制混凝土裂缝的重中之重，为了保证超厚混凝土结构施工的连续性，质子治疗区采用叠合施工的超厚楼板时，每个叠合层混凝土浇筑应采取分层浇筑，每层厚度 300～500mm，逐层向上推进。为防止混凝土浇筑过程中出现冷缝，每层混凝土之间间隔浇筑时间控制在不大于混凝土初凝时间。

混凝土浇筑可提前结合 BIM 技术根据现场实际情况和结构变化在模型上进行分析，确定每一次混凝土的浇筑范围及标高位置，并确定施工缝的留设位置，拟定混凝土浇筑计划表。

6. 辐射屏蔽混凝土养护施工措施

养护是辐射屏蔽混凝土施工中一项十分关键的工作，混凝土浇筑完成后，及时采取蓄热保温保湿措施，保证混凝土的温度和湿度，减少混凝土表面热量和水分散发，促使混凝土的强度正常发展及防止裂缝的产生。养护分为拆模前养护和拆模后养护。

1）拆模前养护

顶面部位浇筑完成后顶面开始第一次收浆抹面并覆盖塑料薄膜，薄膜上面喷雾保持湿润状态，等待 6～8h 立即进行第二次收浆抹面，然后继续用塑料薄膜覆盖并喷雾保持湿润状态，混凝土初凝后进行第三次收浆抹面，先覆盖土工布（保湿），再覆盖塑料薄膜（隔湿），然后覆盖一层棉絮或草袋（保温），最后覆盖一层防雨布（防雨），也可以直接采用蓄水养护，蓄水深度不低于 15cm，墙体结构侧表面直接采用带木模板养护，养护时间不少于 10d。

2）拆模后养护

针对立面混凝土难以有效保温和保湿养护问题，模板拆除后也可采用保湿养护膜、棉絮或草袋、防雨布等工序来达到保温和保湿的养护要求，实现混凝土温降速率的有效控制。拆模后养护时间不应少于 7d。图 4-2 为防辐射混凝土顶板及立面养护图。

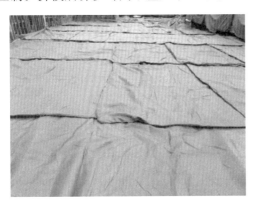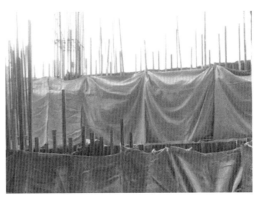

图 4-2　防辐射混凝土顶板及立面养护图

3）养护过程中的温度控制

（1）根据大体积混凝土的特点，预计混凝土浇筑后 2～4d 内部温度达到峰值。早期的保温、保湿养护可避免过早出现干缩，对发挥膨胀剂的膨胀作用也很重要。

（2）在温度开始下降后，可逐步拆除保温棉絮或草袋，但塑料薄膜不能揭开，仍需进行表面的保湿养护。

（3）在降温过程中，尤其是初期，不宜降温过快，应把降温速度控制在 1.5～2.0℃/d。缓慢降温有利于混凝土强度的增长及充分发挥应力松弛效应，使混凝土不易出现裂缝。

（4）混凝土结构中部与下部、中部与表层温差应控制在 25℃以内，当温差超过此数值时，可通过调整覆盖材料及厚度来控制温差。

4.5.2 质子治疗设备预埋件精准预留预埋施工及验收

质子治疗区主体结构内质子设备预埋件、预埋螺栓尺寸多、受力大，安装数量众多，安装部位不尽相同，在超大体积结构中施工难度大，且设备厂家对于安装精度要求非常高，如何保证预埋件的安装质量是以后成功安装质子治疗设备最基本的条件。

4.5.2.1 材料准备

预埋件的材质、尺寸大小必须符合设计要求，进场后通知相关单位进行复查，合格后方能进场使用。钢板表面不得有裂纹、拉裂、气泡、夹杂、结疤和压入氧化铁皮，钢板不得有分层，钢板表面不允许有妨碍检查表面缺陷的薄层氧化铁皮或铁锈及其他局部缺陷。

4.5.2.2 技术准备

因质子治疗区结构预埋件施工精度要求高，且在施工时预埋件上的锚固钢筋容易与结构内的钢筋发生碰撞，为了满足预埋件的安装质量，可以采用轴线坐标体系定位，也可采用在 BIM 模型中的三维坐标体系定位，用 BIM 技术将每一块预埋件建立在模型中，精准还原预埋件的真实位置，并将每一块预埋件的四个角点坐标体系引出，方便查阅和校对，再根据结构模型和预埋件之间的耦合，找出两者之间产生碰撞的具体部位，优化预埋件锚固钢筋的布局。

模型完成后，由 BIM 技术部门出具预埋件深化图纸，先对主要管理人员进行技术交底，再由主要管理人员对具体实施的操作者进行技术交底。根据实际情况制定完善的预埋件验收流程。

4.5.2.3 预埋件施工

预埋件提前按照深化图纸进行加工生产，生产过程中应严格把控质量，避免因下料尺寸有误耽误预埋施工工期。提前分清并规划好预埋件的安装部位及安装时间，与钢筋工程、模板工程之间紧密有序配合穿插施工，避免因工序安排不当造成窝工现象发生。测量仪器主要采用全站仪进行测量定位，采用激光水平仪、水平尺等测量仪器进行数据复核，测量小组先根据 BIM 深化图进行预埋件测量放线定位，施工完成后，由项目部质量检查专员进行内部复核程序，复核通过后通知参建单位联合验收，三级质量管控能够最大限度保证预埋件的安装质量。

4.5.2.4 制定质子治疗设备预埋件质量检查验收制度

为了保证每一块预埋件的安装质量，可制定一套切实可行的质量检查验收制度。质量检查验收记录内容可包含两大部分：第一部分是预埋件统计表，其中包含施工日期、预埋件名称、材质、规格型号、数量、施工部位及标高、预埋件大样等内容，可将每种预埋件的特征通过图表的形式直观反映出来，表格下方设有相关负责人签字确认栏进行质量层层把关。第二部分是专项检查验收表，其中包含验收部位、验收结论、设计图纸（预埋件四角定位坐标及预埋件详图）、现场复核情况等内容，设计图纸一栏中需将每块预埋件进行编号处理，一是可以避免预埋件之间相互混淆，二是可以根据预埋件的数量排查是否有漏设的情况发生。验收检查记录最后需要有各参建单位的签字确认，保证安装质量无误后方可进行下道工序施工。

4.5.3 质子治疗区辐射屏蔽钢板墙施工质量控制措施

若质子治疗区结构混凝土采用密度为 $2350kg/m^3$ 的普通混凝土进行施工，根据环境评估、卫生评估针对质子治疗区辐射屏蔽的特殊要求，可能会在辐射当量较大的房间进行辐射屏蔽加强处理。加强处理一般分为三种方式：第一种是增大辐射屏蔽混凝土墙的自身厚度；第二种是采用重密度混凝土加大混凝土的密度；第三种是在辐射屏蔽混凝土墙中增加一定厚度的辐射屏蔽钢板（铅板）。由于治疗舱室内的空间尺寸要求比较高，第一种加强方式难以实现，第二种方式的造价相比其他两种方式较高，故采用第三种加强方式较为普遍。

4.5.3.1 辐射屏蔽钢板（铅板）加工质量保证措施

辐射屏蔽钢板（铅板）的材质必须满足设计要求，由于辐射屏蔽钢板（铅板）都具有超长、超高的特性，且钢板（铅板）间拼接焊缝及施工进度要求特别高，现场加工钢板（铅板）局限性较大，无法保证辐射屏蔽钢板（铅板）的质量要求，建议在具备资质的钢结构生产厂家进行加工，以保证每块钢板（铅板）从下料、刨边、机床精加工、焊接等各方面工序质量、最终精尺寸都能满足设计要求。加工前可利用 BIM 技术进行钢板（铅板）间的模拟排板布置，使每层钢板（铅板）间的纵横向焊缝均有效错开，进一步加强辐射屏蔽控制。

4.5.3.2 辐射屏蔽钢板（铅板）吊装

辐射屏蔽钢板（铅板）吊装前应编制切实可行的吊装方案，根据每块钢板（铅板）的质量及吊距，合理选择吊装机械，提前确定起重机位置。若在市政道路上进行吊装，还需提前进行占道协调围挡，吊装前应在每层钢板（铅板）上进行标号，按顺序进行吊装。

吊装准备工作完成后先按编号顺序安装靠混凝土墙面的第一张钢板（铅板），校正后钢板（铅板）下口固定焊接在主体结构预埋板上，上口用等边角钢焊接固定，然后同理再安装第二张钢板（铅板），校正后钢板（铅板）下口固定焊接在预埋板上，上口与第一张钢板（铅板）焊接固定，以此类推完成其余钢板（铅板）吊装。

4.6 质子区给排水、机电预埋安装工程施工

质子区结构施工均为大体积混凝土施工，墙体厚度大。机电安装预埋管道具有系统繁多、复杂、数量大等特点，同时对预埋管道定位精度要求高。预埋管道包括工艺冷却水、送排风、防排烟、电气线管、技术气体等，并且预埋管线还应满足表 4-1 的要求。

表 4-1 质子区预埋管线控制重点及指标要求

序号	控制重点	指标要求
1	预埋线管电缆信号影响	管道间距 3 倍管道直径
2	预埋管线辐射防护要求	管道不能直接穿过墙或楼板，管道必须在混凝土内至少转 3 次弯，最多不宜超过 4 个弯
3	预埋管线精度	管口精度偏差＜±5mm

下面将从预埋管线定位及安装和BIM＋3D扫描复核技术两方面介绍。

4.6.1 预埋管线定位及安装

预埋管线定位的高精准度与密集性导致施工难度加大，传统的施工工序很难达到精准预埋，对施工工序优化，将管线预埋提前至钢筋绑扎前。图4-3为质子区机电预埋管线精准预埋施工工艺流程。

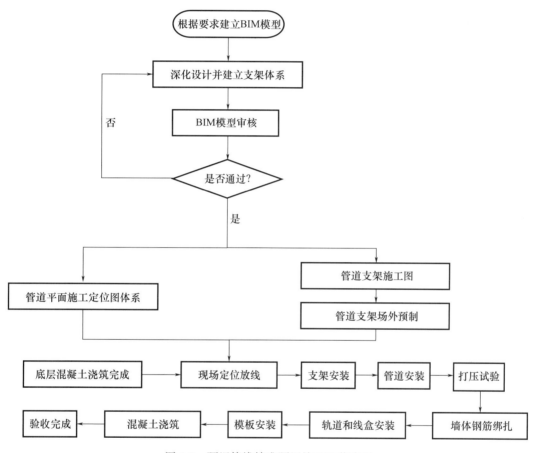

图 4-3 预埋管线精准预埋施工工艺流程

施工过程中首先利用全站仪和激光投线仪在混凝土底层画出 X、Y 方向上的轴线，以及墙体的轮廓线，再根据施工定位图确定支架位置，做好标识以便后续施工。

根据深化图纸精准下料并且场外预制，然后根据工程实际情况在加工场地组装加工，如 DN500 的不锈钢风管采用 12 号槽钢，DN80 的不锈钢水管采用 6 号槽钢，其余电气套管根据管径采用相应型号的角钢。图 4-4 为支架组（Z01-02）BIM 模型图。

支架底部采用 10 号膨胀螺栓（在混凝土强度满足安装膨胀螺栓强度的情况下）将长度 200mm 的 7 号角钢（或 200mm×200mm×10mm 的钢板）固定到定位点，再利用水平尺、激光投线仪将支架的角钢垂直焊接在钢板上，完成后焊接斜支架以防止支架水平位移。整体完成后利用全站仪、水平尺、激光投线仪检测支架定位。大于 DN100 的非保温不锈钢管道采用扁铁加橡胶垫的方式固定在槽钢支架上，保温管道利用木托加管卡，其余采用 U 形卡加橡胶垫的方式固定。图 4-5 为不同材质管道固定方式。

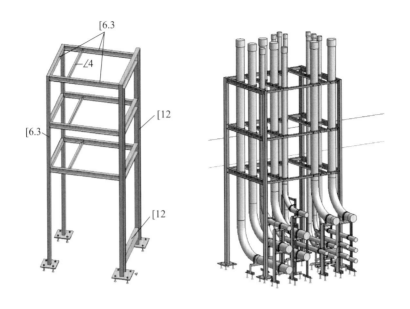

图 4-4　支架组（Z01-02）BIM 模型图

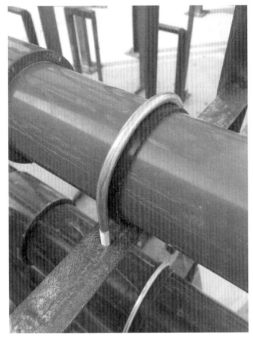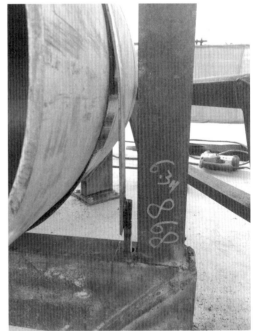

图 4-5　不同材质管道固定方式

　　利用塔式起重机或汽车式起重机吊装场外预制好的管道组到相应位置，然后根据定位尺寸相应调整，最终将管道组固定在混凝土面上。图 4-6 为管道预制、吊装、固定现场。

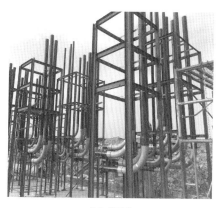
(a) 预制

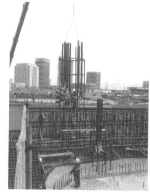
(b) 吊装

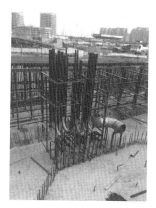
(c) 落地固定

图 4-6　管道预制、吊装、固定现场

管道吊装完成后进行管道的试压，试压管道在试验压力下先观测 10min，压力降不得大于 0.02MPa，然后降到工作压力检查，不渗不漏，管道承压测试时间最少为60min。水压严密性试验在水压强度试验和管网冲洗合格后进行，试验压力为设计工作压力，稳压 24h 无渗漏。图 4-7 为管道试压现场。

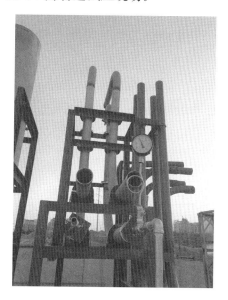

图 4-7　管道试压现场

对于有绝热抗震要求的管道，安装绝热抗震材料。与模板相接的管道，首先管道内部塞入抹布或棉布，然后在管口用专用的塑料内塞封堵。分层浇筑面上的管道用塑料胶布缠绕封堵，避免施工中杂物进入管道。图 4-8 为管道封堵施工现场。

所有管道安装好（定位、封堵、保护措施等）后，根据检查表检查预埋管道，检查合格后进行钢筋铺设。铺设过程中派专人全程跟踪，避免将管道移位，如有移位应立即停止钢筋铺设，将管道定位好后，继续铺设钢筋。全部钢筋铺设好后，邀请各方验收预埋管道。图 4-9 为钢筋绑扎优化及管道验收现场。

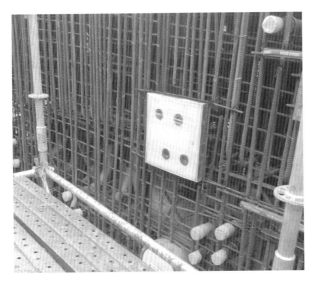
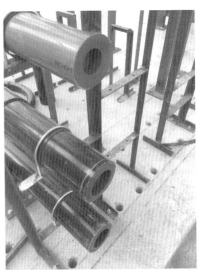

图 4-8　管道封堵施工现场

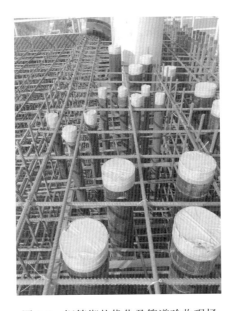

图 4-9　钢筋绑扎优化及管道验收现场

钢筋绑扎完毕后，哈芬轨道槽与线盒借助钢筋定位固定，外边缘与墙体轮廓线对齐，哈芬轨道槽与线盒安装完毕后对出口做封堵处理。图 4-10 为哈芬轨道槽预埋施工现场。

为了避免浇筑时 PVC 管道接口处灌浆的风险，PVC 管接头处采用防水玻璃胶沿着接缝密封，同时在外裹厚度 15mm、长度 500mm 橡塑保护。图 4-11 为质子区 PVC 管连接处保护节点图。

预埋部分不锈钢管道需后续焊接，后续焊接预埋管道的传统施工方法会对模板或混凝土造成破坏，影响外观质量，因此可参考以下图 4-12 进行施工，利用废旧模板制作一个方形模具，模具可为管道提供焊接空间，同时模具可以拆卸重复利用。

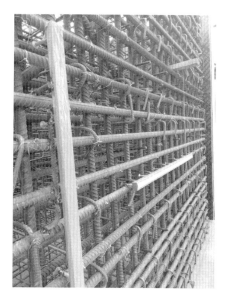

图 4-10 哈芬轨道槽预埋施工现场

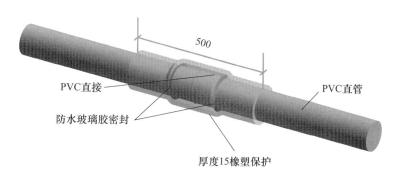

图 4-11 质子区 PVC 管连接处保护节点图

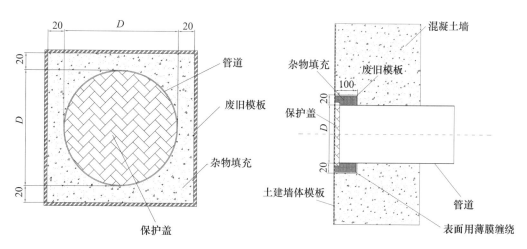

图 4-12 施工细部做法图

4.6.2 BIM＋3D 扫描复核技术

由于质子区管线定位要求很高，其定位复核检查工作量大，如果用传统定位检查，累计误差较大，因此采用 3D 扫描技术对质子区管线复核检查。

4.6.2.1 现场操作流程

1. 施工控制网布设

为满足本工程的测量需求，需要在现场布设高精度的基准控制网。现场设有六个基准控制点，对这六个基准控制点进行闭合导线复核，确保基准点的精度。之后根据此基准点，在待扫描区域布设二级控制点，同时对现场原有轴线复核。控制点布设过程中，应充分考虑通视、测区覆盖、测站距离、建筑物拐角、测量精度等情况，选择合适的测量控制点的位置并做明显标记，方便点位保护及后期查找使用。

2. 测量点布设

根据现场踏勘结果及规划好的布设点，埋设加工好的控制点埋件，遇到现场环境复杂、空间狭小、局部区域布设控制点存在困难时，可选用经过复核的、精度满足测量要求的现场轴线作为二级控制点使用，用全站仪通过施工控制网将布设点的坐标高程标识并记录，满足后期三维激光扫描数据标靶拼接成准确的施工现场模型。

3. 三维扫描现场作业

根据前期设计好的站点，详细扫描待扫描区域，在扫描过程中应合理设置数据分辨率以确保数据的可靠性，同时应注意现场布设用于坐标联测的球形标靶和平面标靶能够清晰识别，不得有人为的扰动或其他物体的碰撞。

4. 全站仪坐标联测

借助全站仪坐标联测转换，测量上述布设的平面标靶和球形标靶，作为后期坐标系统配准使用。

5. 扫描数据拼接、去噪等处理

将扫描采集到的数据，通过扫描过程中布设的标靶球整体拼接，完成之后对整体的点云数据去噪，剔除冗余数据。利用全站仪测得的大地坐标，将扫描坐标转换为施工坐标。

4.6.2.2 数据协同分析

经过测量、扫描获取到的施工现场真实的三维点云数据与深化 BIM 模型精确配准复核，通过检测分析软件纠偏，可以辅助专业分包单位深化设计。

主体结构施工偏差分析主要通过全站仪精密控制，三维扫描获取到的数据是真实现场的 1∶1 复制，可保证扫描点云数据整体精度控制在 3mm 以内，而三维扫描与 BIM 结合的运用，更加快速、高效、精准地对现场复核，为项目施工的质量控制提供了有力保障，主要措施有 Web 端数据浏览查看、色谱偏差分析报告、二维对比分析、与设计模型安装偏差分析、Navisworks 中安装施工偏差分析、三维扫描与 BIM 模型误差分析等。

4.6.2.3 三维扫描须规避的影响因素

1）移动的物体，主要是现场的作业人员、车辆等。

2）正午光照特别强烈，会导致大范围曝光过度的情况。

3）雨天后被测物体表面残留可见水滴，使被测物体表面产生较多噪点的情况。

4）大型设备作业，使被扫描物体和三维激光扫描仪发生振动的情况。

5）扫描过程中，为不影响现场工人作业，可选择6～8点和16～18点的时段扫描。

4.7 室内装饰工程施工

4.7.1 质子施工区域主要施工范围

表4-2、图4-13分别为施工区域主要施工范围及质子区分区。

表 4-2 施工区域主要施工范围

序号	施工区域	主要施工范围
1	质子治疗室	顶面：轻钢龙骨装饰石膏板吊顶、轻钢龙骨装饰矿棉板吊顶、灯带（槽）、透光膜吊顶
		墙面：铅玻、无机涂料、木饰面
		地面：PVC地胶楼面
2	质子控制室	顶面：轻钢龙骨装饰矿棉板吊顶、灯带（槽）
		墙面：无机涂料
		地面：PVC地胶楼面
3	直线加速区、ESS、BTS等	顶面：环氧涂料
		墙面：环氧涂料
		地面：环氧涂料地坪
4	水冷间	顶面：吸声板
		墙面：吸声板
		地面：隔振地板
5	配电间	顶面：轻钢龙骨金属板吊顶
		墙面：金属饰面板
		地面：架空地板

4.7.2 装饰施工安装流程

4.7.2.1 质子治疗室施工安装流程

按照"自上而下、先隔墙安装后装修、先基层后罩面、先设备管线后装饰、先墙后顶再地面"的原则进行平行流水施工。由于后期质子设备需要在吊顶安装打孔，吊顶龙骨安装完成后不安排封板，且墙面完成开孔，其余安装完成后应做好成品保护，移交质子设备安装单位，待设备安装单位安装完成后，须对已安装完成的设备进行周密的成品保护，装饰装修单位才能二次进场施工，完成剩余工作量。所有罩面板的封闭，须待水、电安装工程确认合格后方可进行。图4-14为质子治疗室施工安装流程。

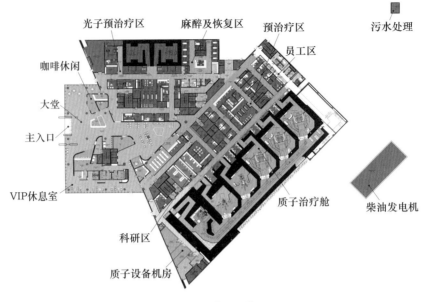

图 4-13　质子区分区

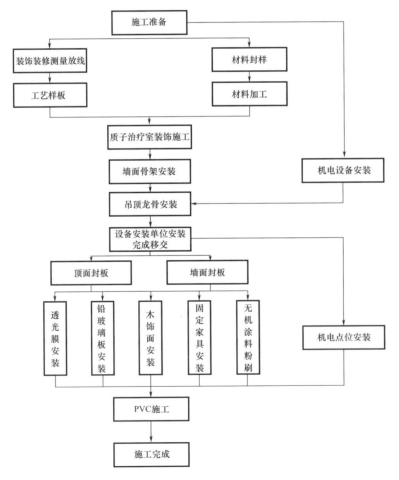

图 4-14　质子治疗室施工安装流程

具体从施工平面及立面空间来说，其施工顺序如下：

局部安排：先施工工序多、施工复杂的部位，后施工工序少、施工简单的部位。

吊顶部分：从专业角度划分，先进行专业管线的安装，后进行饰面工程。

墙面部分：先进行专业管线的安装，后施工墙体骨架，最后封饰面板。

地面部分：先进行管线预埋，后垫层、找平层施工，最后面层施工。

从空间上：墙体管线与吊顶内管线平行施工，安装顶棚饰面板前，墙面饰面施工及吊顶内的管线安装及隐蔽验收完。

4.7.2.2 直线加速区、ESS、BTS区域安装流程

图 4-15 为直线加速区、ESS、BTS 区域施工安装流程。

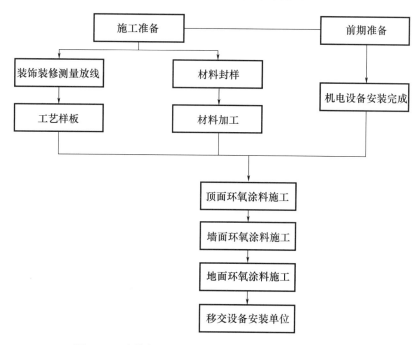

图 4-15　直线加速区、ESS、BTS 区域施工安装流程

4.7.2.3 质子控制室施工安装流程

图 4-16 为质子控制室施工安装流程。

4.7.2.4 水冷间、配电间施工安装流程

图 4-17 为水冷间、配电间施工安装流程。

4.7.3 施工工艺

4.7.3.1 特殊材料样板施工

1. 前期准备

质子治疗舱室需要采用防辐射工艺，对施工工艺要求极其严苛，项目部需要提前 2 个月对特殊材料进行方案编制。方案编制过程中，项目部应根据现场实际情况，制定详

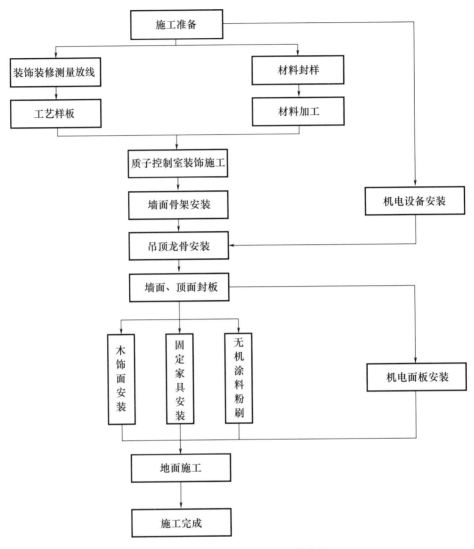

图 4-16　质子控制室施工安装流程

细的施工流程，同时至少编制两种不同的施工方案，通过对方案进行评比，达到优中选优，更好地为工艺样板做准备。同时应及时与业主沟通，提前确定特殊材料的品牌及预定所需要的材料。确保主要材料和设备在样板房施工时能提前到场，并请业主和监理人员进行验收。

2. 施工阶段

选取合适的区域，运用不同的施工方法及不同的材料配比，对特殊材料的施工进行多次尝试，以质子区环氧涂料为例，项目使用了三种不同配比的涂料，在不同的温度及湿度下进行多次施工。施工完成后项目部对完成情况进行评比，甄选出最符合现场实际情况的施工工艺，为大面积施工打下了良好的基础；同时要求在施工时工程部、技术部须在现场进行旁站，对施工中所发生的问题及时解决。

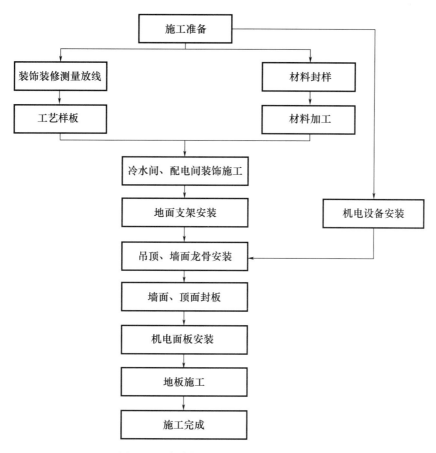

图 4-17 水冷间、配电间施工安装流程

3. 技术保障

现场派遣资深技术负责人，根据设计图纸，编写技术交底，对重点部位和关键部位编写详细的施工技术措施和工艺操作要求，对施工人员进行技术培训，提高操作人员素质。

4. 特殊工艺施工质量保证措施

特殊工艺完成后，样板房内施工各工序之间必须完成自检、互检，在一个工序施工完成后移交前同一单位内需自检互检完成。在不同施工单位之间移交，需总包及下道施工工序、监理、业主工程师验收合格后书面移交给后续施工单位。后续施工单位对前期工程保护及质量监督。这样就形成每道工序完成后至少有 4 个单位进行验收。

4.7.3.2 环氧涂料施工

1. 质子区环氧涂料施工工艺流程

图 4-18 为质子区环氧涂料工艺流程。

2. 质子区环氧涂料施工方法

1）基层处理

根据规范按照 SSPC-SP13/NACE 6（SSPC 即 Steel Structure Painting Council，美国钢结构涂装协会；NACE 即 National Association of Corrosion Engineers，美国国家

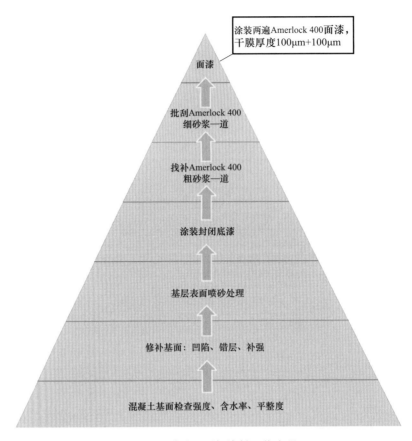

图 4-18   质子区环氧涂料工艺流程

腐蚀工程师协会）的标准进行表面处理。用打磨、喷砂、机器刮除或用合适的化学物质去除所有的油污、油脂、析出物、盐分、疏松的材料和粉尘。

在进行完表面的清理、确保混凝土表面的相对平整（无错台、凸出等情况）和清洁后，需进行基层修补与找平处理，修补材料采用质子区环氧涂料 Amerlock 400 做主剂，并添加一定比例和细度的石英砂做找平层。如使用其他环氧材料代替，后期不能承受质子射线辐射，可能会造成涂层粉化，产生灰尘，对设备的正常运行造成影响。对于混凝土表面砂眼、气孔和其他表面凹陷直径＜3mm、深度＜3mm 以内的，在表面喷砂处理后涂装封闭底漆，封闭底漆固化后刮涂环氧砂浆（Amerlock 400 加石英粉，比例为 7∶3）找平。

对于较大的蜂窝、孔洞和模板错层处，用高强度水泥砂浆或高固态环氧树脂修补；对于混凝土表面存在的裂缝，根据裂缝的宽度选用灌浆等适宜的方法修补，固化后表面喷砂或机械打磨拉毛，涂装封闭底漆。封闭底漆固化后刮涂环氧砂浆（Amerlock 400 加石英砂 7∶3）一遍，表面触干硬化后再次批刮环氧砂浆（Amerlock 400 加石英粉，比例为 7∶3）一遍找平。

批刮 Amerlock 400 环氧砂浆应注意以下问题：

根据工艺要求的环氧砂浆层厚度，使用不同粒径的石英砂批刮第一道：

＞2000μm：Amerlock 400∶石英砂（40～80 目）＝7∶3（V/V）

$>1000\mu m$：Amerlock 400：石英砂（80～120 目）＝7：3（V/V）

$<1000\mu m$：Amerlock 400：石英砂（200 目）＝7：3（V/V）

备注：

（1）V/V 意为按照体积进行配比。

（2）每道环氧砂浆批刮前应打磨刀痕及一些较大的缺陷，清洁干净后进行批刮。批刮完成后打磨环氧砂浆找平层。

（3）严格按照规定粉液比例配比，配制时将粉料倒入液体中防止结块。配制中不停用防爆搅拌机搅拌直至混合均匀。

（4）批刮环氧砂浆找平层采用韧性较好钢质批刀和铲刀，批刮要点是实、平、光，即腻子与混凝土基层接触紧密，黏结牢固、表面平整光滑，以减少打磨的工作量。

（5）大面积批刮时先边角、后大面。刮刀与墙面呈 35°～40°角，以横面或弧形面批刮收平。

（6）为避免收缩过大，出现开裂和脱落，不要一次批刮过厚，以 0.5mm 左右为宜。

2）墙面、顶面涂层配套

当底材含水率≤6％时，墙面、顶面涂层配套见表 4-3。

表 4-3 墙面、顶面涂层配套

质子区环氧涂料			
涂装体系	产品名称	型号	干膜厚度（μm）
封闭底漆	多功能环氧底漆	LP147-55 100	100（1 道）
找补砂浆	高固态环氧砂浆	Amerlock 400＋石英砂、石英粉	500～1000（1～2 遍）
面漆	快干高固态环氧漆	Amerlock 400 RAL9016	100（2 道）
防辐射面漆干膜总厚度			200

3）地面涂层配套

当底材含水率≤6％时，地面涂层配套见表 4-4。

表 4-4 地面涂层配套

底材	防辐射混凝土		
涂装体系	产品名称	型号	干膜厚度（μm）
界面剂	防潮底漆	—	<50（1～2 道）
水泥基	自流平砂浆		5000（1 道）
面漆	快干高固态环氧漆	Amerlock 400 RAL7035	100（2 道）
防辐射面漆干膜总厚度			200

4）其他注意事项

因现场各种因素导致涂层漆膜破坏现象，应进行修补，注意以下要点：

涂层破损边缘打磨出"羽状边"，以利于后道漆的平滑搭接，然后用原配套底漆进行修补，再修补相应的环氧砂浆和面漆。

所有修补用涂层系统，包括干膜厚度必须按照原来的辐射防护配套方案及标准进行。必须采用防辐射高固态环氧涂料面漆进行修补涂装，如果前道涂层表面受到灰尘、油污等的污染，要分别采用相应的稀释剂清洗表面后才能涂漆。图 4-19 为质子区环氧施工完成后。

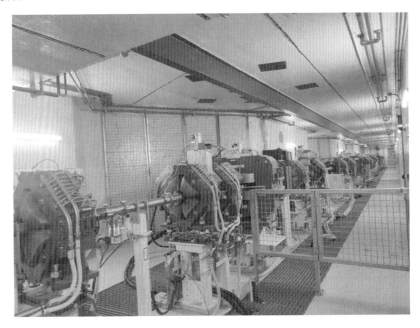

图 4-19　质子区环氧施工完成后

4.7.3.3　防护铅板

墙面采用粘贴法施工，在应设铅板防护的舱室，铅板厚度需要超过设计值，观察窗及主射线方向铅板防护高度应与设计相吻合，其余墙面铅板防护高度也需要按图施工。选用符合规范及设计要求的铅板，经有资质的试验单位检验合格后方可使用。

使用 5cm×5cm 满涂防水漆的木条做压条进行铅板的安装，压条纵横间距均为 45cm，安装时先在墙上打孔，然后用膨胀螺钉将压条及铅板与墙体固定，钉头采用同等厚度的铅板加以屏蔽，加强铅板的整体性，更好地提高防护效果。铅板之间采用焊接连接。铅板安装完成后进行墙体的饰面施工，饰面施工时注意不得钉穿及划破铅板。

4.7.3.4　铅玻璃观察窗

墙体施工时，按设计尺寸预留观察窗，在砌体及硫酸钡抹灰施工完毕后，做观察窗周边的木制窗套，在窗套内安装 3mm 厚的铅板，在做窗套时为避免与墙垂直（射线方向）用钉子打穿铅板，而将导致射线外漏，铅板与其他板层采用胶水黏结。机房侧铅板沿窗台包至墙边，盖住缝隙 12cm，操作室侧在铅板与铅玻璃相接处重叠 3cm，确保不会因为射线折射穿出泄漏。铅玻璃板采用 4cm×5cm 方木压条进行固定，使其与铅板接触紧密。图 4-20 为铅玻璃观察窗构造。

施工时注意在砌体及抹灰完成后，对预留的观察窗墙洞尺寸及表面的垂直度、平整度进行检查，不平整之处进行填补或打磨，确保铅板与铅玻璃板紧密相贴。

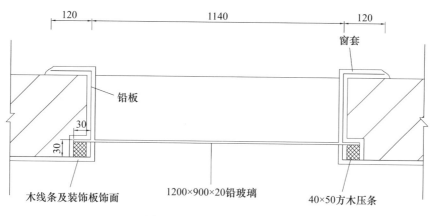

图 4-20　铅玻璃观察窗构造

4.7.3.5　成品保护

1. 施工顺序的确定

1）正确的施工顺序是搞好成品保护的前提。合理地安排施工顺序，按正确的施工流程组织施工，是进行成品保护的有效途径之一。颠倒施工顺序，将造成工序的交叉污染，防不胜防。

2）组织施工前，技术负责人应编制详细的施工计划，审核其工序的合理性，施工员按经批准后的施工方案实施。如未合理安排工序，造成成品污染，应追究有关管理人员的责任。

3）各专业应相互合作，加强沟通，如水电管线预埋工作应及时与土建工种取得联系，搞好预埋，避免事后开凿，对结构及防水等造成不利影响。

4）各专业难免存在交叉作业，相互影响时，各方应加强协商，采取相应的成品保护措施，将其对成品的影响减小到最小限度。成品保护，不仅是局部的事情，而且是对整个工程的全面要求。

2. 质子舱室成品保护

在施工过程中，检查人员应对成品保护质量经常进行巡视检查，要求施工单位对成品采取"护、包、盖、封"的保护措施。装饰装修需要在合适的时机将工作面移交设备安装单位，后期需要二次进场进行施工，成品保护显得极为重要。具体包括以下措施：

1）电梯轿厢保护

安装完成后，用原厂包装用的塑料薄膜完全覆盖，并用美纹纸将塑料薄膜与机身固定，确保每边都封闭密实；与乳胶漆交接部位，保护纸与成品边齐边，以免影响涂料修补吊顶。

为了避免后续设备及工具运输对电梯造成的损害，轿厢内部采用 9mm 厚三聚氰胺密度板进行保护，电梯门口线条采用瓦楞纸板折成门套形状，采用硬板条作为护角加强防护。

2）地板成品保护

由于设备安装可能损坏地面，地板成品保护尤为重要。将地板表面打扫干净、先满铺地板防潮保护膜或防潮垫，然后用塑料薄膜或硬纸板做进一步保护，周边和衔接部位用胶带纸封闭；所有拼缝都用胶带纸或透明胶带密封（图 4-21）。

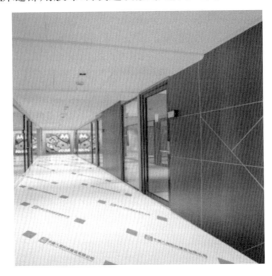

图 4-21　地板成品保护

3）阴阳角成品保护

为防止设备安装过程中碰撞阴阳角导致墙面损坏，在移交前用硬板条或瓦楞纸板从两边将阳角保护好，高度从离地 100～2000mm。每间隔 400mm 用美纹纸进行固定，防止施工过程中碰撞阴阳角（图 4-22）。

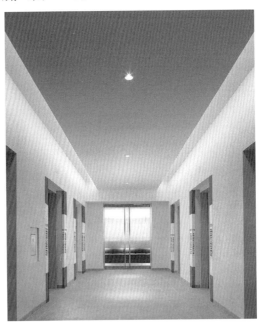

图 4-22　阴阳角成品保护

4）开关成品保护

由于工具对面板表面容易造成划痕。面板安装完成、对表面污染进行清除后，用点断式无痕透明 PE 膜保护。

4.8 竣工验收

4.8.1 工程竣工验收

4.8.1.1 竣工验收内容

以合肥市城乡建设局建设工程竣工验收办理规定为例,工程竣工验收内容见表4-5。

表4-5 工程竣工验收一览表

序号	项目名称
1	建设工程规划核实
2	应建防空地下室竣工验收及备案(同步修建、易地建设、兼顾修建)
3	排水与污水处理设施备案
4	质量竣工验收监督
5	消防验收及备案抽查
6	建设工程档案验收
7	房屋建筑工程和市政基础设施工程竣工验收备案

4.8.1.2 竣工验收材料

1. 建设工程规划核实

建设工程规划核实验收材料见表4-6。

表4-6 建设工程规划核实验收材料

序号	材料名称	电子版	纸质版	备注
1	建设工程竣工核实技术报告/建设工程竣工规划核实测量报告	1份	1份	原件

2. 应建防空地下室竣工验收及备案(异地人防)

异地人防验收材料见4-7。

表4-7 异地人防验收材料

序号	材料名称	电子版	纸质版	备注
1	易地建设项目需提供易地建设费缴费凭证	1份	—	—

3. 排水与污水处理设施备案

建设工程规划核实验收材料见表4-8。

表4-8 建设工程规划核实验收材料

序号	材料名称	电子版	纸质版	备注
1	排水与污水处理设施竣工图	1份	1份	原件
2	排水与污水处理设施竣工报告	1份	1份	原件

序号	材料名称	电子版	纸质版	备注
3	地下排水管线测量成果资料（含设施量）	1份	1份	原件
4	排水管网检测评估报告（含影像资料）	1份	1份	原件、影像资料存储为U盘

4. 竣工验收监督

竣工验收监督材料见表4-9。

表4-9　竣工验收监督材料

序号	材料名称	电子版	纸质版	备注
1	建设单位竣工验收方案	1份	1份	原件
2	施工单位工程竣工报告	1份	1份	原件
3	监理单位工程质量评估报告	1份	1份	原件
4	勘察单位工程质量检查报告	1份	1份	原件
5	设计单位工程质量检查报告	1份	1份	原件

5. 消防验收及备案

消防验收及备案材料见表4-10。

表4-10　消防验收及备案材料

序号	材料名称	电子版	纸质版	备注
1	工程竣工验收报告	1份	1份	原件
2	涉及消防的建设工程竣工图纸	1份	1份	原件、电子版为PDF、DWG格式

6. 建设工程档案验收

建设工程档案验收材料见表4-11。

表4-11　建设工程档案验收材料

序号	材料名称	电子版	纸质版	备注
1	保密协议书	1份	1份	原件
2	政府信息公开承诺书	1份	1份	原件
3	建设工程纸质、电子档案和声像档案各一套（含工程准备、施工、监理及竣工图）	1份	1份	原件

7. 竣工验收备案

竣工验收备案材料见表4-12。

表4-12　竣工验收备案材料

序号	材料名称	电子版	纸质版	备注
1	房屋建筑工程和市政基础设施工程竣工验收备案表	1份	3份	原件
2	工程竣工验收报告（含附件）	—	—	—

序号	材料名称	电子版	纸质版	备注
3	民用建筑工程室内环境质量检测报告	—	—	—
4	单位（子单位）工程质量竣工验收记录	—	—	—
5	新建建筑物防雷装置检测技术报告	—	—	—
6	其他竣工备案所需材料	—	—	—

注：表中2~6项所需资料均由备案机关从城建档案部门内部调阅。

4.8.1.3 竣工现场验收

1. 验收申报程序

竣工验收流程见图4-23。

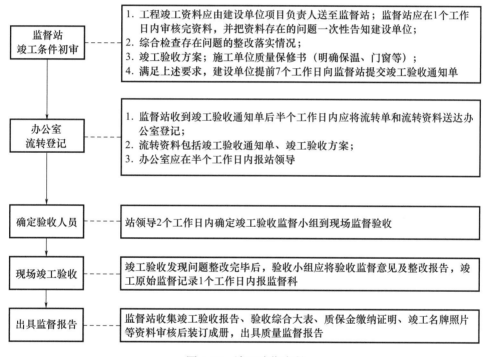

图4-23 竣工验收流程

2. 现场验收程序

1）施工单位完成工程设计和合同约定的各项内容，自检合格后向建设单位提交《工程竣工报告》。

2）建设单位收到《工程竣工报告》后，组织勘察、设计、施工和监理单位进行工程质量竣工验收，监理单位出具《单位工程质量评估报告》。

3）工程符合竣工验收条件要求后，建设单位组织勘察、设计、施工、监理单位和其他相关方面的专家组成验收组，制定验收方案。

4）建设单位应当在工程竣工验收7个工作日前将验收的时间、地点及验收组名单书面通知负责监督该工程的工程质量监督机构。

5）建设单位组织工程竣工验收。

（1）建设单位核查验收组成员是否到齐；

（2）建设、勘察、设计、施工和监理单位分别汇报工程合同履约和在工程建设各个环节执行法律、法规和工程建设强制性标准的情况；

（3）建设单位主持人宣布验收方案、分组；

（4）参加验收人员按专业分组进行实物质量检查、查验有关工程技术资料；

（5）参建各方责任主体分别发表验收意见并形成验收结论；

（6）验收组组长根据验收组统一意见，宣布工程是否合格、是否通过验收；

（7）工程质量监督机构监督人员宣布该工程的竣工验收组织形式、验收程序是否符合规定，执行质量验收标准情况以及该工程验收会议是否有效；

（8）对工程勘察、设计、施工、设备安装和各管理环节等方面做出全面评价，形成验收组人员签署的《工程竣工验收意见书》；

（9）参与工程竣工验收的建设、勘察、设计、施工和监理单位各方不能形成一致意见时，应当协商提出解决的方法，待意见一致后，重新组织工程竣工验收。

3. 现场复查内容

1）验收组织

（1）验收准备

①检查内容：验收方案、验收所需仪器设备、施工及监理单位竣工验收前对项目自查的原始记录、设计变更一览表、竣工图。

②检查样本选取：全数检查。

③检查方法：查阅相关资料、对照验收方案现场核查验收所需仪器设备。

④评价判定原则：

达到下列条件之一，判定为"不符合"：

a. 建设单位未编制验收方案、方案未经建设单位主要负责人审批；

b. 验收方案未明确验收组织程序、验收组人员组成及工作分工，未明确实体抽查数量、方法、部位；

c. 现场未按照验收方案准备齐全仪器设备；

d. 无施工及监理单位竣工验收前对项目工程质量自查的原始记录；

e. 设计变更一览表未经设计单位书面确认；

f. 竣工图未编制完善。

（2）验收组织

①检查内容：验收人员资质、资格及到场情况、验收组织形式、验收程序。

②检查样本选取：全数检查。

③检查方法：对照验收通知单及验收方案现场核查。

④评价判定原则：

建设单位项目负责人，监理单位总监，施工单位项目经理、质量管理部门负责人或公司主要负责人，设计单位项目负责人、勘察单位未参加竣工验收，判定为"不符合"。

2）室内验收

（1）楼地面、墙面、顶棚

①检查内容：楼地面面层黏结质量、室内墙面面层与基层黏结质量及观感质量、室内顶棚黏结质量及观感质量。

②检查样本选取：同空间尺寸。

③检查方法：用小锤轻击，间隔 400～500mm 均匀布点，逐点敲击检查每户不少于 2 个房间的地面、墙面的空鼓情况；观察检查楼地面、墙面、顶棚的观感质量。

④评价判定原则：

达到下列条件之一，判定为"不符合"：

a. 混凝土结构开裂；

b. 地坪、墙面抹灰强度不足；

c. 厨、卫与相连地面标高差不符合设计要求。

（2）门窗、栏杆

①检查内容：窗台高度、门窗启闭、户门开启方向、玻璃安装、安全玻璃使用、栏杆尺寸。

②检查样本选取：同空间尺寸，每户的门窗、栏杆全数检查。

③检查方法：观察、尺量、启闭、手扳。

④评价判定原则：

达到下列条件之一，判定为"不符合"：

a. 户门开启方向不符合设计要求；

b. 门窗、护栏安全玻璃使用不符合设计及规范要求；

c. 外窗台低于 0.9m，无防护措施；

d. 阳台、外廊、内天井及上人屋面等临空处栏杆高度小于 1.05m，中高层、高层建筑的栏杆高度低于 1.10m；

e. 栏杆垂直杆件的净距不应大于 0.11m。

（3）防水工程

①检查内容：屋面、外窗、外墙、有防水要求的厨卫间、阳台地面无渗漏，厨卫间防渗漏措施、防水施工高度。

②检查样本选取：同空间尺寸的卫生间、厨房、阳台全数检查，每户外窗抽查至少 1 樘。

③检查方法：蓄水观察、淋水试验。

a. 综合检查前所有有防水要求的厨卫间、阳台进行蓄水试验，蓄水深度不小于 20mm，蓄水时间不少于 24h；

b. 竣工验收前 20% 有防水要求的厨卫间、阳台进行蓄水试验，蓄水深度不小于 20mm，蓄水时间不少于 24h；

c. 20% 以上楼栋屋面不少于 24h 淋水试验。

④评价判定原则：

抽查部位任何一处渗水，判定为"不符合"。

（4）给排水、电气工程

①检查内容：管道安装固定、装修预留、排水管道检查、排水口、地漏口检测、卫生器具及配件安装、插座设置、开关插座检查、弱电、照明等。

②检查样本选取：同空间尺寸，每户的管道、卫生器具、开关插座至少抽查1处。

③检查方法：观察、尺量、插座相位仪检测，给水管道的压力试验记录，排水管道的通水通球试验记录。

④评价判定原则：

a. 地漏位置合理，低于排水表面，地漏水封高度不小于50mm。

b. 安装高度在1.8m以下的电源插座应采用安全型插座；卫生间电源插座、非封闭阳台插座应采用防溅型插座；洗衣机、电热水器、空调电源插座应带开关。

c. 单相三孔插座左中性线、右相线、上接地；PE线不得串接。

d. 设洗浴设备的卫生间应做等电位联结；联结卫生间范围内的建筑物钢筋（结构施工时已连成一体用扁钢引出）和插座PE线；端子排铜质材料厚度应不小于4mm。异种材料搭接面应有防止电化学腐蚀措施。

3）屋面

（1）护栏、女儿墙

①检查内容：屋面护栏、女儿墙高度、防攀爬措施。

②检查样本选取：全数检查。

③检查方法：观察和尺量检查。

④评价判定原则：

达到下列条件之一，判定为"不符合"：

a. 临边护栏高度（6层及6层以下不应低于1.05m，7层及7层以上不应低于1.10m）不符合规范及设计要求；

b. 女儿墙高度（6层及6层以下不应低于1.05m，7层及7层以上不应低于1.10m）不符合规范及设计要求。

（2）烟道、排气管高度

①检查内容：住宅工程上人屋面排烟、排气管道出屋面高度等。

②检查样本选取：单栋楼各抽查不少于1处。

③检查方法：观察和尺量检查。

④评价判定原则：

排烟、排气管道高度低于2m或不符合设计要求。

（3）避雷针（带）的设置，金属构件及设备等的防雷接地措施

①检查内容：避雷针（带）的规格型号、焊接、引下线应符合规范要求，金属构件及设备等的防雷接地措施到位。

②检查样本选取：各项内容至少抽查1处。

③检查方法：观察检查。

④评价判定原则：

a. 避雷针（带）的规格型号、焊接、引下线不符合规范要求；

b. 金属构件及设备等的防雷接地措施不到位。

（4）屋面地坪、分隔缝设置及嵌填、屋面排水

①检查内容：屋面地坪，分隔缝设置及嵌填，屋面排水。

②检查样本选取：全数检查。

③检查方法：观察，空鼓锤敲击检查。

④评价判定原则：

a. 屋面地坪存在空鼓、开裂；

b. 分隔缝设置及嵌填不符合要求；

c. 屋面排水不通畅、有积水。

（5）各项细部防水构造

①检查内容：各项细部防水构造措施施工。

②检查样本选取：各项抽查至少1处。

③检查方法：观察和尺量检查。

④评价判定原则：

各项细部防水构造不符合规范及设计要求。

4）地下室

外墙、顶棚、底板、后浇带、变形缝、采光井：

（1）检查内容：外墙、顶棚、底板、后浇带、变形缝、采光井防水效果，地坪、墙面、顶棚施工质量。

（2）检查样本选取：每层地下室抽查不少于2处。

（3）检查方法：观察、空鼓锤轻击。

（4）评价判定原则：

防水效果（渗漏情况）低于防水设计标准及规范要求，判定为"不符合"。

5）其他部位

（1）窗台、栏杆、台阶

①检查内容：窗台的高度，防护要求，栏杆的高度，净距，台阶设置。

②检查样本选取：每栋单体抽查不少于2处或2层。

③检查方法：观察和尺量检查。

④评价判定原则：

达到下列条件之一，判定为"不符合"：

a. 窗台高度达不到0.9m不符合规范及设计要求；

b. 栏杆高度（6层及6层以下不应低于1.05m，7层及7层以上不应低于1.10m，竖向杆件净距不大于0.11m）不符合规范及设计要求。

（2）管道井

①检查内容：管道井的封堵，桥架盖板的安装。

②检查样本选取：每栋单体抽查不少于2处或2层。

③检查方法：观察和尺量检查。

④评价判定原则：

a. 管道井封堵不到位；

b. 桥架盖板安装、跨接不到位。

（3）安全玻璃使用

①检查内容：安全玻璃使用。

②检查样本选取：每栋楼抽查不少于 2 处或 2 层。

③检查方法：观察。

④评价判定原则：

未按照规范及设计要求使用安全玻璃，判定为"不合格"。

（4）室外散水

①检查内容：室外散水。

②检查样本选取：每栋单体沿底层室外检查一圈。

③检查方法：观察和尺量检查。

④评价判定原则：

室外散水不符合设计要求，判定为不合格。

（5）楼梯

①检查内容：扶手的高度，竖向杆件的净距。

②检查样本选取：每栋楼抽查不少于 2 处，每处不少于 2 跑。

③检查方法：尺量检查。

④评价判定原则：

达到下列条件之一，判定为"不符合"：

a. 扶手高度小于 0.9m；

b. 竖向杆件净距大于 0.11m。

6）无障碍设施

①检查内容：坡道及扶手、入口平台。

②检查样本选取：无障碍通道，随机抽查 1 处电梯间。

③检查方法：观察和尺量检查。

④评价判定原则：

无障碍设施未按照设计图纸要求设置，判定为"不符合"。

4.8.2 质子竣工验收

质子项目在工程机电系统调试启用阶段开始正式设备吊装，整体安装及调试需要 1～2 年周期。因此工程竣工验收后存在部分工程等待质子设备安装调试完成继续实施。

4.8.2.1 装饰工程

为了便于旋转机架安装及调试，质子区装饰工程部分隔墙板及舱室灯光单向片等与设备连接部位需在调试完成后进行施工收口。

4.8.2.2 安装工程

质子设备安装前，工程主要机电系统已完成安装调试，并按照设备供应商要求进行移交，满足设备吊装调试期间的环境要求。

部分系统及调试需在质子设备完成后进行，表 4-13 为质子设备安装完成后机电调试一览表。

表 4-13　质子设备安装完成后机电调试一览表

序号	系统	调试内容
1	工艺冷却水系统	系统平衡调试、BA 调试、冷却水温度调试
2	辐射监测系统	辐射监测系统调试
3	供电系统	有源滤波校核
4	暖通系统	精密空调带负荷运行校准

在质子设备进场前，需按检查表（表 4-14）要求进行复核。

表 4-14　质子设备进场前检查表

序号	内容	完成情况
1	提供设备所需要的桥架，同时桥架应完成接地	
2	桥架的尺寸、宽度、位置等应符合质子设备要求	
3	电缆槽不得与 CW 管道、导管、地面排水及活动地板机架的安装相冲突	
4	对电缆导管进行标记、编号及除尘处理，并安装牵引索	
5	专用的接地系统应完成	
6	做地漏相互连接，构成排水系统	
7	与设备安装的相关机械系统必须可用。如电梯、升降平台、天车等	
8	配备可用空调系统空气循环及通风系统。在区域封闭的情况下，应当保持适度的湿度，并无凝结情况出现	
9	设计中的压缩空气要求：压缩空气必须经过过滤，且无油脂、颗粒	

在质子设备安装前，项目需满足的状态与要求见表 4-15。

表 4-15　质子设备安装前检查表

序号	内容	状态
1	设备商要求的电缆管道、电缆桥架	完成
2	暖通空调	运行
3	天车单轨和起重机	运行
4	布线工程/照明工程	完成
5	预埋校准管及基准点安装	完成
6	接地工程	完成
7	冷却水、压缩空气管道工程	完成
8	消防系统	完成
9	弱电智能化（安全联锁、辐射监测）	完成
10	与设备连接的预埋板/钢结构	完成
11	PT 区坑盖板	完成
12	墙、顶、地面涂装	完成
13	临时封堵设施及吊装场地准备	完成

4.9 移交至质子设备安装

4.9.1 移交内容

质子设备吊装前需对建筑结构及安装等全专业界面移交验收，确保建筑满足既定功能后进行后续安装。主要移交内容见表 4-16～表 4-20。

表 4-16 结构验收内容

序号	房间/区域	标准
1	能量选择区/束流传输区	电缆沟格栅盖板安装完成，承载力为 7.5～10kN/m^2
2	能量选择区/束流传输区、加速器区	预埋件横向精度 10mm，垂直精度 5mm，最大倾斜度 2mm
3	能量选择区/束流传输区、加速器区	起重机/起重机梁位置、吊钩高度、负载需求及活动范围
4	能量选择区/束流传输区、加速器区	Halfen 轨道槽可见
5	加速器区	墙板预埋件横向精度 10mm，垂直精度 5mm，最大倾斜度 2mm
6	配电间	架空底板荷载大于 2t
7	治疗室	双层门负荷满足要求

表 4-17 建筑验收内容

序号	房间/区域	标准
1	能量选择区/束流传输区、加速器区	清洁无尘
2	能量选择区/束流传输区、加速器区	防辐射墙漆/涂料
3	能量选择区/束流传输区、加速器区	房间拐点、凹口、坑底等尺寸
4	能量选择区/束流传输区、加速器区	环氧/聚氨酯抑尘处理
5	配电间	坑深 240cm，地面光滑平整，安装路径净宽 210cm
6	加速器区	钢平台尺寸、台阶、防护、荷载、高度等指标满足图纸要求
7	加速器区	射频管通道洞口无阻碍
8	加速器电源室	双层地板高度大于 60cm，小于 110cm
9	加速器区、诊断室、能量选择系统电源室、机电车间、磁体电源室、服务器室	门宽 226cm，高 244cm
10	诊断室	门位置满足要求，双层门净高不得低于 244cm
11	加速器区、诊断室、能量选择系统电源室、磁体电源室、服务器室	电器柜与电器柜、墙体及其他设备间距大于 120cm
12	诊疗室、能量选择系统电源室、磁体电源室	最低净高 350cm

表 4-18 电气验收内容

序号	房间/区域	标准
1	PT 区域	对电缆导管标记、编号及除尘处理，并安装牵引索
2	PT 区域	客户设计图纸中的电缆导管，检查位置及直径

序号	房间/区域	标准
3	PT 区域	安装于地板上的电缆道管应至少高于结构地板表面 10cm
4	PT 区域	不得将电缆导管安装于电缆槽下方或后方，亦不得与其他安装工作相冲突
5	PT 区域	接地及信号接地，并予以标记、完成检查报告
6	PT 区域	走廊和存储区域需要 200lx 的照明；控制室需要 700lx 的照明；其他房间需要 500lx 的照明
7	PT 区域	电缆槽应当接地，不得使用设备供应商接地点对电缆槽接地
8	PT 区域	电缆槽仅供设备供应商使用
9	PT 区域	电缆槽应置于立式机架之间，不同电缆槽之间应留有足够空间，供牵引索使用

表 4-19　管道验收内容

序号	房间/区域	标准
1	PT 区域	冷却水、压缩空气连接应当配备关闭阀
2	PT 区域	冷却水、压缩空气连接：检查位置、直径及接口标签
3	PT 区域	冷却水、压缩空气连接不得与电缆槽、导管、平台及其他设备安装相冲突
4	PT 区域	冷却水、压缩空气连接高度应当合理，保证设备供应商接口可在槽/活动地板下方安装。必须为维护、安装保留足够空间
5	PT 区域	根据设计图纸设计地漏
6	电子加速器	由于射频放大器对压力变化十分敏感，需要在电子回旋加速器电气室配备快速响应超压阀进行供水调节

表 4-20　空调验收内容

序号	房间/区域	标准
1	能量选择区/束流传输区、加速器区	从 25℃ 到 30℃ 选择设定值，保证在 ±2℃ 范围内恒温
2	台架、患者 & 技术区域	所有区域最大温差 5℃，最高温度 30℃，最高 5℃ 温差
3	固定束治疗室	25℃ 到 30℃
4	固定束治疗室患者区域	22℃ 到 26℃
5	电气室	所有电气室温度设定值为 22℃，最高不超过 26℃。湿度要求：18℃ 不凝结
6	服务器机房	16℃ 到 24℃。湿度要求：40%～50%，不凝结
7	PT 区域	湿度 <65%，不凝结

4.9.2　建筑 BA 控制移交案例

4.9.2.1　工艺冷却水 BA 控制逻辑

1. LOOP-1/1a 回路控制逻辑设计

LOOP-1/1a 回路控制逻辑设计见表 4-21。

表 4-21 LOOP-1/1a 回路控制逻辑设计

序号	标识	大概冷却负载（kW）	供应温度（℃）	大概流量（m³/h）	压力损失（bar）	最大许可压力（bar）	T（℃）
1	磁体 & 回旋加速器	最大 650					
1a	回旋加速器	最大 150	设定值 30°或者 37°~40°最大容差±1°	25	4~6	10	0~20
1b	模块 1、2 和 4 中磁体	最大 210	28±2	19	6~8	10	0~20
1c	每一模块 3 个磁体	最大 30	28±2	10	6~8	10	0~20
1d	每一模块 7 个磁体（台架）	最大 140	28±2	17	6~8	10	0~20
1e	每一模块 6 个磁体（固定束流）	最大 70	28±2	4	6~8	10	0~20

注：1bar＝0.1MPa，下同。

1）冷却水温控制

（1）控制对象：HE-1

根据板换一次回路出水温度与设定值做比较，通过 PID 算法自动调节板换二次回路电动调节阀开度，保证换热器出水温度在 ［28℃（可设）±2］℃。实际值高于设定值，阀门开度变大；实际值低于设定值，阀门开度变小；当系统检测到循环水泵运行状态全为停止时，停止 PID 运算，阀门开度为 0。

（2）控制对象：HE-4

HE-4 换热器运行模式分为预热模式和冷却模式，模式的切换由值班人员根据设备供应商指令在自控软件界面上手动切换。

预热模式：首先三通旁通阀全关（回流水经旁通阀直接流入 HE-4 换热器），然后根据板换一次回路出水温度与设定值（37~40℃可设）做比较，通过 PID 算法自动调节板换二次回路蒸汽阀开度。实际值高于设定值，阀门开度变小；实际值低于设定值，阀门开度变大；当系统检测到循环水泵运行状态全为停止时，停止 PID 运算，阀门开度为 0。

冷却模式：HE-4 换热器二次回路蒸汽阀开度为 0，根据板换一次回路出水温度与设定值（30℃可设）做比较，自动调节三通旁通阀开度（同时，HE-1 上电动调节阀根据出水温度设定值自动调整），三通阀行程时间见表 4-22。

表 4-22 三通阀行程时间

型号	供电方式	信号方式	行程时间
SKD60SL	AC24V	DC0~10V（4~20MA 或 0~1000Ω）	15s/30s

2）冷却水流量控制

控制对象：PCWP-1/PCWP-2、PCWP-7/PCWP-8

为保证末端水流量稳定，根据供回水总管压差值与设定值做比较，通过 PID 算法自动调节水泵运行频率，保持供水流量恒定。实际值高于设定值，运行频率变低；实际值低于设定值，运行频率变高。

最低频率：程序设定最低运行频率，保证水泵实际运行频率不低于最低运行频率。

故障自动切换：主泵运行过程中若因故障停机，程序会自动开启备用泵，保证系统正常运行。

系统压力高限报警时（根据调试情况重设定），变频器降低频率，缓解系统压力负荷。

3）水泵轮值运行

开启时，系统自动开启累计运行时间最短的设备；自动选泵切换功能在下一次整体系统启动命令触发时执行，系统已经运行情况下不切换循环泵，以降低系统运行故障；累计运行时间达到预设时长后，自动发出维护提醒警告（预报警时间节点可设）。

4）监控点位

在管路上安装相应的传感器，实现供回水温度、供回水压力、水流量、电导率、手自动状态、运行状态、故障报警、累计运行时间、启停控制、频率控制、频率反馈、阀门开关控制/反馈、阀门调节反馈、阀门开度反馈的实时监测，并将实时数据与预设的正常范围值做比较，偏离时自动发出报警。

5）去离子纯水系统

去离子系统以通信接口形式接入系统，去离子管路上的电动阀门自动控制，补水系统自动控制及电导率检测等，由去离子水设备厂家完成，并开放 Modbus-RTU 通信接口接入建筑设备监控系统。

2. LOOP-2 回路控制逻辑设计

LOOP-2 回路控制逻辑设计见表 4-23。

表 4-23　LOOP-2 回路控制逻辑设计

序号	标识	大概冷却负载（kW）	供应温度（℃）	大概流量（m³/h）	压力损失（bar）	最大许可压力（bar）	T（℃）
2	电源	最大 490					
2a i)	RF 电子管放大器瓦里安确认该项 HIMC 项目不适用	150	稳定±2＜24	8	3.5～4	5	0～20
2a ii)	RF SS 放大器	150	＜24 稳定±2	36	1	8	0～20
2b	SC-磁体供应	10	＜24	0.5	3.5	10	0～20
2c	模块 1、2 和 4 磁体电源	最大 70	＜24	7	6	8	0～20
2d	每一模块 3 个磁铁电源	最大 10	＜24	4	6	8	0～20
2e	每一模块 7 个磁铁电源	最大 50	＜24	6	6	8	0～20
2f	每一模块 6 个磁铁电源	最大 20	＜24	3	6	8	0～20
2g	RF 试验负荷（仅临时用于测试）	＜150	＜24	5.5	6	6.9	0～20

1）冷却水水温控制

控制对象：HE-2

根据板换一次回路出水温度与设定值做比较，通过 PID 算法自动调节板换二次回路电动调节阀开度，保证换热器出水温度小于 24℃。实际值高于设定值，阀门开度变大；实际值低于设定值，阀门开度变小；当系统检测到循环水泵运行状态全为停止时，停止 PID 运算，阀门开度为 0。

2）冷却水流量控制

控制对象：PCWP-3/PCWP-4

为保证末端设备水流量稳定，根据供回水总管压差值与设定值做比较，通过PID算法自动调节水泵运行频率，保持供水流量恒定。实际值高于设定值，运行频率变低；实际值低于设定值，运行频率变高。

最低频率：程序设定最低运行频率，保证水泵实际运行频率不低于最低运行频率。

故障自动切换：主泵运行过程中若因故障停机，程序会自动开启备用泵，保证系统正常运行。

系统压力高限报警时（根据调试情况重设定），变频器降低频率，缓解系统压力负荷。

3）水泵轮值运行

开启时，系统自动开启累计运行时间最短的设备；自动选泵切换功能在下一次整体系统启动命令触发时执行，系统已经运行情况下不切换循环泵，以降低系统运行故障；累计运行时间达到预设时长后，自动发出维护提醒警告（预报警时间节点可设）。

4）监控点位

通过在管路上安装相应的传感器，实现供回水温度、供回水压力、水流量、电导率、手自动状态、运行状态、故障报警、累计运行时间、启停控制、频率控制、频率反馈、阀门开关控制/反馈、阀门调节反馈、阀门开度反馈的实时监测，并将实时数据与预设的正常范围值做比较，偏离时自动发出报警。

5）去离子纯水系统

去离子纯水系统以通信接口形式接入系统，去离子管路上的电动阀门自动控制，补水系统自控控制及电导率检测等，由去离子水设备厂家完成，并开放Modbus-RTU通信接口接入建筑设备监控系统。

针对温度反馈问题，在设备末端设置温度读取点。

3. LOOP-3回路控制逻辑设计

LOOP-3回路控制逻辑设计见表4-24。

表4-24 LOOP-3回路控制逻辑设计

序号	标识	大概冷却负载（kW）	供应温度（℃）	大概流量（m³/h）	压力损失（bar）	最大许可压力（bar）	T（℃）
3	低温						
3a	低温压缩机	50	<24	2.5	0.7	6.9	0～20

1）冷却水水温控制

控制对象：HE-3

根据板换一次回路出水温度与设定值做比较，通过PID算法自动调节板换二次回路电动调节阀开度，保证换热器出水温度小于24℃。实际值高于设定值，阀门开度变大；实际值低于设定值，阀门开度变小；当系统检测到循环水泵运行状态全为停止时，停止PID运算，阀门开度为0。

2）冷却水流量控制

控制对象：PCWP-5/PCWP-6

对供回水总管压差值与设定值做比较,通过 PID 算法自动调节水泵运行频率,保持供水流量恒定。实际值高于设定值,运行频率变低;实际值低于设定值,运行频率变高。

最低频率:程序设定最低运行频率,保证水泵实际运行频率不低于最低运行频率。

故障自动切换:主泵运行过程中若因故障停机,程序会自动开启备用泵,保证系统正常运行。

系统压力高限报警时(根据调试情况重设定),变频器降低频率,缓解系统压力负荷。

3)水泵轮值运行

开启时,系统自动开启累计运行时间最短的设备;自动选泵切换功能在下一次整体系统启动命令触发时执行,系统已经运行情况下不切换循环泵,以降低系统运行故障;累计运行时间达到预设时长后,自动发出维护提醒警告(预报警时间节点可设)。

4)备用冷源及板换

控制对象:ASHP-1R-1

触发条件:超时未达出水温度设定值;断电信号;主机组群运行状态丢失。

在系统运行过程中,当主冷源系统设备(冷机、水泵等)因停电、断电、设备故障等诸多原因引起的供冷不足或断供时,均会导致一个结果,即换热器主回路出水温度快速升温超过设定值(预设定 23℃)。因此,程序自动开启 LOOP-3 回路独立备用冷源(风冷热泵 ASHP-1R-1)的条件为:当板换二次回路阀门开度大于 90% 且延时 5min(延时时间可设)后(系统触发最低负荷需求软件点报警),冷却水温仍未达到设定值,系统自动开启风冷热泵 ASHP-1R-1。

当系统接收到末端设备采集到的市电断电信号时,直接发出备用冷源投入使用信号,开启备用冷源设备。

当接收到系统启动指令,但长时间(时长根据调试情况设定)未采集到主机组群运行状态时(离心机和螺杆机以及冷却塔设备),将提示系统冷负荷报警,并发出开启备用冷源指令,开启备用冷源设备。

备用冷源开启后,需由值班人员确认现场无误,负荷保证以后,手动介入系统软件关闭。

5)保护措施

备用冷源为系统备用措施,系统稳定使用后可能长时间不投入使用,故需设定机组定时运行保养措施:

(1)设定保养时间提示(时间可设),软件系统设置提示报警,并需人工确认后消除;

(2)设置测试启用计划(运营人员计划);

(3)运行累计时长报警提示(预报警时间节点可设),自动发出维护提醒警告;

(4)由于三号回路为普通自来水,$50\mu m$ 过滤器很容易堵塞,针对不间断供水,我们从设计上优化管路,在主备用水泵出口增加过滤器,取消主管道过滤器。当水流量不够时水泵会自动切换至另一台水泵,同时产生报警信号至主控室,通知维护人员对过滤器清洗。

6)监控点位

在管路上安装相应的传感器,实现供回水温度、供回水压力、水流量、电导率、手自动状态、运行状态、故障报警、累计运行时间、启停控制、频率控制、频率反馈、阀门开关控制/反馈、阀门调节反馈、阀门开度反馈的实时监测，并将实时数据与预设的正常范围值做比较，偏离时自动发出报警。

4.9.2.2 建筑 BA 控制系统

1. 冷源系统

冷源系统分离心机组和风冷热泵，点击可分别进入。

界面中间区域为设备图形与数据显示，右侧为主要操作区域，下方为系统设备报警提示。BA 系统操作界面需要监测所有受控设备的各运行状态、故障信息以及温度压力等传感信息，在趋势记录中可查询对应设备历史数据（图 4-24）。

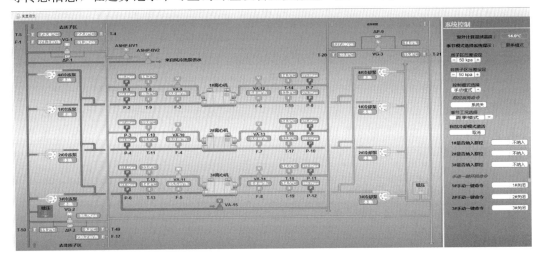

图 4-24　离心机组 BA 系统操作界面

2. 热源系统

热源系统 BA 系统操作界面需要监测市政板换供热系统的设备运行参数、温度、压力，以及相关数据报警信息（图 4-25）。

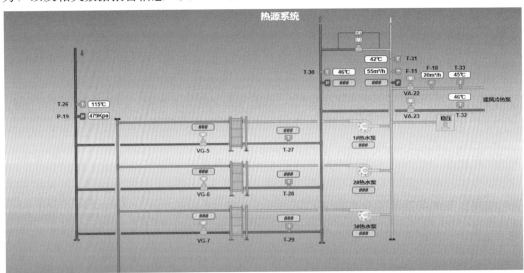

图 4-25　热源系统 BA 系统操作界面

3. 工艺冷却水系统

工艺冷却水系统共分四个设备界面：

1）LOOP-1 和 LOOP-1a

LOOP-1 回路供应治疗设备舱室线缆沟设备冷却，LOOP-1a 回路供应回旋加速器设备冷却，BA 系统操作界面需要监测主管道上的温度、压力、压差，可控制循环泵设备、板换二次侧电动调节阀等（图 4-26）。

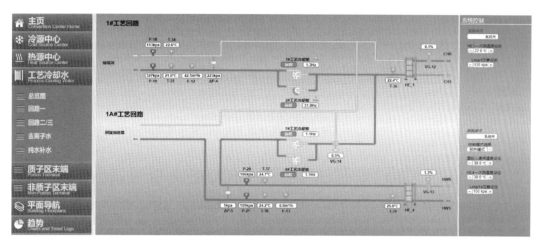

图 4-26 LOOP-1 和 LOOP-1a BA 系统操作界面

2）LOOP-2 和 LOOP-3

LOOP-2 回路供应能量配电间设备冷却，LOOP-3 回路配电间设备冷却，BA 系统操作界面需要监测主管道上的温度、压力、压差，可控制循环泵设备、板换二次侧电动调节阀等。其中 LOOP-3 回路含有一台备用冷源切换，联动系统切换（图 4-27）。

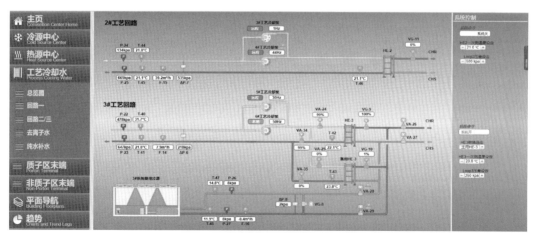

图 4-27 LOOP-2 和 LOOP-3 BA 系统操作界面

3）去离子水在线水处理

去离子水设备为通信接口形式接入，BA 系统操作界面需要监测水冷间内在线水处理设备的主要设备运行状态与设备参数（图 4-28）。

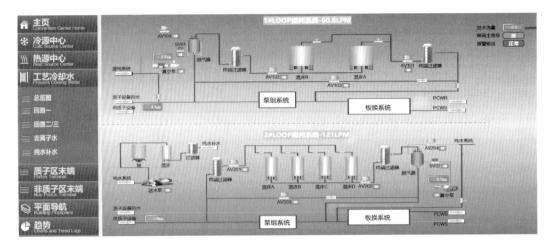

图 4-28　去离子水在线处理 BA 系统操作界面

4）纯水补水系统

纯水补水系统设备位于负一层补水机房，为工艺冷却水系统恒压补水，BA 系统操作界面需要监测系统的运行状态、设备参数，以及水质参数（图 4-29）。

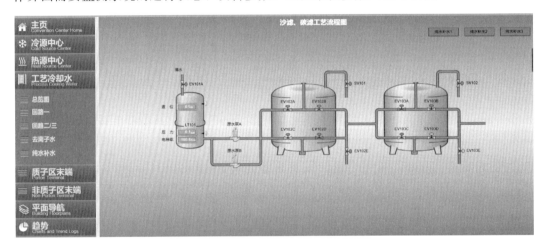

图 4-29　纯水补水系统 BA 系统操作界面

4. 质子区末端

质子区末端分三个设备界面：

1）AHU-1 空调机组

图 4-30 为空调机组 BA 系统操作界面。

2）精密空调

图 4-31 为精密空调 BA 系统操作界面。

3）VAV 空调

图 4-32 为 VAV 空调 BA 系统操作界面，风机盘管汇总界面需要监测当前楼层的所有参控的风机盘管的反馈参数以及控制命令。

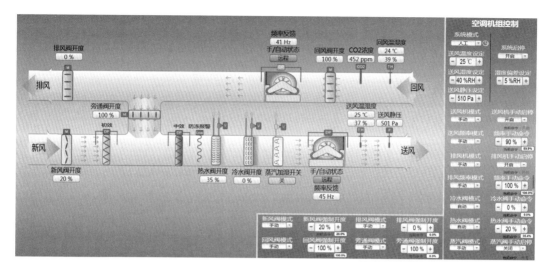

图 4-30 空调机组 BA 系统操作界面

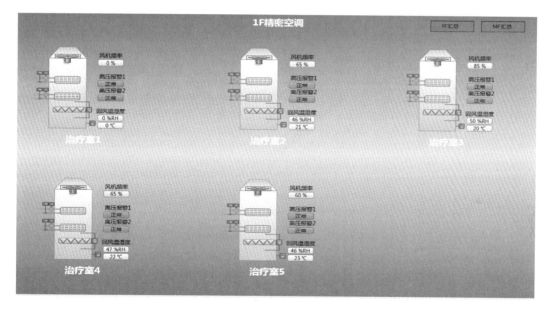

图 4-31 精密空调 BA 系统操作界面

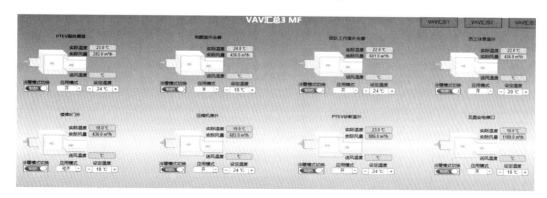

图 4-32 VAV 空调 BA 系统操作界面

5. 平面汇总

图 4-33 为一层平面 BA 系统操作界面，BA 系统操作界面需要监测当前楼层各设备的运行状态和参数。

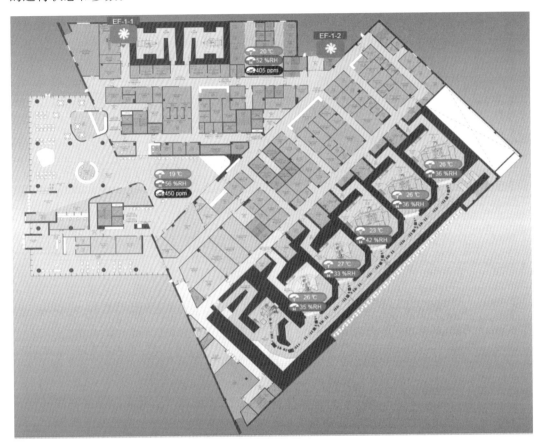

图 4-33　一层平面 BA 系统操作界面

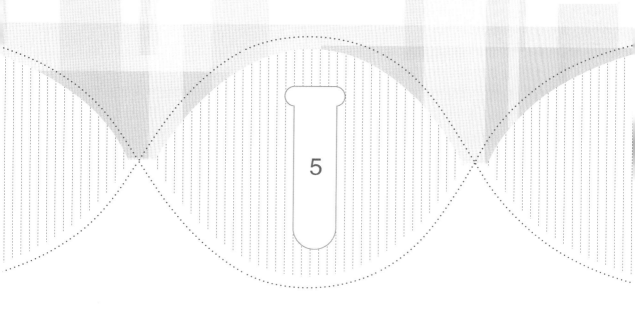

BIM 技术应用

5.1　BIM 技术在设计中的应用

BIM 技术在设计中的应用主要分为三小节，5.1.1 节主要介绍 BIM 技术正向设计的概念、质子治疗中心设计正向 BIM 技术各专业协同流程以及正向 BIM 技术控制目标及深度要求。5.1.2 节和 5.1.3 节主要为 BIM 技术在设计中的应用点分析。其中5.1.2 节主要介绍利用正向 BIM 技术对设计阶段的各专业设备管道综合及净高分析。5.1.3 节主要介绍利用正向 BIM 技术对质子治疗区域大体积混凝土墙体及板内管道预埋管进行分析和定位。

5.1.1　BIM 技术正向设计

5.1.1.1　BIM 技术正向设计的概念

BIM（建筑信息模型）技术快速发展，在国内建筑行业的应用范围越来越广泛。由于 BIM 软件的特殊性和多样化，设计过程中实时信息更新与联动、多专业团队协同工作的渐进式信息集成机制还不成熟。国内设计过程中建筑设计 BIM 技术的应用仍有很多是先完成二维施工图，根据施工图再建立三维模型（图 5-1）。在这种情况下，针对质子治疗中心治疗束等复杂建筑空间，各个专业对于二维图纸理解的偏差往往会造成效率低下和设计误解，传统的 BIM 设计流程在施工图完成后对空间进行反推势必造成较大的时间浪费和返工，从而造成设计过程中图纸的精确性有很大的偏差。为了更方便理性、精准地掌控整个设计效果，提高设计协同度，就需要通过 BIM 技术正向设计。从草图设计阶段至交付阶段全过程都用 BIM 技术三维模型完成。BIM 技术正向设计不单单是通过 BIM 技术软件建立模型进行设计并出图，BIM 技术正向协同设计可以让建筑结构、水暖电精装等各专业构件及设备信息均能同时体现在一个模型中，实现了各专业的同步协同作业，减少了各专业对图的时间，更关键的在于多专业的协同设计、互提资料、校对、审核、交付、归档、变更，乃至设计过程中的讨论、汇报，施工配合阶段的交底、工地巡场等全流程生产方式的切换。正向设计是以模型和平台为基础，以项目设计、工程进度、工程质量、成本、安全等信息数据为联动的项目协同管理的模式。采用模型将工程高度信息化，采用信息云平台取代或部分取代传统模式下低效的协同方式，实现信息间的多向交流，为项目的完善提供可视化数据管理工具，高效协调项目各参建方与上下游建设流程，提高工作效率，减少工作错误（图 5-2）。

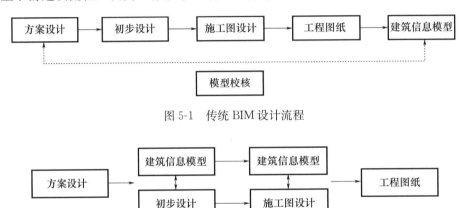

图 5-1　传统 BIM 设计流程

图 5-2　BIM 技术正向设计流程

5.1.1.2　质子治疗中心设计正向 BIM 技术各专业协同流程

质子治疗装置是核技术、计算机技术、精密机械、图像处理、自动控制和医用成像等高科技相互交叉和集成的产物，对建筑空间和环境的要求很高。设计阶段作为项目的正式起步阶段，应该经过多方交流和探讨，明确 BIM 技术的定位，并制定细化标准、明确流程和强化沟通有效推进整个项目的进度。图 5-3 为搭建 BIM 技术平台及统一标准。正向 BIM 设计各专业的协同流程大致可归纳为以下几点：

1）项目设计计划：策划各专业人员配置。

2）项目工作流程策划：模型拆分，模型搭建规则以及各阶段模型深度要求。

3）项目标准制定：统一项目标准。

4）样板文件制定：制定统一的样板文件。

5）族文件及管理：建立统一的族库。

6）协同方式策划：策划协同平台、协同路径。

7）BIM 正向设计：完成 BIM 初步设计、施工图设计。

8）模型出图并交付给施工单位。

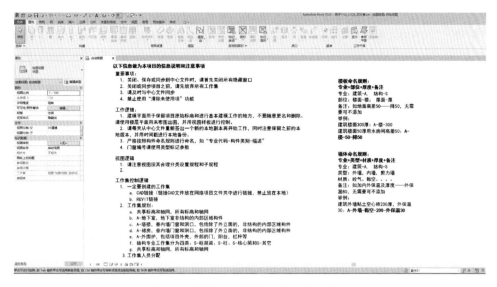

图 5-3　搭建 BIM 技术平台及统一标准

5.1.1.3　质子治疗中心设计正向 BIM 技术各阶段控制目标及深度要求

由于质子治疗中心的固定束治疗室、旋转机架治疗室、加速器室等建筑空间的复杂性，为了更好地进行全专业的配合和协作，应提前对正向 BIM 技术的平台、参数和各阶段不同专业控制目标和深度进行定义，保障项目实施全过程参与方的及时沟通和协调。根据质子治疗中心核心区域的功能制定详细的评价标准。

1. 初步设计评价标准

1）总体要求

（1）建筑、结构专业应建立整体建筑信息模型；

（2）给排水、暖通、电气专业可以将质子治疗区域划分为若干固定模块（质子固定治疗室、旋转机架治疗室、加速器模块）进行 BIM 技术建模，形成固定模块组合；

（3）各专业模型深度应符合规定的模型深度要求；

（4）若项目有专门要求，应注意复核模型深度是否满足相应标准（如成都 BIM 技术建模标准）。

2）建筑专业初步设计建筑信息模型深度要求（表 5-1）

表 5-1　建筑专业初步设计建筑信息模型深度要求

分类	参考建模内容
主体	建筑墙体、幕墙、屋面
竖向交通	楼梯、台阶

3）结构专业初步设计建筑信息模型深度要求（表 5-2）

表 5-2　结构专业初步设计建筑信息模型深度要求

分类	参考建模内容
主体结构体系构件	主要结构受力构件（梁、柱等）

4）给排水专业初步设计建筑信息模型深度要求（表5-3）

表5-3　给排水专业初步设计建筑信息模型深度要求

分类	参考建模内容（质子固定治疗室、旋转机架治疗室、加速器室、水冷间等复杂空间）
给排水系统	管道、管件、阀门、机械设备
消防系统	消防管道、管道附件、阀门、机械设备

5）暖通专业初步设计建筑信息模型深度要求（表5-4）

表5-4　暖通专业初步设计建筑信息模型深度要求

分类	参考建模内容（质子固定治疗室、旋转机架治疗室、加速器室、水冷间等复杂空间）
空调系统	空调风管、关键空调设备
通风系统	通风风管、关键风机

6）电气专业初步设计建筑信息模型深度要求（表5-5）

表5-5　电气专业初步设计建筑信息模型深度要求

分类	参考建模内容（质子固定治疗室、旋转机架治疗室、加速器室、水冷间等复杂空间）
变配电	高、低压开关设备、变压器
电力	梯架、托盘等
智能化	槽盒

2. 施工图设计评价标准

1）总体要求

（1）建筑、结构专业应建立整体建筑信息模型；

（2）给排水、暖通、电气专业应建立整体建筑信息模型，并进行管线综合；

（3）各专业模型深度应符合本章节规定的模型深度要求（项目中没有的内容可不建模）。

2）建筑专业施工图设计建筑信息模型深度要求（表5-6）

表5-6　建筑专业施工图设计建筑信息模型深度要求

分类	建模内容
主体	建筑墙体、幕墙、门窗、建筑楼面面层、屋面
竖向交通	楼梯、台阶、电梯、自动扶梯、坡道
其他	楼面、屋面、坡道、栏杆扶手

3）结构专业施工图设计建筑信息模型深度要求（表5-7）

表5-7　结构专业施工图设计建筑信息模型深度要求

分类	建模内容
主体结构体系构件	结构梁、板、柱、墙、结构支撑、结构底板
空间结构构件	桁架、网架、网壳
次要结构构件	楼梯、坡道、集水坑、排水沟

分类	建模内容
节点大样	节点-混凝土
大体积混凝土钢筋预埋	混凝土内部钢筋预埋

4）给排水专业施工图设计建筑信息模型深度要求（表 5-8）

表 5-8　给排水专业施工图设计建筑信息模型深度要求

分类	建模内容（质子固定治疗室、旋转机架治疗室、加速器室、水冷间等复杂空间）
给排水系统	管道、管件、阀门、机械设备
消防系统	消防管道、管道附件、阀门、机械设备、喷头

5）暖通专业施工图设计建筑信息模型深度要求（表 5-9）

表 5-9　暖通专业施工图设计建筑信息模型深度要求

分类	建模内容（质子固定治疗室、旋转机架治疗室、加速器室、水冷间等复杂空间）
空调系统	空调风管、管件、空调设备
通风系统	通风风管、管件、风机
防排烟系统	防排烟风管、管件、阀门、风口

6）电气专业施工图设计建筑信息模型深度要求（表 5-10）

表 5-10　电气专业施工图设计建筑信息模型深度要求

分类	建模内容（质子固定治疗室、旋转机架治疗室、加速器室、水冷间等复杂空间）
变配电	高、低压开关设备、变压器、柴油发电机组
电力	梯架、托盘等
智能化	槽盒

5.1.2　管道综合及净高分析

5.1.2.1　利用正向 BIM 技术在设计阶段对质子治疗机房区进行三维建筑空间定位

充分发挥正向 BIM 技术的优势，在前期初步方案设计稳定后，充分吸收并了解设备所需要的空间构造逻辑后，由建筑专业牵头通过 BIM 技术对质子治疗机房区域（质子固定治疗室、旋转机架治疗室、加速器室等）进行三维建筑空间定位，显示各机房的尺度、空间排列逻辑、剖面关系等（图 5-4、图 5-5）。

BIM 技术对质子治疗机房区域的三维空间准确定位是其他专业进行相互精确配合的基础条件和必要准备，为后续的质子治疗区的管道综合及净高分析和优化提供有力支撑。

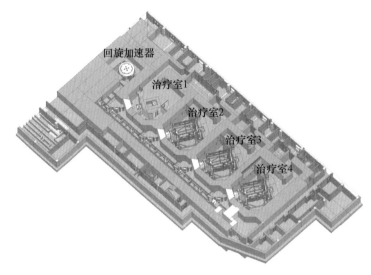

图 5-4　质子治疗机房区进行三维建筑空间定位

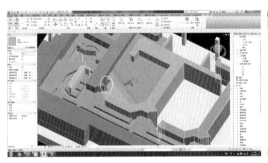

（a）质子机房区建筑信息模型

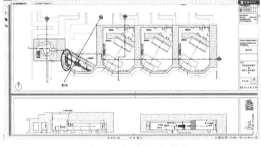

（b）质子机房区平面图

图 5-5　BIM 技术对复杂机房三维空间的精准表达

5.1.2.2　管道综合及净高分析

基于精确的三维建筑空间定位，利用 BIM 技术对项目的机电管道实施建模，根据创建的 BIM 技术平台和控制深度，在三维平台上展开设计工作并建立完善的机电管线模型。

质子治疗区域 BIM 技术机电管线模型设计具有以下优势：

1）建筑信息模型创建的依据是设计意图在三维空间中进行模拟设计，有效避开复杂空间无效穿孔的区域位置。

2）借助建筑信息模型进行设计的同时，对各个机电设计性能指标同步进行实时控制。

3）与施工方交付的模式不仅局限于二维图纸的交付，而且有三维的建筑信息模型让施工方充分理解设计方的意图。

4）建筑信息模型包含的各个机电管综配合的模型是三维空间的定位，其信息的价值量远远大于图形的价值量。

5）基于建筑信息模型的可扩展性，在后续施工方深化阶段可在原有模型的基础上进行优化，不需要大量的重复建模。

对于质子治疗区域的正向 BIM 技术管道综合设计贯穿于建筑方案设计到施工图设计全生命周期内。除了出模型技术成果，还深化出平面图、立面图、剖面图、材料设备表，可按给排水、消防、暖通空调、电气分专业出图，也可按水暖电综合出图。提交的成果为可以辅助指导现场施工的图纸，包括机电综合平面图以及各专业独立的平面图，还有重难点位置的剖透视图，用以更清晰地表达各管线的关系（图 5-6）。

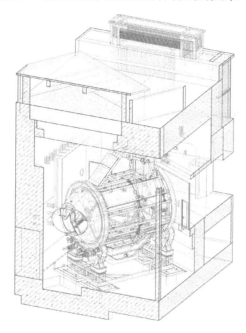

图 5-6　重难点空间 BIM 技术可视化模型

所有机电建筑信息模型建设完毕后，通过协同平台进行 BIM 技术机电管线综合（图 5-7）。在机电管线模型的基础上由医疗工艺或者建筑专业牵头，对质子治疗区域内部的走道、治疗室、迷道等吊顶高度进行控制（图 5-8）。

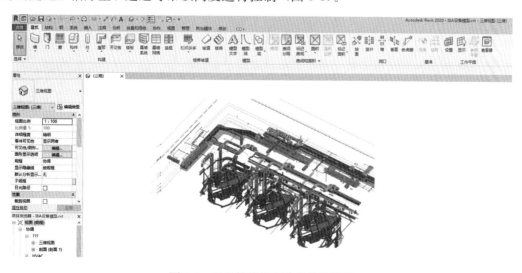

图 5-7　机电管线综合建筑信息模型

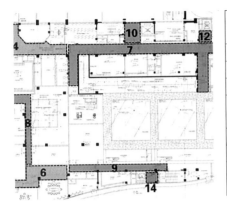

编号	首层吊顶控制室高度统计		
	功能性质	优化前吊顶高度	优化后吊顶高度
1	接待大厅	3.3m	3.3m
2	人性化服务大厅	3.3m	3.3m
3	公共电梯厅	2.8m	2.8m
4	医护（或IBA）工作走道	3.0m	3.3m
5	医护电梯厅	2.8m	2.8m
6	消防电梯厅	2.8m	2.8m
7	设备货梯厅	2.8m	2.8m
8	消防电梯厅	2.8m	2.8m

图 5-8　质子治疗区域内部吊顶净高控制示意

利用 BIM 技术三维可视化的优势，针对质子治疗区域内部复杂空间展示实时局部断面，输入吊顶高度控制数据后进行内部空间碰撞检查（图 5-9）。

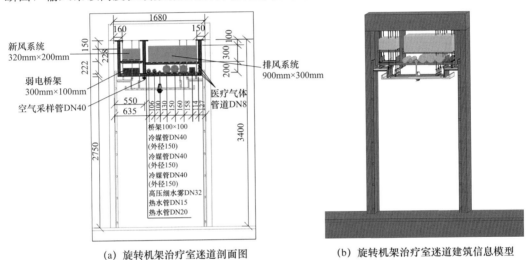

(a) 旋转机架治疗室迷道剖面图　　　　(b) 旋转机架治疗室迷道建筑信息模型

图 5-9　质子治疗区域迷道管道综合净高分析

借助碰撞检查可以有效地针对个别净高不满足设计条件的地方进行相应调整。对设计施工图纸进行各专业管线综合布线方案的优化，优化后的管线排布、走向在满足原有设计图纸的要求下，使各专业管线的空间布局更加合理。各专业管线之间重要的冲突得以消除，缩短整个设计-施工全过程的周期（图 5-10）。

总而言之，机电多专业管线、设备的综合布置是一项系统工程，涉及建设、设计、施工等单位，做好机电系统管线综合，应从初期预控开始抓起。在设计中运用 BIM 技术，对于工程全生命周期的 BIM 技术应用至关重要。尤其应对质子治疗中心内部如质子固定治疗室、旋转机架治疗室、加速器室、水冷间等复杂空间的建构。应用 BIM 技术搭建三维可视化的平台能够很好地完成信息协同与模型构建，将多专业的平面二维图纸立体可视化，帮助设计方更好地规划建筑空间构件关系，帮助施工方控制净高点位区域，帮助监理方审查管线碰撞问题。可视化管线综合排布省去了多专业图纸会审的复杂性，能有效减少设计阶段问题，能辅助施工前解决绝大多数可能发生的机电管线碰撞问题。同时利用施工阶段的建筑信息模型，实时发现施工阶段的机电管线问题，及时利用BIM技术进行高效、可视的施工方案交底，避免施工过程中的机电管线问题。应提高在设计阶段各专业配合的效率，减小误差和设计图纸返工。

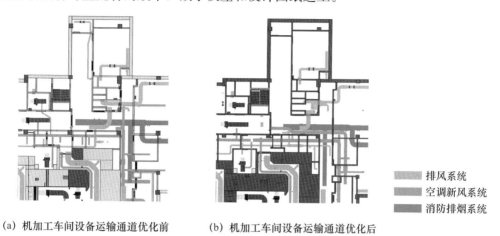

(a) 机加工车间设备运输通道优化前　　(b) 机加工车间设备运输通道优化后

　　　　　　　　　　　　　　　　　　　　■ 排风系统
　　　　　　　　　　　　　　　　　　　　■ 空调新风系统
　　　　　　　　　　　　　　　　　　　　■ 消防排烟系统

图 5-10　管线布置优化后保证设备运输净高要求

5.1.3　墙体及板内管道预埋

　　质子治疗技术是国际上先进的癌症治疗技术之一，根据质子放疗设备的特殊性，需要对质子治疗区域如质子固定治疗室、旋转机架治疗室、加速器室等房间进行辐射防护设计。房间的所有墙体要浇筑相应厚度的混凝土。由于现有质子治疗系统的设备能量都相对很大，其墙体混凝土厚度可以达到 4m 以上。大体积防辐射混凝土墙体内部配筋也相对复杂，配筋密度较大。同时由质子治疗设备厂家提供的医疗工艺、电气、通风、给排水等专业管线需要在浇筑混凝土前对设备管线进行精确预埋。仅仅通过二维的机电配合图纸和传统的设计图纸表达方法已不能满足质子区防辐射混凝土工程建造要求。应基于正向 BIM 技术的概念对墙体内部空间进行三维可视化，对建筑结构、机电管线进行深化设计，有效提升深化设计水平，并对每根预埋管进行精准定位，为后续施工预埋提供依据。

　　质子治疗区域大体积混凝土的设计难点主要可以包括以下几个方面：

　　1）准确安装精密质子治疗设备需要限定管线的接口位置，精度要求高。

　　2）质子治疗区多专业管线较多，接口和管道复杂，需要一次预埋到位，完成度极高。

　　3）由于混凝土的体积较大，里面的钢筋网架空间复杂，所有管线需要穿越钢筋网架进行精准预埋，施工难度大，钢筋和预埋管道之间的碰撞需要提前避让。

　　4）质子治疗装置对预埋件平整度、垂直度设计允许偏差值极低。传统土建预埋件施工无法满足要求。

　　针对以上问题，应用 BIM 技术对难点问题进行逐一解决。在设计阶段可通过提取一个典型质子区域内防辐射大体积混土墙体进行内部钢筋配筋的准确建模，在满足各个设计参数和墙体强度的基础上，对大体积防辐射混凝土墙体内部的预埋件精确预埋，搭建完整墙体内部可视化三维平台（图 5-11）。

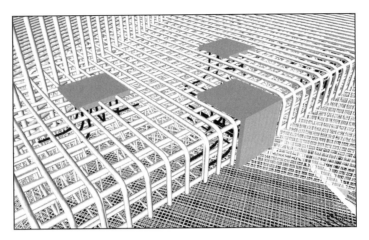

图 5-11　大体积防辐射混凝土墙体配筋及预埋件精确预埋

　　大体积防辐射混凝土墙体内部结构预埋件及钢筋配筋初步搭建完成后，医疗工艺、电气、通风、给排水等专业管线应根据厂家提供的设备方案结合方案本身特点，分别就各专业管线进行 BIM 技术建模，形成基于大体积防辐射混凝土墙体内部穿管综合方案，并在 BIM 技术协同平台上对机电管线综合方案和结构方案进行有效碰撞检查，找出设计错漏并协调配合（图 5-12、图 5-13）。

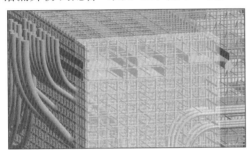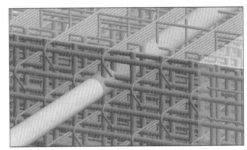

图 5-12　大体积防辐射混凝土墙体内部预埋管和钢筋的碰撞检查

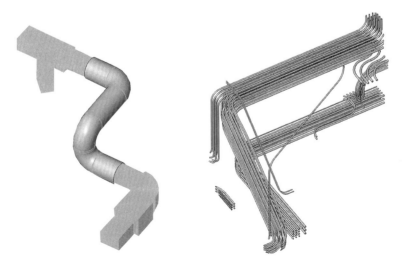

图 5-13　预埋线管局部模型

最后为解决质子治疗装置对预埋件平整度、垂直度设计允许偏差值极低的问题，现有几种模式可以参考：

第一种模式是通过正向 BIM 技术在计算机上进行精准定位后，在施工阶段施工方用全站仪对每个预埋管线的坐标进行精确定位以减小施工误差，避免偏差值。

第二种模式是通过质子精密区参数化将质子精密区域的预埋件角点精准定位，以达到严密把控的目的。基于 BIM 技术将施工现场的预埋件平整度、垂直度动态监测数据录入参数化预埋件族，将预埋件理论设计参数录入理论设计模型。

第三种模式是通过建筑信息模型和三维激光扫描技术，采用三维扫描进行管线施工质量监测，在封闭模板前对预埋管线进行多次纠偏调整，以保证施工质量。

可非常直观地看出，基于 BIM 技术三维可视化的多专业协同优势，在设计阶段即可将预埋管道和内部钢筋之间的碰撞问题精确衔接，并得到优化成果。同时在满足各专业设计条件后，又可将成果以三维图纸的方式交由设备厂家进行确认和修正工作，避免了因二维图纸理解有误而带来的沟通障碍，并减少遗漏问题。在后续施工交付中，通过前期设计阶段的 BIM 技术成果可以加强施工方对设计意图的理解，并充分了解设备和建筑空间环境之间的关系，为施工方深化 BIM 设计提供良好的数据支撑和信息交流。

设计阶段质子治疗中心的 BIM 技术除以上几个重要应用以外，还存在以下应用：

1）质子治疗区域可视化展示：借助移动终端 AR/VR（增强现实/虚拟现实）等技术，模拟质子治疗区域内部的真实就诊环境，经过图形处理后，使使用方、设计人员、施工人员能够身临其境观摩设计方案、俯瞰施工布局、体验竣工效果。

2）节能运算模拟：由于质子治疗区域的能耗通常较高，通过 BIM 技术结合绿色相关分析，在保证安全与舒适性前提下，实现建筑的节能运营、降低增量成本、彰显项目绿色生态品质。

3）造价控制、清单计算表：利用 BIM 技术软件统计功能，依据建筑信息模型精确输出项目的经济指标，准确地衡量项目的经济性能。

4）运维管理：结合互联网云技术，将项目参与各方汇聚在项目云平台，把 BIM 技术文件上传至云服务器，通过实时更新数据实现全过程实时跟踪项目进度。

总而言之，BIM 技术作为新兴的设计辅助技术，在质子治疗的设计辅助过程中针对医疗设备及医疗基数发展迅速、设计需求把握较难的问题上可以发挥更好的作用。应用 BIM 技术，使二维图纸得以立体化，复杂点位得以清晰化，空间关系得以具象化，高精区域得以参数化，工程文件得以数字化。应用 BIM 技术的建筑工程项目方案更清晰，图纸更直观，数据处理更容易，资料汇总更完备，细部精度更高，整体协同性更优秀。

从质子治疗设备区域内部的精准定位、各专业协同三维综合配合到复杂精密结构中的碰撞避让，BIM 技术都起到优化和支撑作用，结合质子医院项目的特点可以很好地形成新项目管理模式，为施工方提供良好的交付平台和协作管控系统，为整个项目全生命周期内的良好可持续发展奠定基础。

5.2 BIM 技术在施工中的应用

5.2.1 BIM 技术全过程施工模拟

BIM 技术全过程施工模拟包括基于 BIM 技术的构件虚拟拼装、基于 BIM 技术的施工现场临时设施规划等方面。其中基于 BIM 技术的构件虚拟拼装包括混凝土构件虚拟拼装、钢构件虚拟拼装、幕墙工程虚拟拼装以及机电设备工程虚拟拼装；基于 BIM 技术的施工现场临时设施规划主要包括大型施工机械设施规划、现场物流规划、现场人流规划等方面。在施工工艺模拟前应完成相关施工方案的编制，确认工艺流程及相关技术要求。表 5-11 为 BIM 技术全过程施工模拟要点。

表 5-11　BIM 技术全过程施工模拟要点

项目	施工模拟要点
土方施工模拟	综合分析土方开挖量、土方开挖顺序、土方开挖机械数量安排、土方运输车辆运输能力、基坑支护类型及对土方开挖要求等因素，优化土方工程施工工艺，并进行可视化展示或施工交底
模板工程施工模拟	优化确定模板数量、类型、支设流程和定位、结构预埋件定位等信息，并进行可视化展示或施工交底
临时支撑施工模拟	优化确定临时支撑位置、数量、类型、尺寸和受力信息，可结合支撑布置顺序、换撑顺序、拆撑顺序进行可视化展示或施工交底
大型设备及安装工程施工模拟	综合分析墙体、障碍物等因素，优化确定对大型设备及构件到货需求的时间点和吊装运输路径等，并进行可视化展示或施工交底
复杂节点施工模拟	优化确定节点各构件尺寸，各构件之间的连接方式和空间要求，以及节点的施工顺序，并进行可视化展示或施工交底
垂直运输施工模拟	综合分析运输需求、垂直运输器械的运输能力等因素，结合施工进度优化确定垂直运输组织计划，并进行可视化展示或施工交底
脚手架施工模拟	综合分析脚手架组合形式、搭设顺序、安全网架设、连墙杆搭设、场地障碍物等因素，优化脚手架方案，并进行可视化展示或施工交底
预制构件预拼装施工模拟	包括钢结构预制构件、机电预制构件、幕墙以及混凝土预制构件等，综合分析连接件定位、拼装部件之间的搭接方式、拼装工作空间要求以及拼装顺序等因素，检验预制构件加工精度，并进行可视化展示或施工交底

在施工模拟过程中宜将涉及的时间、工作面、人力、施工机械及其工作面要求等组织信息与模型进行关联。此外，宜及时记录施工模拟过程中出现的工序交接、施工定位等问题，形成施工模拟分析报告等方案优化指导文件。根据模拟成果进行协调优化，并将相关信息同步更新或关联到模型中。

5.2.2 土建专业

5.2.2.1 钢筋与管道碰撞优化

1. 工艺背景

质子治疗中心项目质子治疗区范围内剪力墙的钢筋间距往往十分紧凑，且钢筋内管道密集，如何解决钢筋管道的施工问题是保证混凝土施工质量的重点。采用 BIM 技术对钢筋管道进行深化设计，有效地解决了因混凝土结构钢筋、管道密集导致钢筋切割、管道变形、混凝土成型质量不好等问题。

2. 施工工艺

1）根据已有设计图纸，采用 Revit 软件对钢筋进行整体建模。

2）待钢筋模型建立完成后，根据施工图纸采用 Revit 软件对安装管道进行整体建模。

3）钢筋及安装管道模型建立完成后，将 Revit 模型导入 Navisworks Manage 软件进行耦合。分析耦合后的模型，检查模型碰撞情况，形成碰撞分析报告。

4）根据耦合后的 Navisworks Manage 碰撞分析报告，在 Revit 软件中对有碰撞处的钢筋进行深化设计。在钢筋与管道碰撞处将钢筋断开，预留管道洞口。为保证钢筋断开处混凝土成型质量，断开处的钢筋向内进行弯锚（长度 25d），再在钢筋洞口四周添加补强钢筋。补强钢筋根据洞口大小进行选择，200～300mm 洞口采用 4 根 14mm 钢筋进行补强；300～600mm 洞口采用 8 根 16mm 钢筋进行补强。

5）模型深化完成后，为方便出图，将 Revit 模型按楼层进行拆分，再将拆分后的每层模型划分为合理的施工段。施工段划分完成后运用 Revit 软件导出功能，将每个施工段的钢筋立面导出为 CAD 格式 DWG 文件。

6）深化图纸形成后，施工现场根据深化图纸对钢筋进行放样及加工，提前将钢筋预制成型，避免钢筋绑扎完成后对钢筋进行切割，保证钢筋成型质量。钢筋加工完成后，依据深化图纸进行定位及绑扎。钢筋绑扎时先施工管道以下钢筋，然后施工安装管道，最后施工上部钢筋。

3. 工艺特点

采用基于 BIM 技术的复杂管道钢筋混凝土结构施工方法，解决了因钢筋密集、管道复杂导致的施工困难、施工效率低等问题，使复杂管道钢筋混凝土结构施工效率提高。采用基于 BIM 技术的复杂管道钢筋混凝土结构施工方法对钢筋进行深化设计，按照深化图纸对钢筋进行放样加工，大大减少了钢筋消耗。

5.2.2.2 预埋件优化及精准定位

1. 工艺介绍

设计图纸中所涉及的质子治疗设备相关的预埋件、预埋螺栓、准直孔等预留预埋工作对精度要求非常高，故项目利用 BIM 技术出具预留预埋精准定位图，指导现场施工，并与测量人员密切配合复核每一个预留预埋定位点，采用全站仪、激光水平仪、水平尺等测量仪器进行复核，并制定一套验收程序（预埋件统计表、专项检查验收表），各参建单位签字认可后方可进行下道工序施工。

2. 控制要点

1）预埋件精准预留预埋定位验收流程见图 5-14。

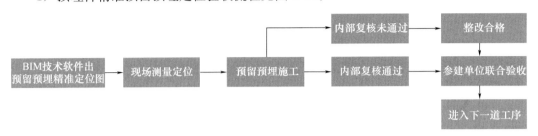

图 5-14 预埋件精准预留预埋定位验收流程

2）分析钢筋模型与预埋板、钢结构模型碰撞情况，经过数据分析处理，去除同构件与多根钢筋碰撞的情况后得到实际有效碰撞情况。

3）根据深化后的模型形成预埋件安装点位坐标图，保证现场预埋件安装定位与模型一致。

3. 工艺特点

在钢结构预埋件深化设计中利用 BIM 技术三维建模，对构件空间立体布置进行可视化模拟，通过提前碰撞校核，对方案进行优化，有效解决施工图中的设计缺陷，提升施工质量，减少后期修改变更，避免人力、物力浪费，达到降本增效的效果。运用坐标系进行定位避免了传统测量定位因墙体位置偏差导致的预埋件安装偏差。

5.2.2.3 混凝土施工缝留设

1. 工艺背景

为保证模板支撑体系在超厚楼板混凝土浇筑过程中的稳定性，提出超厚楼板采用叠合浇筑的方式进行。

2. 设计优化

分层浇筑首层混凝土浇筑成型强度达到 100%（支模体系不拆除）后浇筑下一层混凝土，结构图纸超厚楼板的钢筋在叠合浇筑处进行优化加强（图 5-15、图 5-16、表 5-12、表 5-13）。

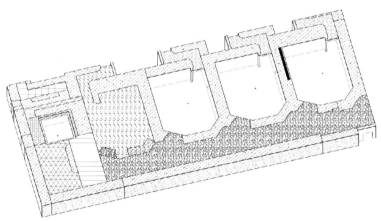

图 5-15 第一次浇筑模型

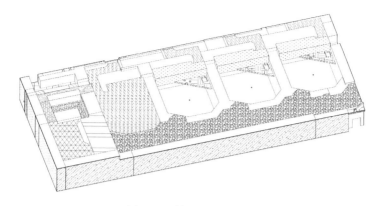

图 5-16　第二次浇筑模型

表 5-12　第一次楼板浇筑厚度表

序号	颜色	楼板厚度（mm）
1		1380
2		1450
3		1450
4		550
5		1690
6		750
7		700
8		750
9		550

表 5-13　第二次楼板浇筑厚度表

序号	颜色	楼板厚度（mm）
1		1230
2		2310
3		2310
4		2310
5		2310
6		1600
7		1250
8		2150
9		300
10		2150

3. 施工深化

应用 BIM 技术按照施工图纸对超厚楼板浇筑进行施工模拟，若所有楼板均按相同高度进行首次浇筑，会导致首次浇筑板面标高参差不齐、吊模支设难度大、工期长。为确定最佳分层浇筑高度，宜采用多种浇筑方案。

149

最终通过比选，确定既保证超厚楼板的浇筑施工又兼顾后续钢板墙的吊装施工方案。

4. 工艺特点

使用 BIM 技术合理规划超厚楼板分层浇筑高度，快速确定最优施工方案，大大降低施工难度，缩短工期。

5.2.2.4 砌体与管道碰撞优化

1. 工艺背景

医疗建筑工期紧张，机电设备管线众多，需要二次结构砌体穿插施工。设备及管线砌体洞口预留是施工管理重难点，协调管理不善，往往导致工期滞后，材料浪费，增加施工成本。应用 BIM 技术，分析机电设备管线砌体预留洞口，达到缩短工期、减少浪费、节约成本的目的。

2. 施工工艺

1）工艺原理

根据设计图纸及相关规范、图集建立二次结构砌体、机电设备管线模型。耦合两个专业模型，分析机电设备管线与二次结构砌体空间位置关系，利用软件深化模型快速开洞，最终形成深化图纸指导现场施工。

2）工艺流程

砌体 BIM 技术应用工艺流程如图 5-17 所示。

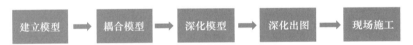

图 5-17　砌体 BIM 技术应用工艺流程

3）工艺要点

（1）质子治疗中心系统众多，不同类别管道材质均有涉及，在建模过程中既要详细参照设计说明，又要结合现场施工单位实际工艺流程，避免模型与现场施工不符，导致材料明细表不准确，无法进行切实有效的材料控制（图 5-18）。

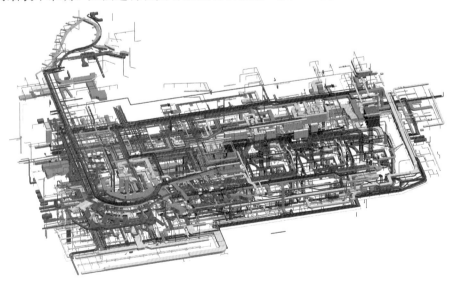

图 5-18　安装管道建筑信息模型图

（2）二次结构砌体模型建立时依据规范及相关图集进行建模，避免构造柱、过梁、现浇带出现漏设情况（图 5-19）。

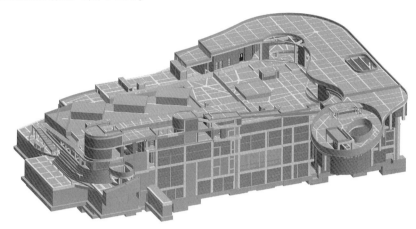

图 5-19　二次结构建筑信息模型图

（3）进行模型耦合时，不同专业模型需统一坐标原点或共享坐标系，避免产生因坐标系不统一导致不同专业模型错位的情况（图 5-20）。

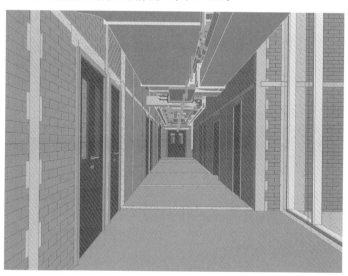

图 5-20　模型耦合图

3. 工艺特点

质子项目管道复杂，对砌体及二次结构施工影响较大，通过 BIM 技术提前规划管道洞口出具预留图纸，达到实际施工过程中砌体质量一次成优避免后期开洞，同时减小材料消耗的目的。

5.2.2.5　模板支撑架三维布设模拟

1. 工艺背景

BIM 技术是现代建筑工程项目管理中的热门技术，能够有效提高建筑项目管理的智能化、信息化水平，降低工程设计和施工的失误率，提高工程的建设速度，降低工程的成本控制难度。模板脚手架是建筑工程项目施工中重要的安全保障措施，其设计、安装的质量直接关系到建筑工程项目的施工安全，在模板脚手架的设计与安装施工中纳入BIM技术能够进一步提升质量。

2. 施工工艺

1）布设方案

以四川省肿瘤医院质子治疗中心为例，质子治疗区超厚楼板支模架体采用 ϕ60mm 重型承插型盘扣式脚手架体系，立杆间距为 900mm×900mm，步距不大于 1500mm，次龙骨采用 40mm×50mm×2.5mm 矩形管，主龙骨采用 10 号双槽钢。

2）工艺要点

（1）为符合现场实际情况及布设要求，利用 Revit 参数族建立的方式对 ϕ60mm 重型承插型盘扣式脚手架进行族库建立。图 5-21 为族库图。

标准节.rfa	2021/5/21 11:28	Autodesk Revit 族	1,892 KB
标准节常规.rfa	2021/5/19 19:12	Autodesk Revit 族	2,440 KB
标准节阵列.rfa	2021/5/19 19:35	Autodesk Revit 族	2,904 KB
底座.rfa	2021/5/20 14:44	Autodesk Revit 族	520 KB
顶部节半.rfa	2021/5/19 19:34	Autodesk Revit 族	2,144 KB
顶节.rfa	2021/5/19 15:16	Autodesk Revit 族	520 KB
封顶.rfa	2021/5/19 19:51	Autodesk Revit 族	568 KB
脚手架直角扣件.rfa	2021/5/21 11:03	Autodesk Revit 族	704 KB
卡扣.rfa	2021/5/19 14:16	Autodesk Revit 族	980 KB
拉杆.rfa	2021/5/19 15:07	Autodesk Revit 族	680 KB
连接框.rfa	2021/5/20 14:44	Autodesk Revit 族	588 KB
链接托.rfa	2021/5/19 11:32	Autodesk Revit 族	400 KB
上部顶托.rfa	2021/5/19 20:20	Autodesk Revit 族	2,744 KB
水平杆.rfa	2021/5/21 11:17	Autodesk Revit 族	1,452 KB
下部顶托.rfa	2021/5/19 14:42	Autodesk Revit 族	572 KB
下链接托.rfa	2021/5/19 11:29	Autodesk Revit 族	332 KB

图 5-21　族库图

（2）采用 BIM 技术，在模型中对支模体系进行预布设。布设完成后形成深化图纸，施工现场依据图纸进行支模体系布设相关图纸如图 5-22、图 5-23 所示。

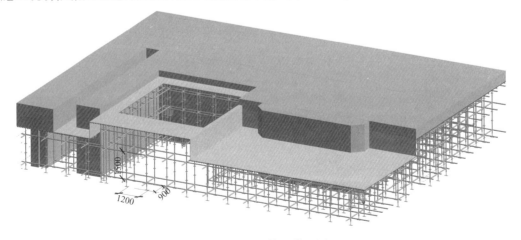

图 5-22　支模体系模型图

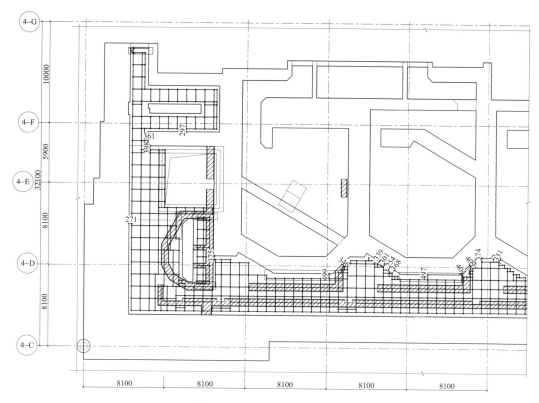

图 5-23　支模体系布设平面图

3. 工艺特点

φ60mm 重型承插型盘扣式脚手架体系各部件均成模数，为缩短工期，施工现场需多工作面同时作业，往往导致各工作面交界处布设不合模数。利用 BIM 技术对支模体系进行预布设可有效解决这一问题，提高架体施工质量。

5.2.2.6　辐射屏蔽混凝土砌块

质子治疗中心加速器室、固定束治疗室、旋转机架治疗室均存在混凝土辐射屏蔽后砌墙体。这些位置的墙体为便于未来拆卸，不使用砌筑砂浆，且为达到辐射屏蔽要求，混凝土砌块组砌时各空间位置方向均不能产生通缝。综上所述，辐射屏蔽混凝土砌块从模数确定到施工组砌均有较大难度。

结合建筑信息模型，根据各砌块位置空间确定辐射屏蔽混凝土砌块合适尺寸，再利用 BIM 技术进行施工前的预组砌。组砌完成后利用 BIM 技术软件的剖切功能，分析墙体内部砌缝的形成情况，检查各空间位置方向是否有通缝形成。

5.2.3　安装专业

质子治疗中心项目机电管线与传统医疗建筑项目相比，布置较为集中，且各专业管道错综复杂，给工程的图纸深化设计、施工方案选择和各单位的协作等工作带来巨大挑战。为解决该问题，采用 BIM 技术对机电安装进行深化设计，并加入施工现场信息以及必要的设计参数，为净高分析、支架布设等后续应用提供数据支撑。

5.2.3.1 模型建立与深化

由于设计院在设计阶段已经建模，施工单位应在设计模型的基础上延续 BIM 技术深化工作。施工单位在施工时应对设计院的模型及图纸进行校对，从施工角度对设计模型进行优化与整合。整合完成后需经原设计同意后方可实施，发现图纸问题时应及时与设计沟通。与传统的二维图纸相比，利用三维模型可以更直观地发现图形问题。模型建立过程中依据施工现场需求及 BIM 技术标准，确定建模精度，并依据标准为相应构件、管线进行系统命名，为管道赋予不同颜色进行区分。

模型建立完成后，运用 BIM 技术软件耦合机电安装模型与其他专业模型进行碰撞检查，直观查看碰撞部位的三维模型，并生成碰撞检测报告。随后进行管线综合的深化，利用三维模型通过预设参数保证满足施工要求。管线综合优化设计应遵循以下原则：

1）有压管让无压管，小管线让大管线，施工简单管线让施工复杂管线，冷水管道让热水管道，附件少的管道让附件多的管道，临时管道让永久管道。

2）调整设备位置，优化操作和检修空间。

3）减少管道的翻弯，以此达到减小能耗、节约后期运营成本的目的。

4）针对有碰撞的部位分析管道功能，根据设计及质子设备厂家要求，确定是修改管道还是采用其他专业模型。

5）模型深化时，考虑施工时的支架布置设置、抗震支吊架设置、共用支架设置，支架受力计算，以及利用 BIM 技术进行风系统、水系统的设备校核。

6）设备采购建立实际采购的主要设备相关族库，尤其是暖通专业冷冻机组、空调箱、水泵等设备需与实际采购设备相一致，同时添加相关设备参数、设备信息，从而更好地将模型传递到运维阶段。

7）各专业深化。项目实施过程中根据各专业深化图纸情况及时更新模型，尤其是弱电、泛光、医疗专用系统等专业，往往在设计院图纸的基础上为了达到其功能或验收标准，需要对设计图纸进行更进一步深化，其管线需求也会发生变化，因此需要及时更新。

8）图模一致，现场与图纸一致。当各专业模型深化完成后，形成最终的专业模型，最后完成竣工图和竣工模型的绘制，做到图纸、模型、现场实际施工相一致，从而更好地将模型传递给后续运营单位。

5.2.3.2 净高分析

耦合机电和其他专业建筑信息模型，分析各部位净空高度，快速、准确地发现管线排布不满足净高要求的地方，及时提出修改意见，避免施工过程中产生修改、返工，节省人工、缩短工期。

在净高检测过程中，利用 BIM 技术软件碰撞检测功能，以每个区域要求净高为依据建立虚拟模块，再与已有模型进行耦合，快速、准确地定位净高不满足要求的位置。

利用 BIM 技术软件虚拟漫游功能，按照正常人身高设置视点，让设计者身临其境地感受质子治疗中心各部位完成效果，直观地反映各部位净高是否满足使用要求。

5.2.4 装饰专业

5.2.4.1 设备管道与装饰碰撞

1. 工艺背景

质子治疗中心项目机电管线与传统医疗建筑项目相比，布置较为集中，且各专业管道错综复杂，给吊顶龙骨的布设带来了较大的困难。利用 BIM 技术，依据 CAD 图纸运用 Revit 软件进行三维建模，检查吊顶龙骨与机电管线碰撞、优化设计方案、深化龙骨布设点位、有效避免现场返工、缩短工期并降低施工成本。

2. 工艺流程

1）模型搭建

根据 CAD 图纸，由各专业 BIM 技术工程师运用 Revit 软件进行三维建模，建模过程中依据施工进行现场需求和 BIM 技术标准，确定建模精度，并依据标准为相应龙骨构件、管线系统命名。这样方便、快速查询出相应构件的名称、规格、材质信息等核心参数，为碰撞检测和调整原则的制定、实施提供便利。

2）碰撞检测

应用 BIM 技术软件导入设备管道模型及装饰吊顶龙骨模型，进行碰撞检测。软件能够智能检测出碰撞构件位置、编号等，并生成碰撞报告。施工技术人员通过查看碰撞报告，结合三维模型将各碰撞点位进行分类并整理形成系统的"碰撞问题分析报告"。

3）模型深化

针对不同类型的"碰撞问题分析报告"，结合三维空间使用需求及施工需求，给出有针对性的解决方案。与传统的深化方式比较，运用 BIM 技术三维模型进行深化，不仅基于平面标高、位置等基本信息进行考虑，而且通过预设参数满足现场施工需求，并根据 BIM 技术施工模拟确定施工的先后顺序。

模型深化原则：

（1）竖向吊顶龙骨在满足设计要求间距的前提下尽量布设在走廊两侧及中间。

（2）龙骨与安装管道出现碰撞时优先调整龙骨位置。

（3）综合考虑施工所需空间，若龙骨与管道未出现碰撞但施工空间不足，则运用 BIM 技术施工模拟尝试优化施工工序，保证现场顺利施工。

4）模型出图及三维交底

运用深化后的三维模型，借助 BIM 技术软件的剖切、平面、不同三维视角等功能，出具龙骨平面、立面、不同三维视角的图纸，为现场施工提供依据。对有特殊施工工序流程的部位，运用施工工序动画进行交底。

5.2.4.2 装饰专业综合 BIM 技术应用

装饰专业运用 BIM 技术对项目的整体风格、色调、空间布局、人流导向等各方面情况进行综合考虑。借助模拟、优化、分析等技术手段，以 BIM 技术软件具有的漫游、快照等功能，在施工前发现可能出现的问题，及时形成解决方案，确保顺利施工。

如通过快照渲染的方式检查装饰材料的整体风格；通过漫游检查踢脚线的连贯性、吊顶高度等。

5.2.5 幕墙专业

目前随着各类建筑对外立面建筑设计要求的提高，建筑幕墙的结构构造趋于复杂化、多曲面化。质子治疗中心作为尖端医疗场所，其幕墙设计往往具有一定的复杂性。传统的二维平面图纸在指导这类复杂幕墙结构的施工时具有一定的局限性。采用 BIM 技术从三维角度建立模型，可以直观反映幕墙每一处细节，满足现场施工要求，避免返工。

5.2.5.1 模型建立

由设计单位给出幕墙的外表皮模型、耦合外表皮模型与其他各专业模型，检查外表皮与其他各专业模型是否有冲突。外表皮模型确认无误后，根据设计要求、BIM 技术标准以及施工现场需求，确定建模精度、不同构件命名原则等建模要素。然后依据幕墙节点图等设计图纸，建立幕墙龙骨结构、优化外表皮分缝、赋予各构件相应材质信息。幕墙整体模型建立后，再次与各其他专业模型进行耦合，并运用 BIM 技术检查龙骨与其他专业构件是否存在碰撞、结构幕墙龙骨基础与龙骨是否对应。

运用 BIM 技术在施工前在三维层面对幕墙设计进行优化，可以有效避免二维设计图中考虑不全面导致的各类问题。

5.2.5.2 三维放样、加工

模型建立完成后对各幕墙构件按不同材质、规格型号进行分类统计，直接通过 BIM 软件导出相关构件清单。每种不同构件导出三维模型，标注尺寸、弧度等加工所需要素，确保工厂加工成品与模型一致。

5.2.6 设备吊装

质子治疗中心存在大量大型设备，质子治疗设备之于质子治疗中心就如心脏之于人体，所以确保质子治疗设备的顺利吊装，是整个质子治疗中心施工的重要一环。

5.2.6.1 吊装场地

吊装场地的选择是整个吊装作业的基础，需结合设备厂家要求、施工图纸以及现场实际情况进行综合考虑。利用现场模型，结合吊装场地布设方案，直接在三维模型中进行吊装场地的布设。综合考虑吊装场地与设备吊装口、设备暂存场地的空间位置是否最优；分析场内道路、地形等因素是否能满足设备从暂存场地到吊装场地的运输，最终确定吊装场地的最优位置。

5.2.6.2 吊装模拟

依据吊装机械参数建立 1∶1 机械模型，结合分析墙体、障碍物、质子治疗设备构件尺寸及到货时间节点等因素，确定吊装机械位置，利用 BIM 技术软件对质子治疗设备场内运输及吊装安装进行施工模拟。吊装模拟时，着重分析吊装机械运转过程中，吊臂与结构构件的三维空间位置关系，结合吊装机械的力学参数，确保吊装过程中吊臂与结构构件不发生碰撞。BIM 技术完成吊装模拟后，进行可视化施工交底，确保质子治疗设备顺利吊装。

5.2.7 施工管理、进度、成本方面的应用

在工程项目管理中一直存在着使用二维设计图纸令施工难度增加、信息传输不畅导致缺乏协同性等问题，如果不解决这些问题，必将影响工程项目的质量水平和经济效益。将 BIM 技术引进工程项目管理中，能很好地解决这些问题。BIM 技术管理平台能够有效地整合项目全生命周期内的信息和数据，实现信息资源共享，让各参建主体能够协同工作。

5.2.7.1 BIM 技术在施工管理中的应用

1. BIM 技术信息化共享平台

质子治疗中心模型数据庞大，建立 BIM 技术信息化共享平台可以把各专业所需的数据全部纳入同一个模型中，运用可视化的共通语言及三维的展现效果，让项目参与各方清楚地知道自己干什么、干到什么程度、什么时候完成、完成质量如何，大大提高建筑工程品质与工作效率。借助 BIM 技术信息化共享平台，不仅可以将项目中所创造和累积的工程信息合理分类、储存以及供大型项目团队分享，同时建构一个整合全生命周期建筑信息的作业环境，将开发成本大幅降低，减少各专业接口冲突，整体提升工程质量，并且可作为日后建筑工程信息与运维单位信息和资产管理的基础。

数据纳入模型后，运用 BIM 技术信息化共享平台进行数据分割，并生成二维码，随取随用。

2. 施工质量管理

基于 BIM 技术信息化共享平台，可以实时跟踪现场质量。将建筑信息模型导入 BIM 技术信息化共享平台实现模型轻量化，现场施工管理人员可以随时将 BIM 技术模型与施工作业结果进行对比。当发现现场质量问题时，现场管理人员可以通过手机等设备，对质量问题进行拍照并上传至管理平台，将现场问题直接关联至 BIM 技术模型相应位置，有效地跟踪质量问题，从而达到整改信息实时获取、精准定位的目的，精确地控制现场质量。

3. 施工安全管理

BIM 技术辅助施工安全管理，主要体现在依据建筑信息模型可视化特性进行信息化建设，使管理决策更加科学化、信息化、自动化及标准化，并在提高建筑工程施工效率的同时，大大减小施工中的安全风险。

具体来说，在施工准备阶段基于公司总结的统一化、标准化安全防护要求，将各类常用的安全防护设施制成 BIM 技术族库。再利用 BIM 技术进行模型漫游，确认临边洞口、重大危险源及其他安全隐患。随着工期的逐步推进，提前进行各类安全防护的布设，再利用三维交底指导现场布设安全防护设施。

4. 施工技术管理

图纸管理作为现场施工技术管理的主要工作，其工作内容主要包括图纸会审、图纸变更、现场图纸问题协调沟通及相关资料的归档等工作。由于工程项目周期长、变更多等因素影响，图纸管理过程中存在整理表单工作量大、容易遗漏，过程资料不全等问题。此外，利用 BIM 技术平台实时关联图纸、变更模型，可大大提高施工技术管理效率。

5.2.7.2 BIM 技术在施工进度管理中的应用

引入 BIM 技术信息化共享平台解决了施工组织过程中存在的问题,透明化、具象化项目施工进度,合理利用资源。平台通过从项目部采集相关进度计划,再将进度计划与相应模型构建进行关联,从而达到动态查看整个质子治疗项目施工过程及某一时间节点计划完成形象进度的目的。再结合对比现场实际形象进度,分析验证施工进度是否存在滞后情况,根据分析结果加强对滞后部位的进度监管及资源调配。借助 BIM 技术信息化共享平台可降低施工成本和工期损耗,在最大范围内实现资源的合理利用。

5.2.7.3 BIM 技术在施工成本管理中的应用

基于 BIM 技术的成本管理,可以利用建筑信息模型直接输出项目材料的名称、型号、工程量等信息。再在通过建筑信息模型获取的基础信息中增加工程预算信息,即可形成预算信息模型。然后通过 BIM 技术平台将预算信息模型与工程进度模型相结合,即可实现动态成本管理。

另外,对比建筑信息模型理论工程量、现场实际工程量及合同工程量,实现三算对比,能够及时掌握项目成本,为制定精确的人、材、机计划提供可靠的数据支持。

5.2.7.4 BIM 技术在材料管理中的应用

在对建筑施工材料进行管理时,综合施工材料的各个阶段,为实现更加精细化管理,可利用 BIM 技术,并结合 BIM 技术信息化共享平台。在 BIM 技术信息化共享平台中,纵向指令为当前项目情况的划分,例如可将其划分为项目 A、项目 B 等;横向指令可以参考各项职能划分,按照工程技术部、合同管理部等分类对所涉及的施工材料进行分类。利用 BIM 技术可实现在线上对各类工程文件内容的浏览,借助 BIM 技术信息化共享平台对各类施工材料资源信息的实时展示,进一步提高对施工材料的管理效率。

采购阶段在利用 BIM 技术对材料采购计划进行制定时,应当结合 BIM 技术信息化共享平台的数据信息、WBS 工作分解编码以及施工进度计划等相关信息,将上述要素进行有效关联,以此实现对施工材料质量管控的同时,对具体的施工项目和施工成本、进度等进行控制。在确定采购阶段的施工材料采购计划后,可借助 BIM 技术将合理的材料采购计划作为基础,对材料的供应商进行选择。

应根据施工材料采购计划需求,做好施工材料的出入库,材料在出入库阶段,其验收都是施工材料数据和质量管控的关键步骤。在管理过程中,应当做到及时清点、确定记录信息等,为了确保在管理时不会出现人为造成的管理精度降低问题,上述各项管理操作均在 BIM 技术信息化共享平台中完成。应借助 BIM 技术信息化共享平台的数据录入端口,将各类施工材料在入库阶段的外观验收、数量验收以及质量验收进行同步结合。应针对施工现场的数据进行采集,并将其上传到平台中。

5.3 BIM 技术在质子中心运维中的运用

在质子中心项目建设过程中运用 BIM 技术,从建筑物诞生开始,为建筑物整个生命周期提供可信赖的、共享的知识资源,实现建筑生命周期各种信息的集成,为建筑建造过程中的各参与者（如建筑师、结构师、建造师等）之间提供相互协作，方便对数据信息进行更新或修改等处理。BIM 技术能对建筑物理和功能特性进行数字式表达，通过图形化及列表的形式对质子中心各类建筑空间数据进行归档管理，可用于展现空间布局，各科室分级和组成以及人员分布。分类汇总空间层级、空间编码、空间类别、空间类型等信息，以及人员分布和使用情况，为能耗管理、空间成本分析、数据决策分析提供依据。同时，充分利用 BIM 技术系统的可视化展示功能，展示各设备系统的区域分布模型和楼层分布模型，提供直观的三维空间信息，包括提供建筑、空调通风、给排水的系统信息，以及各区域各楼层的消防报警控制设备的分布，门禁系统的分布，安保监控点的分布，可实时调用各监控点和设备控制点的监控图像等。

此外，BIM 技术能为质子中心提供高效的设备运维管理。基于 BIM 技术的设备信息模型贯穿设备的使用、维护、维修等各生命周期子过程，是螺旋式的信息管理过程。在各种跨专业业务信息系统的基础上，通过对数据的抽取、清洗、转化和加载，根据管理分析、效率分析、能源分析等主题，建立以节能降耗和提升效率为宗旨的计算方法。

运用 BIM 技术运维管理，结合人工智能、大数据、5G 传输等技术，将各个指标从多个维度直观、动态地展示给质子中心各级管理者，实现系统控制的现代化和管理的可视化，及时解决空间变换、调整带来的管理问题，以及利用形成的空间房间手册进行固定资产统计管理，利用定位和导航技术进行设备设施故障定位和实现 3D 浏览等，从而加速推进质子中心管理实现规范化和标准化。

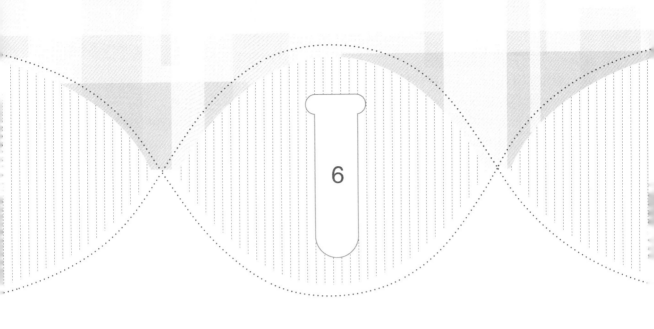

质子治疗中心建设管理与协作

6.1　建设程序管理

6.1.1　质子治疗中心建设程序的全过程

质子治疗中心无论是独立运营还是依托综合医院或肿瘤专科医院运营，都应作为医疗建筑进行建设管理。在此基础上，质子治疗中心作为以先进医疗设备为核心的医疗建筑相比于一般民用建筑在整个建设全过程中有一些特殊的建设程序。

质子治疗中心建设的全过程从项目策划立项到交付使用，要经历很多繁杂的程序节点。这些程序节点大致可以分为三个阶段。

6.1.1.1　总体发展规划和立项阶段

第一阶段是总体发展规划和立项阶段，该阶段是建设程序中的准备阶段。

总体发展规划是医院或医疗集团根据《全国医疗卫生服务体系规划纲要（2015—2020年）》和地方医疗卫生发展规划结合自身事业发展规划、地区医疗业务需求分析等制定的医院或医疗中心的发展建设规划。发展建设规划跨度可以是二十年、十年这样的中长期规划，也可以是五年、三年、一年这样的短期规划。总体发展规划主要的目的是确定医院或医疗机构在总体发展规划下是否包含建设质子治疗中心的建设计划和投资计划，并且与《全国医疗卫生服务体系规划纲要（2015—2020年）》和地方医疗卫生发展规划不相违背。

立项是以项目建议书的编制开始，具体到质子治疗中心，建设主体应依照国家对卫生事业发展的方针政策及当地区域卫生中长期发展规划，结合医院自身发展的必要性和可能性，对质子治疗中心建设的功能定位、社会效益、建设规模、投资预算及资金来源等方面进行初步估算。项目建议书应尽量准确，以保证后续建设规模和投资能够支撑项目建设，满足国家相关规范的指标要求。因此项目建议书需要建设单位委托有资质的咨询公司或设计单位进行编制，然后向相应的发改部门上报。质子治疗中心项目建议书获得发改部门的批复才算项目正式成立。质子治疗中心是以质子治疗设备为核心的医疗建筑，区别于其他医疗项目，更重要的是质子放射治疗系统作为甲类大型医用设备配置是否能获得许可，只有获得配置许可，质子治疗中心才算名副其实。该程序节点是整个建设程序的重难点，本章后续篇章将重点阐述。

质子治疗中心正式成立之后可以办理选址意见书，进行土地预审（初审）、环境影响评估等工作。质子治疗是先进的肿瘤放射治疗技术，但其设备对建筑环境要求很高，也应谨慎考虑其对周边环境的影响。因此在选址中应充分考虑质子治疗中心建设用地的环境、交通、服务半径、医疗基础等因素，且质子治疗是具有较高能量的放射性治疗手段，环境影响评估更应慎之又慎，6.1.2 节将作为重难点展开阐述。

在完成以上工作之后可以针对质子治疗中心的建设规模、投资金额、主要技术指标等进行可行性研究报告的编写。质子治疗中心因为设备复杂，建设条件苛刻，往往需要高额的工程建设费和医疗设备购置费。因此在可行性研究报告中应该充分论证项目的经济效益和社会效益，当然质子治疗中心作为造福民生的工程，应着重分析其社会效益。可行性研究报告编制完毕后上报发改部门，发改部门会组织专家对该报告进行评审，评审反馈修改通过后，会获得相关部门的批复。该环节为立项阶段的主要环节，意味着该项目获得了合法的建设身份。需要注意的是，可行性研究报告需要配套建筑设计方案，特别是发展改革委审批的项目，方案深度以准初步设计为要求，除了建筑体量造型之外，建筑平面达到二级医疗流程设计深度。

医疗建筑不同于其他建筑，在此阶段完成以上内容后，可以向卫生行政部门提出申请，取得"设置医疗机构批准书"。根据《医疗机构管理条例》第二章规划布局和设置审批中第十条规定，申请设置医疗机构，应当提交下列文件：设置申请书；设置可行性研究报告；选址报告和建筑设计平面图。目前大多数质子治疗中心的建设都是依托已有的医疗机构（综合医院、肿瘤专科医院等），可以免去此流程，但未来随着质子设备国产化和普及化，应该会有独立的质子治疗医疗机构。

6.1.1.2 规划设计阶段

第二阶段是规划设计阶段。规划设计阶段包括项目概念性方案设计、办理建设用地规划许可证、进行地质勘探、进行建筑方案设计、办理建设工程规划许可证、初步设计与概算、抗震审查、医疗卫生审查、核技术利用环境评价、放射防护预评价、施工图设计与预算、财政投资评审等内容。

质子治疗中心在以上建设流程中特别重要的是核技术利用环境评价和放射防护预评价，这两个流程节点将在 6.1.2 节作为重难点展开阐述。

质子治疗中心的概念性方案设计可以委托有资质和经验的设计单位进行编制，也可以采取公开招标或设计竞赛的方式进行方案比选。该阶段仅供建设单位选取建设方案的方向或上报相关主管部门决策。需要注意的是，该方案不应与可行性研究报告中的方案相违背，应在可行性研究报告方案的基础上深化推敲。

质子治疗中心的建设单位持立项批复和用地预审意见向规划部门提出建设用地规划许可申请。规划部门依据该区域控制性详细规划核定拟建质子治疗中心用地的位置、面积、允许建设的范围，核发建设用地规划许可证，提供规划条件。之后建设单位向国土房管部门申请办理建设用地划拨手续，按规定缴纳有关税费，领取建设用地划拨决定书和建设用地批准书，然后申请土地登记，领取国有土地使用证。

质子治疗中心的建筑方案设计是在完成立项，规划部门提出用地红线和规划条件的基础上进行，主要完成质子治疗中心的规划方案和单体方案的设计。规划设计方案（总平面图）经规划部门批准盖章后生效，获批后的规划设计方案主要技术指标栏中体现用地面积、总建筑面积、容积率、建筑密度、单体建筑面积及设计床位等技术指标。在建筑方案设计之前，除了规划部门提出的用地红线和规划条件之外，还有很多相关的建设要求和技术要求需要明确。建筑方案设计一旦完成并报规划部门批准后，规划指标将被锁定，前置条件发生变化若影响到规划指标的调整将无法实现，在实际工程中常常因此重新报建筑设计方案。需要特别注意的是，建设要求和技术要求包括：人防、海绵城市、绿色建筑、装配式建筑、建筑节能与可再生资源利用、光伏发电等。针对这些建设要求和技术要求，应尽早与相关部门进行沟通确定执行标准。

从进行建筑方案设计到初步设计与概算再到施工图设计与预算，是质子治疗中心设计的核心阶段。质子治疗中心的建筑设计还有一个特别之处，即建设设计及质子治疗室数量与类型、质子产品参数、质子设备型号有密切的关系。因此不同于其他放射性设备的建设流程（大部分放射设备都是在工程建设完成后进行医疗设备的招采），质子治疗中心的建设应尽早明确质子设备的选型，完成质子设备的招采，质子设备供应商提前介入建筑设计环节，避免建设完成之后，建筑工程与质子设备不相匹配。正因为质子治疗设备特殊，质子设备供应商提前参与，质子治疗中心设计主体有多种组合方式：方式一，以质子设备供应商为主体。质子设备供应商不仅提供设备还提供配套的建筑设计。方式二，以设计单位为主体。质子设备供应商提供设备场地设计指导文件，设计单位遵照场地设计指导文件的同时进行综合建筑设计。方式三，以设计施工总承包为主体。由设计施工总承包单位统筹设计部门和质子设备供应商进行设计施工工作配合。

质子治疗中心是利用质子治疗设备进行放射性治疗的地方，因此医疗工艺的设计和医疗卫生审查也是质子治疗中心比较特殊的环节。医疗工艺是医疗流程和医疗设备的匹配，以及其他相关资源的配置。医疗流程设计应符合质子医疗服务的程序与环节，并与质子设备配置条件相适应。医疗卫生审查是根据《医疗机构管理条例实施细则》中的相关要求进行医疗流程的专项审查。医疗卫生审查建议在初设完成前后同时进行，在此阶段设计深度能够反映出医疗工艺设计的大部分信息，能够为卫生审查提供基本的审查内容。另外，初步设计完成之后会马上铺开进行施工图设计，此时确定医疗工艺设计的准确性能避免后续设计中的反复。

最后在该阶段，完成施工图设计和预算，提交施工图审查并为后续施工提供技术基础。施工图设计阶段较前几个阶段设计周期长、涉及内容广泛，主要包括勘察设计审查（地勘、基坑支护）、施工图设计审查（建筑、结构、水暖电）、人防设计审查、消防设计审查、抗震设计审查等环节。

6.1.1.3 施工与设备安装阶段

第三个阶段是施工与设备安装阶段。质子治疗中心的施工阶段通常包括监理招标、施工招标、办理建设项目施工许可证、施工图交底和图纸会审、项目施工和项目决算。因质子治疗中心在施工阶段程序的节点与其他建筑类似，本章后续篇幅将针对施工质量控制做重点说明，此处不再赘述。

第三阶段中较为重要的是质子设备安装及施工配合。质子设备安装需要提前准备。首先在施工入场之前做场地布置设计时就应提前考虑好质子设备暂存及吊装场地的布置。既要确保安装方案可行，又要结合施工时序，避免设备到场后还存在场地占用或需要应急腾退等事情的发生。其次在施工过程中，设计方、施工方及设备供应方应建立持续、有效的沟通机制。在每个重要节点，设计方、设备供应方应提前做好图纸交底工作，施工方应先认真读图再进行施工。质子治疗系统的防护有很多不可逆的施工，例如大体积混凝土的浇筑。在此类节点之前，应组织各方到现场进行施工前的预留、预埋确认，在各方认可后方可进行施工。质子设备进场后，安装过程应先由各方一同对安装路径及方案进行会诊，做好安装计划，并严格执行。在设备安装后，施工方应按照设备供应方的要求对现场进行保护直至验收和试运营。

本阶段收尾是竣工验收。一般建设工程该阶段包括质量监督、安全监督、竣工验收及保修、审计备案、交付使用等内容。医疗机构不同于其他类型的建筑，在此阶段会多一个"医疗机构执业许可证"办理的节点。根据《医疗机构管理条例》相关要求，医疗机构执业，必须进行登记，领取"医疗机构执业许可证"。申请医疗机构执业登记，应当具备下列条件：有设置医疗机构批准书；符合医疗机构的基本标准；有适合的名称、组织机构和场所；有与其开展的业务相适应的经费、设施、设备和专业卫生技术人员；有相应的规章制度，能够独立承担民事责任。《医疗机构基本标准》由国务院卫生行政部门制定。其主要内容包括对应等级的医疗机构应设置的床位、科室设置（含临床科室以及科室）、人员配置、设备。因此在设计和施工过程中只有严格遵守相关要求，才能确保建设工程满足医疗机构基本标准。目前该标准中的医疗机构名录包括综合医院、肿瘤专科医院，并没有专门针对质子治疗中心的医疗机构。但质子治疗中心建设的基本条件是质子治疗设备配置的许可，根据我国甲类大型医用设备配置许可评审标准，能够申请质子放射治疗系统的机构都必须是取得医疗机构执业许可证 3 年以上的单位。

6.1.2 质子治疗中心建设程序中的重难点

6.1.2.1 质子设备作为甲类大型医用设备的配置许可申请

质子治疗中心最为核心的部分是质子放射治疗系统。而质子放射治疗系统在国内是作为甲类大型医用设备进行统一的规划和配置。甲类大型医用设备配置许可的申报工作需要按照《中华人民共和国行政许可法》《医疗器械监督管理条例》《大型医用设备配置许可管理目录（2023 年）》《大型医用设备配置与使用管理办法（试行）》《甲类大型医用设备配置许可管理实施细则》以及国家对当下大型医用设备配置规划的相关通知和文件要求。一般每年会开放 1～2 个月的申报窗口期，以 2020 年为例，申报时间是 2020 年 10 月

30 日至 12 月 31 日。申报单位可以按照《甲类大型医用设备配置审批服务指南》《甲类大型医用设备配置许可申报须知》《甲类大型医用设备配置许可评审标准》等相关要求提交申请材料。质子放射治疗系统等甲类大型医用设备申请的受理机构是国家卫生健康委政务大厅，决定机构是国家卫生健康委员会。

首先审批数量是依据当时当轮甲类大型医用设备配置规划确定。例如 2018—2020 年甲类大型医用设备配置规划中明确质子放射治疗系统：华北 2 台，东北 1 台，华东 2 台，中南 3 台，西南 2 台，西北 0 台。在满足甲类大型医用设备配置规划的基础上还应符合甲类大型医用设备配置准入标准。

质子治疗中心质子放射治疗系统设备配置许可证办理流程如图 6-1 所示。

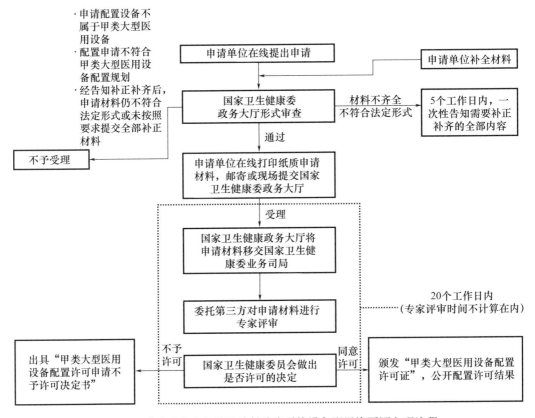

图 6-1　质子治疗中心质子放射治疗系统设备配置许可证办理流程

在办理流程中，国家卫生健康委政务大厅会将申请材料移交国家卫生健康委业务司局，并委托第三方对申请材料进行专家评审。质子放射治疗设备对应的评审标准分为三类：第一类是现有公立医疗机构申请质子放射治疗系统评审标准（取得医疗机构执业许可证 3 年以上，含 3 年）；第二类是新建医疗机构申请质子放射治疗系统评审标准（取得医疗机构执业许可证 3 年以下，不含 3 年）；第三类是现有社会办医疗机构申请质子放射治疗系统评审标准（取得医疗机构执业许可证 3 年以上，含 3 年）。每一类都从功能定位、临床服务需求、技术条件、配套设施、专业技术人员资质和能力、质量保障 6 个方面的评审指标进行申报材料的对应评审。

现在暂时不允许新建社会办医疗机构申请质子放射治疗系统（取得医疗机构执业许

可证 3 年以内的，不含 3 年）。满足评审标准并通过后，国家卫生健康委员会做出同意许可的决定并颁发"甲类大型医用设备配置许可证"，公开配置许可结果。需要特别注意的是，获得配置许可后都需要在 3 年内完成设备采购和安装。

以上流程是国家卫生健康委员会目前针对质子放射治疗系统的申报要求，后续可能发生一些变化，可登录国家卫生健康委员会官方网站查询项目申报时的具体要求。

6.1.2.2 质子放射治疗设备作为放射类医用设备的环境评价和放射防护评价

质子放射治疗设备是具有较强放射性的医用设备。质子放射治疗设备在运行过程中会产生瞬发的高能辐射。因此在一般项目的环境评价基础上，还需要针对核技术利用进行特定的环境影响报告。核技术利用的环境评价不同于一般的常规环评，它与质子放射治疗系统的很多技术参数紧密相关。另外，因为质子放射治疗系统有可能对操作人员造成职业病危害，因此，必须针对质子治疗中心进行职业病危害放射防护预评价报告书的编制。

针对质子放射治疗设备的核技术利用环境评价和放射防护评价都与设备参数有直接关系，需要设计单位和质子设备提供商与编制单位进行充分的沟通，并且最终落实好具体的环境处理和防护构造措施。在后续施工中，应严格按照环境评价和放射防护评价中明确的措施实施，最终也应按此进行工程验收。

6.1.2.3 质子放射治疗设备对建筑施工的严苛要求

质子放射治疗设备精密复杂，设备体积和质量较大，又加上其具有放射性的特点，对建筑条件有繁复的要求。首先，质子放射治疗设备较为精密，在设计施工中都需要对建筑基础的变形、振动进行严格的控制。其次，质子放射治疗设备管线较多，很多管线还需要穿越超厚的大体积混凝土墙板，需要对大型预埋件进行高精度的设计和施工。因为高能量辐射的原因，质子放射治疗设备都需要安装在大体积超厚混凝土的土建之内，大体积超厚混凝土的施工、养护后裂缝控制也是重要的核心技术。加上质子放射治疗设备较大的体积和质量，设备的运输和吊装对施工都提出非常严苛的要求。

6.2 项目进度控制

6.2.1 时间计划编制建议

项目进度时间计划应根据质子治疗中心的建设程序中的重点节点进行分阶段编制。

在前期项目总体发展规划和立项阶段应充分考虑项目建议书和可行性研究报告的编制时间。项目建议书和可行性研究报告是项目建设规模、投资额度确定的重要时期，因充分论证项目各方面的效益和可行性。针对质子放射设备的特殊性，要与甲类大型医疗设备配置规划相符，并做好工程建设和设备配置两条工作路线的计划。因此前期阶段应预留充分，避免因为立项阶段工作不扎实导致后续工作不停修改，反复不前。例如可行性研究报告发改部门批复项目的参考依据，一定要对质子治疗中心的建设规模、建设内容、投资金额等主要技术指标进行慎重的考虑，数据偏差较大会给立项批复或最后的竣工审计带来麻烦。

在规划设计阶段，可以采用 EPC（设计工程总承包）模式，即"设计、采购、建造"相结合的承建模式，也被称为"交钥匙"模式。与设计总承包相比，它增加了承接单位服务的纵深和跨度。由工程总承包牵头人组织协调，将勘察、设计、施工各部分组成一个整体，可以解决勘察、设计、施工等环节中存在的突出矛盾。其最大优点是减少中间环节，把人、财、物最佳组合到建设项目实施中去，更有效地控制投资、缩短工期。同时应注意 EPC 模式对总承包单位的综合能力是较大的考验，需要甄选实力较强的单位。

除此之外，在规划设计阶段应明确相关的建设要求和技术要求。需要特别注意的是，建设要求和技术要求包括人防、海绵城市、绿色建筑、装配式建筑、建筑节能与可再生资源利用、光伏发电等。针对这些建设要求和技术要求，应尽早与相关部门进行沟通，确定执行标准。

在规划设计阶段的初步设计和概算编制工作也是时间较长的部分。

每个项目根据相关要求不同，有的需要进行初步设计方案评审。初步设计评审会根据项目的重要程度在当地市住房和城乡建设委员会组织方案评审或上报省住房和城乡建设厅组织评审。根据评审会专家评审意见，设计单位将修改图纸和设计回复限期回复给住房和城乡建设部门，等待初步设计方案及概算的批复。初步设计审查一般由地级市及以上住房和城乡建设主管部门或发展改革委组织，聘请医院相关专业专家进行评审。建设单位在当地住房和城乡建设主管部门开具证明，将相关规划及政府批文、初步设计图纸及文本、地质安全评价报告、经审查合格的地质勘察报告等上报评审会评审。有的项目并没有强制需要进行初步设计评审，但应进行概算的审核。初步设计的设计深度能支撑建筑经济完成相对准确的概算。根据初步设计或技术设计编制的工程造价的概略估算，是初步设计文件的重要组成部分。其特点是编制工作相对简略，无须达到施工图预算的准确程度。在我国，经过批准的设计概算是控制工程建设投资的最高限额，建设单位据以编制投资计划，进行设备订货和委托施工；设计单位作为评价设计方案的经济合理性和控制施工图预算的依据。目前初步设计审查流程如下：由建设单位将设计单位初步设计的图纸提交发展改革委，发展改革委审查确认后提交住房和城乡建设局，住房和城乡建设局针对图纸开展多部门联合审查，只有与审查合格的图纸相匹配的项目概算才可以提交财政局进行审查。整个过程时间为 1 个半月至 2 个月。

另外，目前绝大多数的医疗项目均需要进行抗震审查。抗震审查需要以地震安全评价报告作为建筑设计的基础设计资料。地震安全评价报告编制一般需要 1 个多月的时间。

施工图设计阶段较前几个阶段设计周期长、涉及内容广泛，主要包括勘察设计审查（地勘、基坑支护）、施工图设计审查（建筑、结构、水暖电）、人防设计审查、消防设计审查、抗震设计审查等环节。根据当地消防部门要求，施工图设计审查完毕后才能进行消防设计审查，审查周期很长，从设计单位提交施工图审查图纸到最后拿到各项审图合格书，最快也要 50 天时间。拿到施工图设计审查合格书、消防设计审查合格书后方可办理建设工程规划许可证。

以上是从项目立项到施工图设计完成的过程，从此节点之后质子治疗中心的建设就从规划图纸阶段转向施工阶段。施工阶段是整个项目进度的主体，占绝大多数的时间。

施工阶段的进度控制首先要考虑质子治疗中心的特殊性，以及以质子治疗系统这种大型医疗设备为核心。因此在施工计划制定时应充分考虑设备采购及到场时间，施工计划能对应上设备安装计划的时间点，确保设备不再现场暂存时间过长。特别要注意质子放射设备从获得配置许可到设备采购和安装必须在 3 年内完成，因此整个时间计划编制必须满足该要求并应留有一定的富余。

在施工计划的编制中应尽量分段、分化整体施工，并做好每一个分支任务的时间轴。首先可以根据土建、设备安装、内装及外立面安装等进行大体分段。在每个大体分段中应尽量细化工作，例如土建部分可以分为基础、设备区域、一般区域、大体积混凝土等。

6.2.2　进度控制要点

进度控制要点应针对项目时间计划编制中的重难点进行重点把控。与其他医疗设备相比，质子治疗中心还应满足质子设备到场安装计划的要求。因此应首先根据质子设备到场安装时间节点进行倒排计划，明确各阶段工作重点，制订完整的施工计划表，充分考虑设备安装的准备工作。

进度控制要点一：质子供应商应尽早介入，尽快提供设备场地指导文件。质子治疗中心的设计和建设始终是围绕质子放射设备开展的，设计单位尽早获取准确的场地文件，能较为准确完整地考虑设备条件，提供相应的设计方案，避免在设计阶段反复试错和修改。设计先行确定的内容越多则很多后续施工的准备工作就可以提早开展。

进度控制要点二：重点控制可控环节，为不可控环节预留充分的时间。在质子治疗中心的建设过程中，有些程序节点是相对固定、较为可控的。针对这类工作应制订详细准备的时间进度计划并严格执行。对于建设程序中涉及的各类审批和审查，程序不可控应提前预留充分的时间。例如针对核技术利用环境评价报告和职业病危害防护评价报告的编制和审批就应该预留充分的时间。该阶段工作涉及编制的内容繁杂，又需要对各类防辐射构造措施进行选择和评估，评审是否通过也是不可控因素，因此建议为该节点预留充足的时间。

进度控制要点三：采用建筑信息模型（BIM）技术。质子治疗中心建设因设备原因，空间和设备管线关系复杂。采用一般的二维设计指导施工很难准确和较早地发现设计中存在的问题。因此采用 BIM 技术设计提前进行管道综合、空间规划并以此指导施工和运维能极大地提高整个建设过程的准确度，避免施工过程中发现问题再变更修改，出现一边施工、一边修改的双边问题。

6.3　建设质量

因为核心的质子放射治疗设备精密、复杂，且具有放射性防护的需求，因此质子治疗中心建设项目是一个具有极为特殊功能的医疗建筑，项目除了具有一般医院功能众多、流程复杂、专业系统与设备条件复杂和环境安全要求高等特点，还有辐射防护要求高、设计安装精密度要求高、设备运行保障系统复杂等特殊要求。再加上质子放射治疗系统作为国内比较少的医疗设备，往往不被大家熟知，一般的设计团队很难掌握质子治疗中心的医疗流程和工艺条件。这就对设计质量管理提出了极大的挑战。

设计质量管控重点一：加强参建单位协同合作。

质子治疗中心的设计特点之一是参建单位较多，需要多方高度的协调、合作。首先质子设备供应商在前期设计阶段的作用相当大。质子放射设备的型号、参数差别较大。要让建筑方案合理、流程合规，设计方案团队必须在设计之初就充分熟悉质子放射设备的相关要求，在前期概念方案中就融入质子设备供应商提供的场地指导文件。在后续初步设计和施工图设计中，参建各单位应形成固定的例会沟通制度，设计单位讲解图纸设计意图，并与设备供应商针对设计中的问题进行讨论，并确定出各方都认可的解决方式。

设计质量管控重点二：落实设计工作重点。

质子治疗中心的设计重难点都是围绕质子放射设备展开的。除了核心的设备区域，质子治疗中心与一般的医疗建筑差别不大，有些独立存在的质子治疗中心甚至更为简单。这些内容可以按照一般医疗建筑设计的方式正常推进。而围绕质子设备的核心区域应梳理工作的重难点，并将设计计划中的大量时间和精力投入其中。比如在质子治疗中心的设计中应重点关注辐射屏蔽安全的构造措施，重点关注质子设备运行的建筑环境，重点关注质子设备复杂的管线综合，重点关注质子设备的运输安装场地，重点关注大体积混凝土结构的变形控制，重点关注大体积混凝土的施工工艺，重点关注大体积混凝土内的预留预埋构件，重点关注质子治疗中心辐射废气、废物、废水的处理，重点关注因为质子设备特殊性带来消防方面的问题等。在设计过程中形成阶段性的重点课题逐一攻克落实，才可保障最后的设计成果质量合格，细节过关。

设计质量管控重点三：以综合技术控制工程造价。

质子治疗中心建设土建工程构造复杂，要求精细，土建工程投资比较高。因此需要综合性的技术控制才能平衡需求和造价之间的矛盾。质子治疗中心是以医疗设备为核心、以医疗工艺流程为设计内核的医疗项目。但建筑设计毕竟是一个体系性的工作，建筑最终的落地实施还需要解决好建筑空间、消防、设备等方方面面的实际问题，而这些问题与医疗功能、流线关系之间紧密联系又相互制约，在设计过程中，需要根据实际情况设定优先级，处理好彼此之间的关系，甚至在某些方面做出适当的牺牲，通过合理的综合技术分析，实现各方面的整合和平衡，确保最终的实施落地。在设计过程中应制定详细的建造标准，在核准建造标准对应的工程概算能满足控价要求的前提下，后续设计应以满足建造标准为第一原则，在方案设计、初步设计、施工图设计中反复验算造价是否满足限额要求，不满足的通过更改施工工艺、采用低技高效的技术措施，以此达到既好又省的设计目的。

6.4　施工质量

6.4.1　质量控制要点及指标要求

为了满足质子设备运行使用功能，提出建设施工之类控制标准，见表6-1。

表 6-1　质子中心质量控制重点及指标一览表

序号	控制重点	指标要求
1	辐射防护功能	混凝土密度>2350kg/m³（以设计为准），混凝土无贯通性裂缝
2	沉降控制	10m内差异沉降<0.2mm/a
3	建筑公差控制	回旋加速器结构容差<±1cm、束流通道平整度偏差<2mm
4	预埋件精度控制	精度偏差横向<±10mm，纵向<±5mm，倾斜度<2mm
5	振动控制	最大振动速率<100μm/s
6	预埋管线精度	管口精度偏差<±5mm
7	工艺冷却水	最大电导率≤2μS/cm
8	稳定供电	应急电源立即启动在15s内可投入正常带负荷运行，谐波治理频率范围达到2~61次谐波

6.4.2　质子工程施工质量管控措施

6.4.2.1　防辐射混凝土结构

质子区大体积混凝土结构需要满足质子辐射屏蔽功能，主要通过混凝土的尺寸和密度来实现，同时应杜绝结构裂缝导致的辐射泄漏。

1. 配合比设计

针对混凝土密度，通过优选高密度骨料、调整混凝土骨料级配及掺量、优化工作性能、保证结构均质密实等方面进行管控。

控制大体积防辐射混凝土裂缝，在满足重度的前提下，提高粉煤灰等矿物掺和料的含量，降低放热峰值和放热总量，并延缓峰值出现的时间，从而减小大体积混凝土温度裂缝产生的风险。

2. 分阶段施工部署

质子中心核心区域均为大体积混凝土结构，大体积混凝土结构裂缝成因主要包括较大的温度梯度导致的温度裂缝和超长结构一次性浇筑易引发的收缩裂缝。施工中通过合理部署分层分段进行浇筑，可以降低单次浇筑用量，留出一定的间歇时间使先浇筑的混凝土充分散热，同时分段浇筑可减少各段混凝土拉应力，从而避免开裂。

3. 混凝土温度控制

采取施工措施降低混凝土各种原料温度，罐车覆盖车衣加强运输过程温升控制，调整施工安排，合理选择环境温度较低的夜间进行浇筑，综合控制混凝土入模温度，从而降低温度峰值和温度梯度。

运用自动测温设备实时对混凝土内部温度进行监控，及时反馈混凝土内部温度变化，设定预警值，对测温数据进行分析，配合现场及时采取适宜的养护措施。

6.4.2.2　建筑结构沉降控制

在对PTE进行安装和对齐后，对于操作PTE产生的建筑最大差别沉降使用特殊规定，超过10m长度的差别沉降<0.2mm/a。

1. 沉渣厚度控制

桩端沉渣形成的软弱层不仅会造成沉降量增加，使结构发生不均匀变形，而且会加大桩侧阻力。

针对桩端沉渣控制，通过专用清渣斗一次清孔，正反循环法二次清孔进行清底。应用沉渣仪对沉渣厚度进行精准判定，复核要求后快速浇筑，确保沉渣可控。

2. 持力层准确判定

桩基工程中传统岩层判定方式为经验辨识，不准确的判定将导致桩基承载力出现偏差，从而造成差异沉降。

应采用"一桩一探"的"超前钻"方式在桩基施工前对基础岩层特性进行准确判定。除此之外通过超声探测技术、超声回弹综合法检测土质强度，对基岩土质进行快速、准确判断。

3. 泥浆稳定性控制

在桩基础施工过程中，确保孔壁稳定性，一次成孔是质量重要的管控点，通过改善护壁泥浆的性能来实现孔壁稳定的目的。

泥浆选用优质泥粉或膨润土进行造浆，严控施工和清孔期间泥浆相对密度、黏度、含砂率等关键指标，保证孔壁的稳定和清孔的质量。

6.4.2.3 建筑容差控制

质子工程建设对质子区结构舱室、房间拐点、坑底尺寸等空间有详细、准确的要求，同时为满足精密设备使用功能，应严格控制结构尺寸，如束流通道平整度偏差小于2mm。

1. 空间尺寸控制

识别质子工程空间尺寸参数，编制"房间表"，在施工过程中逐项复核相应指标，确保满足设计要求。

采用增加模板支撑体系刚度或应用定型化模板等方式，严控结构完成质量，控制尺寸偏差。

2. 超平地面控制

针对束流通道地面平整度，采用独立支架系统进行导轨定位，在混凝土浇筑前复核平整度满足要求。

加密通道测区，采用精密仪器在混凝土浇筑过程中每500mm进行一次标高复核，保证结构尺寸处处受控。

混凝土初凝前，对混凝土进行二次抹压，进行表面平整度精确调平。

6.4.2.4 预埋件精度控制

质子区结构水平和竖直方向均埋设大量预埋件用以安装和固定设备。预埋件精度要求横向小于10mm，垂直小于5mm，最大倾斜度小于2mm。

1. 精密加工

采用高精度设备对预埋件进行精密加工，加工精度控制在0.03mm确保生产预埋件的质量、精度达标。

2. 测量校核

初始测量采用高精度设备准确定位，利用激光跟踪测量系统和摄影测量系统（V-STARS系统）校核，提高测量的准确性。

从防线定位、埋件固定、钢筋绑扎、模板安装、混凝土浇筑前复测、浇筑过程复测、初凝前复测、设备安装前复测等全过程复核监控，及时调整偏差，确保最终精度可控。

3. 可调节措施

预埋件安装采用定位胎具及微矫纠偏技术，控制埋件偏差≤1mm。

将部分预埋件优化为预埋地脚螺栓，便于后期埋件安装调节，保证埋设精度。

6.4.2.5 建筑结构振动控制

质子中心项目在质子治疗过程中需保证环境的相对稳定，要求最大振动速率小于 $100\mu m/s$。

1. 外部环境控制

采用开挖隔振沟至基础底标高的方式控制外部振源对建筑结构的影响。

2. 内部环境控制

针对内部振源如机房、设备采用隔振地板、隔振基础等方式消减振动对结构的影响。同时在管道安装减振弹簧，降低管道振动的影响。

6.4.2.6 预埋管线质量控制

质子中心项目预埋管线数量大、系统多，设备供应商对预埋管线点位精度要求高，管口精度偏差＜5mm。

1. BIM 技术深化

应对复杂系统的密集型特殊管道预埋，通过 BIM 技术模拟施工，提前检查碰撞冲突、预演工序穿插，在符合设计要求的情况下一次成型。

2. 预埋管线定位及安装

支架的制作、场外预制、现场固定每一步都需要控制安装误差，为了减少后期混凝土浇筑和振动，在管道固定位置增加橡胶软垫缓冲部分振动导致的位移。同时优化下料口和振捣点，并且在混凝土浇筑前需要对所有管线进行必要的打压试验、灌水试验，抽检率为 100%，确保管线预埋前全部合格。

3. BIM＋3D 扫描复核技术

经过测量、扫描，得到施工现场真实的三维点云数据。将它与深化建筑信息模型精确配准复核，通过检测分析软件纠偏，保证点云数据模型整体精度（≤3mm），减小累计误差，提高复核精度。

6.4.2.7 工艺冷却水系统质量控制

针对质子工程，工艺冷却水系统内没有大于 $50\mu m$ 的粒子，部分回路去离子水的最大电导率≤$2\mu S/cm$。

1. 原材料选择

工艺冷却水系统水管采用厚壁不锈钢 316L 管道，法兰密封件采用全不锈钢垫圈，严格把控不锈钢原材料；生产中应采用净油脱脂工艺，保证管道内壁的清洁；出厂后做好成品保护，管道、弯头等配件两端需要安装塑料塞，防止运输等过程中有灰尘污染。

2. 焊接工艺选择

工艺冷却水系统管道连接采用氩弧焊接的方式，该焊接方式所焊焊件应力、变形、裂纹倾向小，焊缝致密、质量高。

3. 管道试压及成品保护

由于本工程管道需要预埋在混凝土内，且预埋长度较长，如果管道有漏点，无法修复，因此必须在现场安装后立即预试压。

预留管道需伸出墙面，预留接口需用保护盖盖住端口，防止混凝土浇筑污染管道。

4. 管道酸洗钝化

对工艺冷却水系统管道进行酸洗钝化处理，通过脱脂、酸洗钝化、中和、自来水冲洗、纯水置换等工艺，对回路管道进行酸洗钝化处理。

利用电感耦合等离子质谱仪（ICP-MS）对管路中水中残留的重金属离子进行检测，采用扫描式电子显微镜（SEM）和能谱仪（EDS）对不锈钢管壁钝化膜成分、形貌及厚度进行测试，确保去离子水最大电导率$\leq 2\mu S/cm$。

6.4.2.8 供电质量控制

为了保证质子设备运行稳定，要求任意一组变压器低压侧自切柜主电源失电时应急发电机立即启动，同时谐波治理频率范围达到2～61次谐波。

1. 发电机控制技术

借助两路常备电源及一路柴发电机来保证稳定供电，利用ATS系统控制三路电源自动切换，确保主电源失电时应急发电机立即启动在15s内可投入正常带负荷运行。

2. 供电设备有源滤波技术

针对供电情况，增设配套有缘滤波装置（APF）进行现场谐波电流治理，谐波电流畸变率由44％下降到4％左右，系统电压畸变率由治理前的3％降到1％，治理效果满足频率要求范围。

6.4.2.9 恒温恒湿空调质量控制

质子设备安装期间需提供稳定的空调系统，温度要求范围为17～26℃，湿度要求范围为所有区域＜65％，不凝结。

1. 冷热源系统优化

由于质子项目的特殊性，质子区需提前投入使用，因此将质子区管路与非质子区分开，提前施工冷冻机组至质子区管道，在非质子区机房水泵出口主管道上设置隔离阀门，使之与质子区相关系统物理隔离，实现质子区提前使用。

2. 现场临时封闭及临时空调措施

质子治疗系统安装阶段，建筑墙体及门窗并未施工完成，为保证温湿度要求，必须将质子区与外部进行空间隔离并设置临时除湿机及排风机，同时安排专职人员每日巡查，保证临时设备安全、正常运行。

6.4.2.10 BA控制系统质量控制

为满足恒温、恒湿要求，精密空调需要常年同时供冷供热，冬天需供冷，夏天需供热，同时由于质子区所有房间新风来自质子区屋面一台组合式空调机组，而不同房间温度恒定值不一样，因此BA控制系统要求较高。

1. 冷热源群控优化

根据项目实际情况，冷源系统分为夏季、过渡季、冬季三种运行控制模式，根据不同季节负荷要求，优化控制逻辑，负荷满足前提下做到节能、高效，同时设置故障报警及自动切换、设备轮巡等功能，保障质子区要求。

2. 设备控制工艺优化

冷源设备根据系统设定条件自动择优加减机组设备，单台设备的负荷加减由机组自身决定，系统设备投入数量由软件平台控制。泵组设备根据系统启动命令投入机组数量，一对一配套投入。冷却塔根据出水温度自动调整冷却塔风机运行台数及频率。

6.5 建设成本

6.5.1 建设指标

为了满足精密设备运行使用需求，质子设备供应商对工程建设提出严格的控制指标，建设方需要投入大量额外的资源保证指标的实现。

以某质子工程为例，对比其建设成本与当地造价站公布的同类工程造价指标（表6-2），工程材料用量指标见表6-3。

表 6-2 质子工程与同类工程建设成本对比

序号	项目	建筑面积（m²）	造价（万元）	造价指标（万元/m²）
1	某质子中心	约40000，其中质子区约4000	50000	1.25
2	常规医院综合楼	43512	22011	0.51

注：案例参考建设同期当地造价站公布的医疗综合楼造价指标。

表 6-3 材料指标对比

序号	原料	项目	建筑面积（m²）	材料用量	每平方米指标
1	钢筋	质子工程	40000	9437t	0.24t
2		其中质子区	4000	2828t	0.71t
3		常规医疗综合楼	43512	5180t	0.12t
4	混凝土	质子工程	40000	47271m³	1.18m³
5		其中质子区	4000	18530m³	4.63m³
6		常规医疗综合楼	43512	41168m³	0.95m³
7	模板	质子工程	40000	87600（接触面积）m²	2.24m²
8		其中质子区	4000	—	—
9		常规医疗综合楼	43512		

6.5.2 建设成本分析

6.5.2.1 钢筋工程

为了满足裂缝控制及抗震规范最小配筋率0.25%的要求，质子工程钢筋用量是普通医疗卫生建筑的2倍，其中质子区超过6倍，钢筋材料成本高。

质子区总建筑面积约4000m²，结构形式复杂，在小空间内进行密集钢筋工程作业，施工难度大、功效低、工时和人力成本高。

6.5.2.2　模板工程

为了满足质子辐射屏蔽功能和设备安装使用条件，质子区结构为大体积异型混凝土结构。墙板厚度超 2m，模板支撑体系需要将传统的钢管木方替换为 H 型钢/槽钢、重型盘扣式脚手架甚至钢支撑的形式进行支设，且周转率低。

质子区结构内饰面仅做部分环氧抑尘处理，无粗装修精装修工程修饰，因此结构混凝土观感质量要求高，工程建设通过投入刚度较大的覆膜模板、工具式定型化模板等措施保证成型效果，增加模板工程的建设成本。

6.5.2.3　混凝土工程

质子工程通过混凝土结构进行辐射屏蔽，混凝土结构应均质密实且满足设计密度指标，同时避免裂缝的产生。

针对混凝土密度要求，通过替换混凝土原材，掺入部分重骨料如铁矿石、钢渣的形式提升整体密度，部分辐射屏蔽薄弱部分要求混凝土密度超过 $3900kg/m^3$，需要优选特殊骨料进行混凝土配制，成本数十倍于常规混凝土。

混凝土工作性能通过对原材品质、级配的选择和混凝土整体配合比的优化进行控制，需要大量试验试配工作和优质材料的供应。

避免结构开裂主要通过混凝土温度应力的控制。应用覆冰、降低环境温度、拌和水加冰、车衣保温等一系列措施降低混凝土入模温度，配制低水化热混凝土，埋设监测装置实时对结构内部温度应力进行监测并同步调整养护措施，全方位控制质子区结构混凝土施工质量，建设措施成本远超普通医疗工程。

6.5.2.4　机电安装工程

质子工程需要精密埋设大量管线，同时为了满足辐射防护要求，管道在结构内需要进行 2～3 次直角拐弯。为了保证施工工期和质量，在场外对管道进行分解预制加固，场内吊装校准，同步进行打压等试验，最终 3D 扫描复核满足指标后方可浇筑混凝土。

质子工程水系统中工艺冷却水有严格的洁净度控制标准，以瓦里安为例，要求 1、2 号回路水电导率 $\leqslant 2\mu S/cm$。需要从管件选型、工艺优化、冲洗液调制到钝化膜检测全过程进行控制，建设成本有别于常规工程。

暖通系统为了满足质子设备安装和运行需要，需要配备独立系统控制舱室温度满足设备需求，精密空调的应用和调试都增加了建设成本。

质子工程用电同样有严格的限定，以瓦里安为例，不仅需要在突发情况下 15s 内切换备用电源，同时要求谐波治理频率范围达到 2～61 次谐波。因此需要额外增加备用电源、柴油发电机组和有源滤波装置，保证供电的稳定性。

6.5.2.5　装饰工程

质子工程装饰装修需配合质子设备的安装调试，质子区部门工作面需设备安装完成后进行移交，因此工序的不连续和工期的拉长同样增加建设成本。

质子工程装饰装修需要特殊的材料，如质子区要求专用防辐射环氧涂料进行结构的封闭。特殊材料的采购、施工、检试验均区别于普通工程，成本同样有很大差异。

6.5.2.6 管理投入

质子工程的施工质量直接决定了设备安装调试的进度和使用功能的完整，甚至影响使用的安全性。高效、合规、一次成优是质子工程的实施重点。

1. 管理团队配置

质子工程的建设不仅需要经验丰富、专业成熟的高水准管理团队，同样需要针对密集钢筋管线、一次成优等要求配备 BIM 技术深化团队，从设计出图、施工深化到后期运维均需依托信息化模型，参建各方的管理团队投入成本远超普通项目。

2. 平台应用

质子工程国外设备供应商需对设计功能和深化图纸进行审核确认，应用 Trello 云平台、E6 平台等软件依托信息化模型进行线上实时问题沟通和文件共享，以最快、最有效的方式解决难题，确保工程进度和设计意图的实现。

3. 平台应用

针对质子工程穿插施工、非常规采购和大量技术准备工作，应用 Oracle Primavera P6 进度管理系统从设计、采购、施工全生命周期对建设进度进行把控，应用 Trello 云平台进行线上多国各参建方实时问题交流，应用 E6 文档管理系统进行全过程资料管理，应用 BIM＋云平台质量安全可视化标识管理及线上回复闭合，确保项目全方面、全周期、高效、有序实施。

4. 技术攻关

质子工程在国内建设尚未成熟，存在大量技术问题需要攻关论证优化。建设单位需要投入大量资源组织专业单位进行试验攻关以及行业专家进行论证，解决工程建设相关问题，保证使用功能的实现。

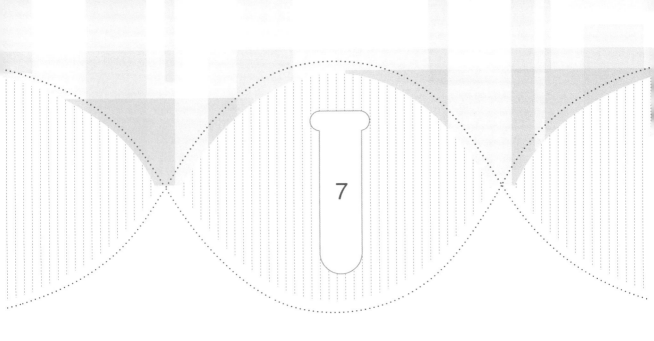

项目案例

7.1　上海交通大学医学院附属瑞金医院肿瘤质子治疗中心

7.1.1　项目概况

项目区位：上海市嘉定区

项目定位：国产首台质子治疗示范装置研发培训的区域性肿瘤治疗中心

医院规模：53000m²

床位数：200床

设备型号：艾普强SAPT-PS-01质子治疗系统

设备配置：1台同步质子加速器、高能束流传输系统、1间固定束治疗室、1间180°旋转束治疗室、2间360°旋转束治疗室，1间眼束治疗室和试验束研究室。

建设单位：上海交通大学医学院附属瑞金医院

运营单位：上海交通大学医学院附属瑞金医院

代建单位：上海申康卫生基建管理有限公司

设计单位：华建集团上海现代华盖建筑设计研究院有限公司

施工单位：上海建工一建集团有限公司

2011年2月，上海市领导召开专题会议，研究首台国产质子治疗装置研制项目及上海交通大学医学院附属瑞金医院肿瘤（质子）中心项目。市委专题会议纪要指出，首台国产质子治疗示范装置研制项目是中国科学院、国家科技部、国家卫生部（现国家卫生健康委员会）"一院二部"与上海市政府战略性合作高新技术、转型发展的重要项目之一；是上海市产、学、研、用一体化，推动国产高端医疗设备跨越式发展的重大项目。根据上海市委、市政府的要求，瑞金医院肿瘤（质子）中心（以下简称质子中心）既是临床治疗、科研、教学中心，又是中国科学院上海应用物理研究所（以下简称应物所）和高等研究院质子治疗系统研发检测、迭代升级与教育培训中心。质子装置研制项目的实施，有利于国产化大型高端医疗设备研发的跨越式发展，将为人民群众提供更好的医疗服务，为实现"健康中国"的目标迈进一步。质子重离子治疗作为肿瘤放射治疗最尖端的治疗技术，代表现代肿瘤精准医疗技术的发展方向和前沿创新。在上海市质子重离子医院建设立项的同时，上海市委、市政府高度重视，确定了一手抓引进吸收、一手抓自主研发的前瞻性决策。瑞金医院质子中心项目立足于高质量、现代化的医疗服务，着眼于尖端医疗技术的创新和研发。因此，项目建设符合上海市卫生事业发展要求，符合构建国际大都市医疗卫生服务体系的要求。

7.1.2 设计特点

质子中心占地面积约 40 亩（1 亩＝666.67m²），集肿瘤质子临床医疗、教学科研、研发培训等功能于一体，有助于瑞金医院嘉定院区肿瘤诊治综合能力，并极大方便上海本地肿瘤患者接受放射治疗，满足长三角一体化市民的医疗需求（图 7-1）。其北侧为已建成的综合性医院（原瑞金医院北院），东侧为设有 200 张床位的质子中心配套住院楼和能源中心。质子治疗系统主楼总建筑面积为 26280m²，其中质子治疗区域约为 6500m²，含同步加速器、束流传输系统、服务器、主控室和 5 间质子治疗室，其中 1 间同时配备眼睛束流和试验束。主体建筑地下 1 层、地上 3 层；地下一层主要布置质子放疗区及操控准备和运维备件区、直线加速器区、CT 和 MRI 模拟定位区、核医学 PET-CT 和 SPECT-CT 诊疗区、放射诊断和影像定位区及其他医疗辅房；地上一层主要布置门诊、检查、光子和质子治疗计划室、应物所质子研发部门、质子科普厅、医疗辅房、后

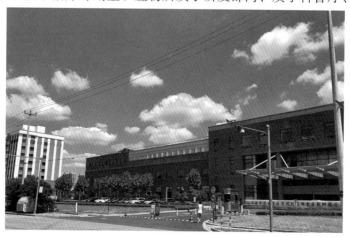

图 7-1 上海交通大学医学院附属瑞金医院肿瘤质子中心

勤用房等；地上二层主要布置诊室、远程会诊中心、学术讨论区和行政办公区等；地上三层主要为质子教育和培训用房等（图 7-2）。该项目作为国内研发的首个肿瘤质子治疗项目，是将质子治疗从理论到现实的第一次尝试。整套系统包括质子加速器（含注入器系统、低能传输系统、主加速器系统）、高能束流传输系统、辅助电气等二级子系统、固定束治疗室、旋转束治疗室、眼束治疗室、试验束研究室等。而自行研制旋转机架是该系统的另一个重要设备，在国内尚属首次，其运行设计精度小于 0.5mm。

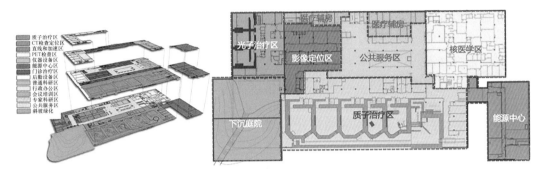

图 7-2　瑞金医院肿瘤质子中心设计布局

7.1.3　设计理念

集临床、研发和培训为一体，以质子治疗为核心，配置了辅助质子治疗的放射影像、定位、计划、诊断，以及其他肿瘤综合治疗用房。本着医疗资源集约整合的原则，所有的配套医疗设备都同时为质子治疗和医用直线加速器治疗提供医疗服务。规划及建筑设计以人为中心，打造一个有温度的肿瘤治疗中心，让瑞金建院 115 周年广慈博爱的院训传承并发展。建筑风格延续瑞金红，采用红砖作为主要的建筑表皮，通过现代简洁的体块组合，减小庞大建筑的压迫感，外观既体现当代特点，又具有传统气质，塑造有人文气息的研究型肿瘤医疗中心风格（图 7-3）。

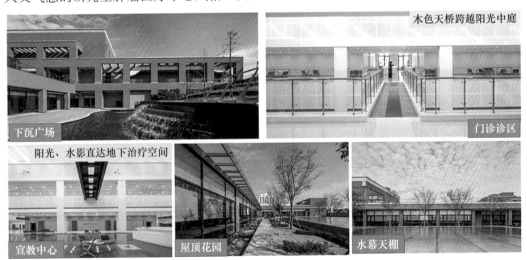

图 7-3　瑞金医院肿瘤质子中心设计风格

7.1.4　室内和艺术策略

让室内空间充满人文关爱，提供安全、可靠的港湾。入口大进深雨篷为来客遮风避雨；尺度合宜的入口门厅带来宾至如归的温馨；中庭的岛式分区给病人私密的就医体验；合宜的电梯轿厢让人感到舒适。同楼层不同功能区域采用无害环保的涂料粉墙，机场氛围候诊和标识（图 7-4）充分体现科技为人所用，让绿色生态的理念贯穿建筑的全生命周期，实现低碳运营，配备 5G 机器人智能化药品和检查样本运输。建筑利用太阳能、风源热泵等绿色能源，采用雨水回收、废热利用等回用技术，获得国家绿色建筑三星级绿色建筑设计标识认证。

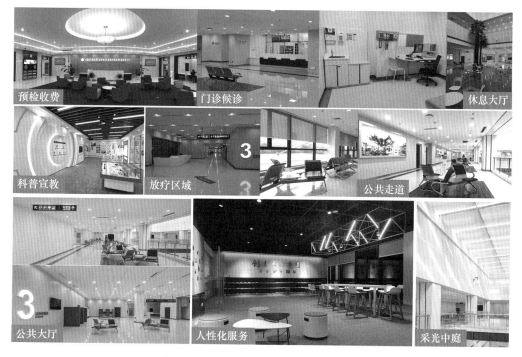

图 7-4　瑞金医院肿瘤质子中心室内环境

7.1.5　BIM 技术设计应用

本项目于 2015 年 12 月被上海市列为首批"上海 BIM 技术应用试点项目"，开展了 BIM 技术在医疗建筑的全生命周期应用，包括设计、施工和运维阶段。在该项目中，BIM 技术实施应用的主导为瑞金医院，首次尝试使用全三维设计出图，进行深度 BIM 技术应用，不仅考量项目基建方 BIM 技术的应用能力，更是对项目各参与方的 BIM 技术设计和应用能力的综合考量。在设计阶段，使用全三维设计出图，形成了初步的 BIM 技术三维设计出图项目样板，直接利用建筑信息模型输出施工图。同时，结合项目自身特点，针对候诊区进行采光分析、室外风环境进行了性能化分析和优化。在施工阶段，借助建筑信息模型模拟安装质子加速器和旋转机架等大型设备，进行多专业协同，管线综合排布为后期施工安装保证质量，避免施工现场的安装出现冲突返工。在项目协同方面，本项目通过自主开发平台，初步探索多方施工安装协作的途径，建立多方多专业

BIM 技术全三维协同沟通交流机制。

7.1.6 建设重难点

质子项目建设的复杂性包括桩基工程、高大模板工程、设备管线精准预埋施工等。①由于项目建设基地地块原厂房尚未拆除，原有建筑物的基础和沉桩给本项目的工程桩施工带来困难，同时沉桩过程中的清障又对工程桩基的承载力产生不利影响，场地内存在的大量原有建筑物基础和沉桩对基坑土方开挖造成额外的不利影响。②质子治疗装置与土建、公用设施以及治疗室工艺的接口控制：质子治疗系统的复杂性以及配合要求较高，首台国产设备的基础资料缺乏和技术条件相对薄弱，系统的研发设计和整合深化都是一个逐步完善的过程，给项目管理带来诸多不确定的因素和无法预知的难度。③项目建设对施工过程的严苛要求：质子项目的建设对施工质量提出了严格的要求，必须将建筑差异沉降量控制在规定的范围内；大体积混凝土高大模板工程的裂缝控制要求；防辐射混凝土及其他辐射防护措施的质量控制；严格的防渗、防水、防潮措施；电压电流的超强稳定性，以保证精密设备在使用时段内不间断安全运转等。

7.1.7 解决方案

为了确保项目建设达到预期目标，加强对材料、设备、施工过程的监督和核查。组织专题会议、专家论证会议，以技术来确保重要的施工工序如桩基施工、混凝土施工、管线安装施工等项目的要求。严格按照批准和论证的 BIM 技术设计和施工方案进行，设备管线精准预埋施工，对不合格的作业立即整改。国产首台质子治疗系统的研发工作是一个探索和建设的过程，定期组织跨学科多专业专家沙龙，开展具体技术难点的专题论证，有效解决项目相关的沉降、微振动、能源稳定性、辐射安全及工艺冷却水控制等关键技术问题。作为深化设计的依据，召开会议组织和引导各方明确对关键性技术问题的配合要求。定期组织研发、医疗、建造和管理专家联合研讨会，充分交流，明确设计界面划分、医疗功能定位、接口衔接的条件等，确保各单位信息对称，避免项目建设对后续设备运维产生不利影响，有效地推进工作的开展。

质子治疗装置对振动相当敏感，其安全运行甚至会受到影响。采用能源设备机房和质子区域分开的设想，避免了机房内设备的振动传递对装置的影响，也减小了因额外的减振措施所增加的费用。另外质子装置距周边地块距离较近，今后周边的活动不可避免地会对装置的运行造成影响。为此明确装置运行的防微振动的技术要求，提出兼顾周边开发规划与质子中心运行的建议，为当地进行土地开发提供参考。

由于质子治疗装置是高能粒子加速器，需要对装置采取辐射屏蔽防护和安全防辐射大体积混凝土工程。质子区域采用了 1.4～2.8m 厚度的墙板和顶板，大体积混凝土的施工、防裂以及密实度是工程的关键点。为了保证防辐射混凝土的施工质量，在施工前会同监理、施工方和商品混凝土生产厂家一起组成质量控制和管理小组，从绿色建筑施工方案的确定、材料的准备，混凝土的拌制、运输、浇筑、振捣、养护、测温等各个方面严格把关，以保证工程的有序进行和质量要求。

质子中心项目高度复杂，需要整合多方资源、多种管理手段。瑞金医院质子工程是上海市首批 BIM 技术项目。利用 BIM 技术可视化、模拟化功能，有效进行项目管理协同。特别是对一些重要工序事先进行模拟，试错、纠错、优化，达到优化施工工序、施工进度、施工方案的目的。同时运用 BIM 技术进行工程量统计，及时掌握项目进展，快速解决问题，进而对项目质量、进度、投资及安全等进行全过程动态管理，体现项目建设过程的精细化管理、精益化建设的理念。实现全过程三维可视化、由模型生成工程量、4D（进度）模拟、5D（成本）模拟基于模型的性能化分析；基于建筑信息模型的精确表达碰撞检测、管线综合、空间分析激光三维扫描，以及统一的协同云平台便于各方沟通基于建筑信息模型的智能运维管理。

7.1.8　项目现状

安装在瑞金肿瘤质子中心的"SAPT-PS-01 质子治疗系统，包括同步质子加速器、高能束流传输系统、1 间固定束治疗室、1 间 180°旋转束治疗室和治疗系统等在内的第一注册单元，于 2021 年 6 月 30 日获得北京医疗器械检测所出具的第三方检测报告，2021 年 11 月 30 日—2022 年 6 月 3 日完成注册临床试验，2022 年 9 月 26 日获批国家药品监督管理局颁发的"医疗器械注册证"。在完成所需要的开业前各项证照后即将向社会开放，符合适应证的患者可以在该中心接受质子治疗。瑞金肿瘤质子中心是目前建设完成的第一家落户在大型三甲综合公立教学医院的质子中心，不仅可以提供质子治疗，还可以为肿瘤患者提供所需要的大多数相关综合诊疗服务，瑞金各个园区的优良医疗资源共享，诊疗信息在园区间完全互通，为复杂患者的多学科、跨学科诊疗提供了独特的优势。

7.1.9　结语

瑞金医院肿瘤质子中心项目是技术难度极高的医疗项目，由多方共同参与，多项工作交叉重叠，需要利用多方资源，实现共同目标。由于质子治疗系统的特殊性，参与项目的团队中除了有施工和项目管理专业人员，还有研发、临床、物理、技术等方面的专家，使建设过程和运维能够无缝对接，构建与应用质子肿瘤放射治疗医技护患综合性数字化功能性平台，保证质子治疗系统的网络信息安全，对项目设计建设和运行管理提出更高的要求。中心借助科学化、专业化、精细化、集约化的建设管理，克服了诸多难题，保障国产首台质子治疗系统的创新研发、安装调试、第三方检测、临床验收和临床试验的如期完成，正式向社会公众开放质子治疗、造福广大肿瘤患者的多重需求，实现健康中国战略相匹配的医疗水平和社会福祉。

7.2　华中科技大学同济医学院附属协和医院质子医学中心

7.2.1　项目概况

项目区位：湖北省武汉市东西湖区

项目定位：武汉协和医院作为全国首批、中南唯一获得国家卫健委颁发的质子放射治疗系统配置许可的 5 家单位之一，其质子中心项目是湖北省补短板强功能"十大工程"和武汉市"五区两中心"重点工程。质子中心和"隔街相望"的武汉协和医院金银湖院区形成联动，进一步完善医疗功能和肿瘤病人的治疗水平及环境（图 7-5）。

医院规模：25500m²

设备型号：瓦里安 ProBeam® 360°质子治疗系统

设备配置：4 个旋转机架治疗舱室、1 个回旋加速器、1 个束流传输系统等配套设施。瓦里安 ProBeam® 360°质子治疗系统高度集成化，具有 360°无死角高精度旋转机架、超高速高精度笔形束扫描技术、机载双源 CBCT 影像系统等新一代质子系统的特征，具备升级 Flash 闪射治疗技术的潜力，且系统体积和占地面积更小。

建设单位：华中科技大学同济医学院附属协和医院

运营单位：华中科技大学同济医学院附属协和医院

设计单位：中南建筑设计院股份有限公司

施工单位：中建三局第一建设工程有限责任公司

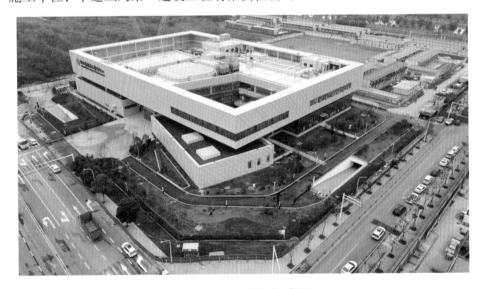

图 7-5　项目实景鸟瞰图

7.2.2　设计特点

7.2.2.1　医疗工艺流程设置

协和医院质子医学中心是集门诊、放射影像、住院、放射治疗、试验科研于一体的项目，项目内部功能组成和使用流线都较为复杂，且由于质子治疗及其配套辅助用房的复杂性，涉及医院、患者、设备运营方、建筑机电系统等各类使用功能用房；质子治疗过程中产生的各类放射性物品及更换设备零部件需进行安全独立的存放。因此设计需提前对各类流线进行规划，包含医护流线、普通患者流线、VIP 患者流线、设备维护及检修流线、污物流线等，各类流线均设有相对独立出入口、水平通道或竖向电梯，相互之间互不影响（图 7-6～图 7-9）。

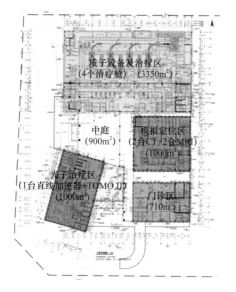

图 7-6 地下一层平面功能分布

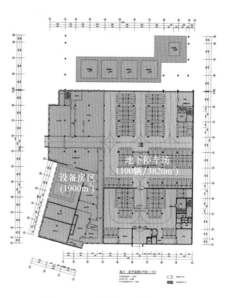

图 7-7 一层平面功能分布

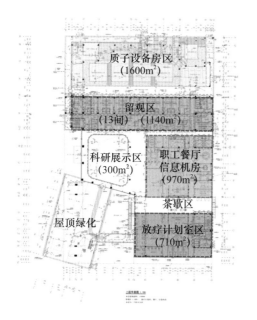

图 7-8 二层平面功能分布

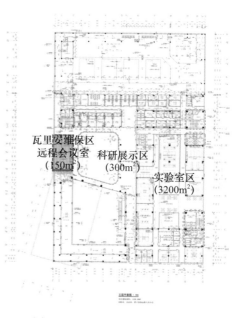

图 7-9 三层平面功能分布

　　质子治疗区设置于中庭北侧，患者经中庭进入质子治疗区的接待等候门厅，经过更衣准备后进入治疗区（图 7-10）。质子治疗区配备 4 个 360°旋转机架治疗舱（图 7-11），每个治疗舱对应有一个控制室和模具室。质子设备区两侧为设备维护及检修区，设置放射性部件储存室、维护工具存放间等设备厂家维护人员使用的房间。质子治疗过程中产生的各类放射性物品及更换的设备零部件经 BTS 区域进入西北角的放射性部件储存室，整个流线完全独立，与主要治疗流线完全分开。患者准备区东侧布置为医护辅房区和设

183

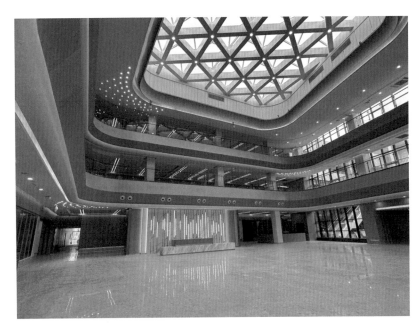

图 7-10　功能枢纽中庭实景图

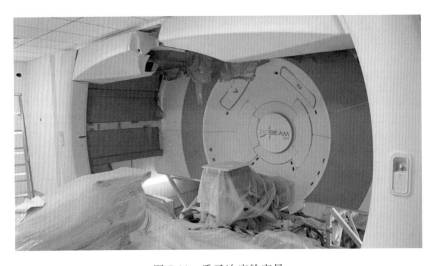

图 7-11　质子治疗舱实景

备维护区，医护和设备维护人员从东侧各自的次入口独立进出，与患者流线完全分开（图 7-12）。

7.2.2.2　设备吊装及安装条件设计

1. 室外吊装与运输路径

质子设备中有旋转机架、磁铁等体积和质量均较大的部件，需要分部件送入旋转机架舱和回旋加速器舱再进行组装。大型设备组件的吊装对室外吊装场地提出了较高的要求，需要预留足够尺寸的室外装卸起吊场地和设备堆场，相应吊装场地应满足吊装车辆的承重要求（图 7-13）。

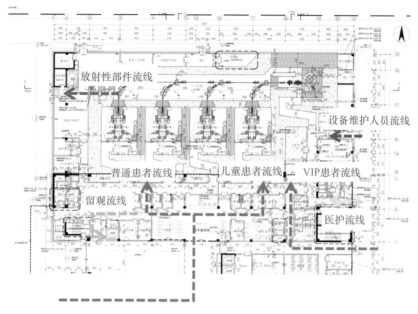

图 7-12　质子区功能流线

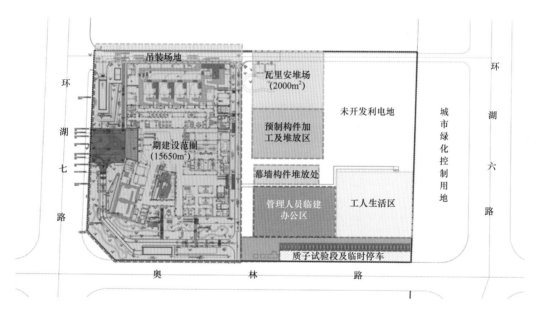

图 7-13　室外吊装场地设置

　　除室外吊装条件，质子设备部件的运输亦应满足相关要求，周边市政道路和建设基地出入口条件应能满足运输车辆超常规尺寸和转弯半径的进出回转要求（图 7-14）。

2. 室内吊装与运输路径

　　大型组件的吊入需要在舱体顶部预留较大尺寸的吊装孔，吊装孔在吊装周期内需要采用活动屋盖方便重复拆装，同时满足在吊装期间方便开启和在吊装间隙期保证舱内的保温和防水；吊装完成后需要进行封闭，从而保证安装和使用期间的防水性能和辐射屏蔽，但这种封闭又不能是完整的封闭，还需预留一部分可开启供后期维护更换（图 7-15、图 7-16）。

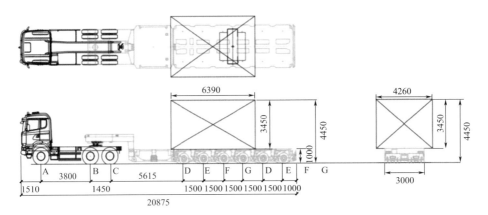

图 7-14　运输车辆尺寸示意

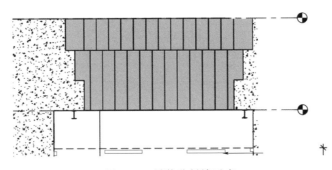

图 7-15　吊装孔封堵示意

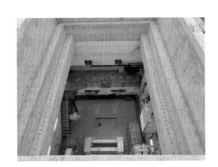

图 7-16　吊装孔实景

二层的磁电源间等设备用房相关部件的安装需通过载重 2t 以上的非标尺寸货梯运输，且由于设备的精密性运输过程中不能有磕碰和倾斜，需通过起吊或升降等方式通过室内高差（图 7-17）。

7.2.3　设计难点

7.2.3.1　质子设备精密性的要求

质子设备由于其精密性的要求，对建设条件提出了诸多较为苛刻的要求，其中对建筑不均匀沉降的控制和振动的规避尤为重要。

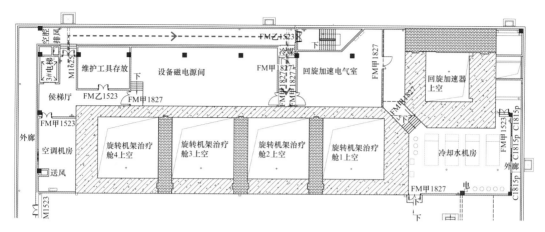

图 7-17　室内运输路径示意

1. 不均匀沉降的控制

质子治疗系统对基础变形极其敏感,设备厂家要求每年的不均匀沉降不得超过"五万分之一",接近于"零"沉降,要求远高于普通多层建筑的"二百五十分之一"。

为达到基础"零"沉降的控制要求,本工程主要从以下几个方面着手:

1)采用直径 1m 的大直径钻孔灌注桩,单桩承载力高,根据静载试验得到的单桩荷载-变形(Q-S)曲线,设计时将桩顶荷载控制在桩的线性变形阶段,减小桩的竖向变形(图 7-18)。

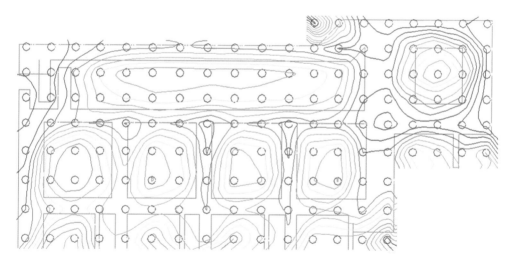

图 7-18　桩顶竖向力分布图

2)选择不可压缩的中风化砂岩作为桩基持力层,且适当增大入岩深度,减小桩基的绝对沉降。

3)群桩桩顶采用整块具有较大刚度的筏板承台,同时调整群桩的间距,严格控制群桩桩顶荷载的差异,减小桩基的不均匀变形。

4)设置沉降缝将质子治疗区房间与整体建筑分开,减少非质子区结构基础沉降对质子治疗区的影响。

2. 微振动的控制

振动对质子治疗系统质量有直接影响。设备厂家要求"在 PT 系统的正常运行期间，建筑物的振动应限制到 IES-RP-CC012.1 中规定的 A 类实验室建筑物的振动要求。未说明的所有频率，不得超过 $100\mu m/s$ 的最大振动速度。"

环境振动具有较大的不确定性，难以用纯理论的方法全面描述振动规律。因此，通过"数值分析＋现场实测"的方式来进行振动分析，结合振动数值分析的结果，结构设计中采取下列措施来控制质子区结构的振动：

1）设置抗震缝兼沉降缝将质子治疗区房间与整体建筑分开，隔绝周边其他配套建筑的振动对质子区结构造成的影响。

2）增大质子区结构的自重及刚度（如加厚底板），提高结构的自振频率，降低环境振动带来的影响。

3）质子区主体结构内部，振动较大的其他设备，设置隔振基座降低其振动传播。

7.2.3.2　BIM 技术设计与管线预埋设计

质子设备运行所需机电系统包括常规机电管线系统和设备工艺管线系统。常规机电管线小部分通过迷道进入质子区，另外的大部分因为走向距离和走向定位点的限制需要在大体积混凝土内穿越预埋。穿越钢筋混凝土墙板的路径结合管线避让和间距要求设计为 2～3 个 S 弯的空间曲线，以同时满足使用要求和防止辐射外溢（图 7-19）。

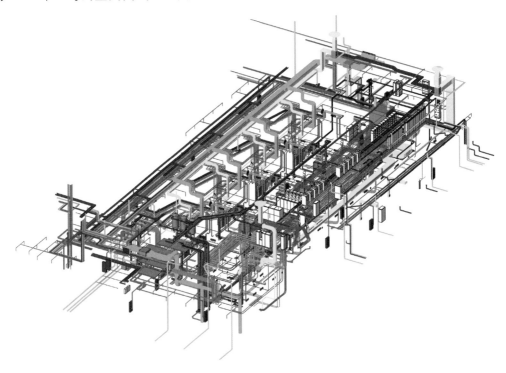

图 7-19　常规机电管线示意

设备本身自成系统的设备工艺管线每一根管线都有其独特的编号和作用，每个编号的管线都有相应的唯一尺寸控制、唯一路径要求、一定范围的路径长度要求和最大翻弯数要求。设计需要先根据厂家接口文件的要求初步得出每根管线的穿行路由模型。路由模型交予质子设备厂家确认后，为确保实际施工路由相对准确，额外设计了一套固定支架体系，再将支架体系放入建筑信息模型进行再次碰撞，检查得到完整的工艺管线及固定体系模型（图7-20、图7-21）。

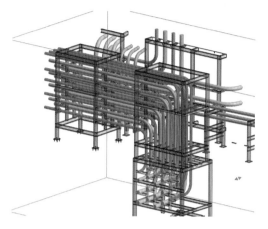 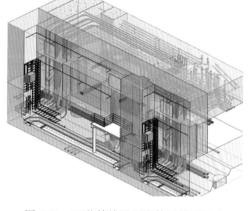

图7-20　管线初步路由模型示意　　　　　图7-21　工艺管线及固定体系模型示意

完成质子区完整的结构模型建模后，将工艺管线及固定体系模型放入结构模型中进行钢筋碰撞的检查，协同调整管线与钢筋的碰撞以及固定支架与钢筋的碰撞。最终将完整的模型交付现场进行施工（图7-22、图7-23）。

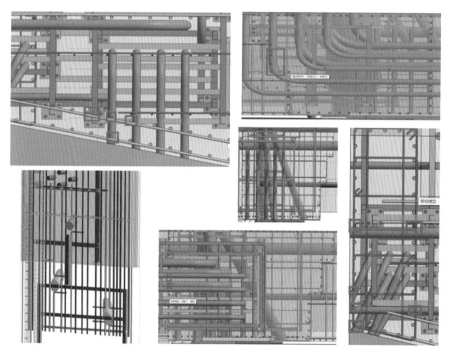

图7-22　施工模型碰撞检查

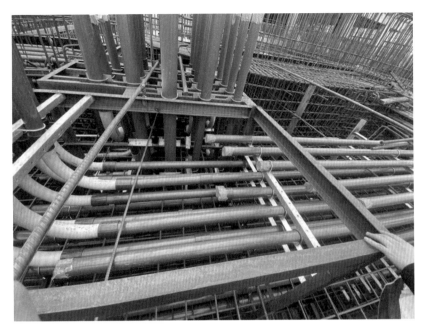

图 7-23　现场管线安装与固定

7.2.3.3　质子区工艺冷却水系统设计

本项目突破了民用空调领域冷却水温度控制精度不高的要求，质子工艺设备冷却水温度控制在±0.25℃，精确控制不同支路的冷却水流量，满足设备冷却需求。借助二级换热，避免二级冷却水带来的辐射问题，将相关指标降到环保允许的要求。

1. 工艺冷却水负荷及工艺要求

质子区工艺冷却水负荷及工艺要求如表 7-1 所示。

表 7-1　质子区工艺冷却水负荷及工艺要求

系统编号	系统名称	水温要求（℃）	控制精度（℃）	发热量（kW）	加热量（kW）	水质要求
1a	加速器	25～30	±0.25	130	—	去离子水
	加速器（预热）	25～40	—	—	约 300	去离子水
1b	磁铁	28	±2	368.3	—	去离子水
2	配电	18～24	±2	190.9	—	普通水
3	压缩机	18～24	—	36	—	普通水
	综合负荷	—	—	750	300	—

加速器（预热）加热量约 300kW，为设备安装运行前使用。设备故障停机检修后，开机前使用，预热设备、管道内存水时需要提供的热负荷。

压缩机环路接主冷源外，还需单独备用冷源（UPS 电源保证）。

2. 特殊工艺空调区房间冷热负荷

根据供货商提供的房间内供电装置和热系统部件的空气热交换量，并考虑围护结构、人员、新风、照明等相关负荷，列举质子区特殊工艺空调区冷热负荷（表 7-2）。

表 7-2 质子设备工艺区冷热源配置

分区	安装过程		运行及调试过程
	冷负荷（kW）	热负荷（kW）	冷负荷（kW）
磁电源间	40	28	89
回加电气室	40	28	80
特殊工艺空调区剩余房间	164	132	364

运行及调试工程中无热负荷，冷负荷为基于所有部件同时运行的情况进行计算，这种情况只有在开启束流进行治疗的过程中才存在。

3. 质子设备工艺区冷热源配置

根据质子区暖通负荷特点以及工艺冷却水负荷要求，冷热源配置原则如表 7-3 所示。

表 7-3 质子设备工艺区冷热源配置

分区	空调冷热源
特殊工艺空调区	
磁电源间（质子专用电气用房）	机房空调（4用1备）
回加电气室（质子专用电气用房）	机房空调（4用1备）
质子区特殊工艺区剩余房间	安装期：质子区工艺冷却水系统用四管制空气源热泵冷热源 运行调试期：质子区工艺冷却水系统用四管制空气源热泵冷热源
质子区工艺冷却水	
质子区工艺冷却水	2台螺杆式冷水机组（1用1备）＋2台四管制空气源热泵（1用1备）＋ 2台闭式冷却塔（1用1备）＋1台涡旋式风冷热泵机组（压缩机环路备用）

4. 质子设备工艺冷却水系统原理

质子区特殊工艺冷却水系统，采用两级换热，一次侧、二次侧均采用定流量一级泵系统。一次工艺冷却水系统供回水温度为 15/20℃，由冷水机组提供，另根据不同的环路温度要求分别设置 4 套全自动换热机组，二次侧冷却水供回水温度根据质子设备冷却水工艺要求提供。采用真空排气定压机组定压补水（图 7-24、图 7-25）。

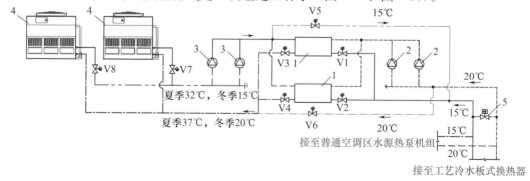

图 7-24 一级冷却水系统原理图

1—变频螺杆式冷水机组；2—卧式离心式水泵（工艺冷水）；3—卧式离心式水泵（冷却水）；

4—钢制逆流闭式冷却塔；5—压差旁通阀；V1~V8—电动蝶阀

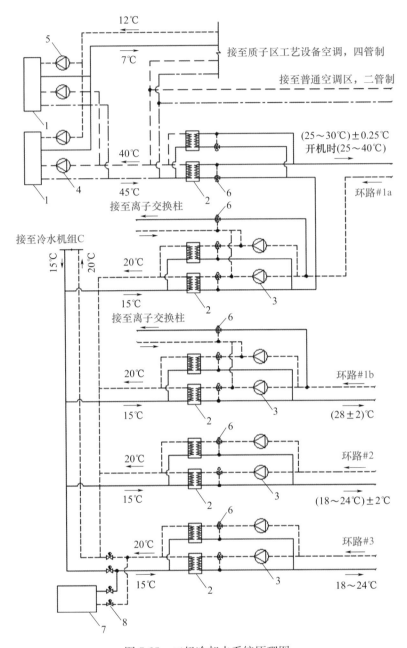

图 7-25　二级冷却水系统原理图

1—四管制螺杆式空气源热泵机组；2—板式换热器；3—卧式离心式水泵（工艺冷水）；

4—卧式离心式水泵（热水）；5—卧式离心式水泵（冷水）；6—电动三通调节阀；

7—涡旋式风冷热泵机组；8—电动蝶阀

冷水机组制冷时，开启电动蝶阀 V1、V2、V3、V4、V7、V8，关闭 V5、V6；冷却塔免费制冷时，开启电动蝶阀 V5、V6、V7、V8，关闭 V1、V2、V3、V4。

工艺冷却水温度控制：二次侧设置三通阀门，运行时，一次侧通过板式换热器把二次侧水温调到合适温度，再通过二次侧三通阀门混水来满足供水温度的精度要求。要求控制精度±0.25℃的环路，在该系统中设置闭式储水箱，增加系统水容量，起到抗波动、增加系统稳定性的作用（图 7-26）。

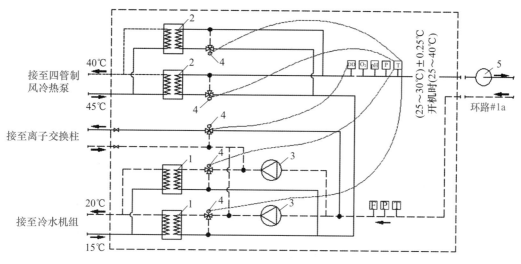

图 7-26　二级冷却水温度控制系统原理图

1—板式换热器（冷水）；2—板式换热器（热水）；3—卧式离心式水泵（工艺冷水）；

4—电动三通调节阀；5—不锈钢承压水箱；T—温度传感器；DD—电导率传感器；

O_2—氧气传感器；P—压力传感器；pH—酸碱度传感器；F—流量传感器

7.3　四川省肿瘤诊疗中心质子治疗中心

7.3.1　项目概况

项目区位：四川省成都市天府新区

项目定位：精确医学微创中心（质子、智能手术机器人、放射外科）、电子科技大学临床肿瘤研究院、癌症康复中心等。

医院规模：$265000m^2$（其中质子治疗中心 $14000m^2$）

床位数：1300 床

设备型号：IBA ProteusPlus 质子治疗系统

设备配置：1 台回旋加速器、1 间固定束治疗室、3 间旋转机架治疗室。

建设单位：四川省肿瘤医院

运营单位：四川省肿瘤医院

代建单位：四川省省级机关房屋建设中心

设计单位：中国建筑西南设计研究院有限公司

施工单位：中国华西企业股份有限公司

四川省肿瘤医院（研究所）·四川省癌症防治中心·电子科技大学医学院附属肿瘤医院始建于 1979 年，是一所集肿瘤预防、治疗、康复、科研、教学为一体的大型肿瘤专科医院，是国家临床重点专科（肿瘤科）建设项目单位。医院现有武侯和天府两个院区，武侯院本部医疗区占地 114 亩（1 亩＝$666.7m^2$，下同），编制床位 1500 张；天府院区（四川省肿瘤诊疗中心项目）占地约 135 亩，规划床位 1300 张（图 7-27）。

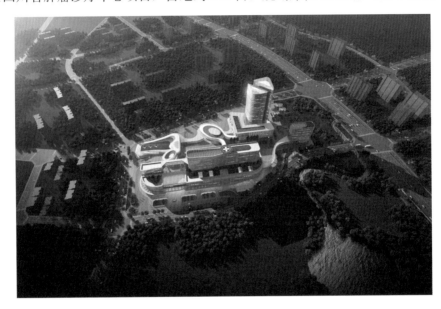

图 7-27　四川省肿瘤诊疗中心项目总体鸟瞰效果图

四川省肿瘤诊疗中心规划总建筑面积约 26.5 万 m²（其中质子治疗中心 1.4 万 m²）。医院定位为以肿瘤治疗为核心，打造包含一流肿瘤诊疗中心（质子治疗、智能手术机器人、放射外科）、电子科技大学临床肿瘤研究院、癌症康复中心的现代化医院。项目分三期建设完成，其中质子治疗中心为二期建设内容，为西南三省一市一区（云、贵、川、重庆、西藏）首家质子治疗中心（图 7-28）。项目引进比利时 Ion Beam Applications S. A.（以下简称 IBA）Proteus PLUS 质子治疗系统，配置 1 台回旋加速器、1 间固定束治疗室、3 间旋转机架治疗室。

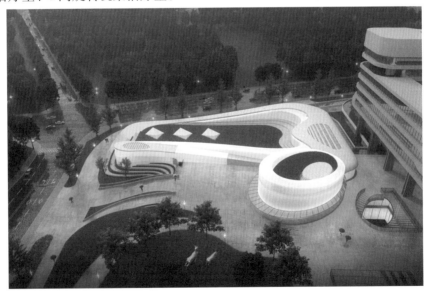

图 7-28　质子治疗中心鸟瞰效果图

7.3.2 设计特点

7.3.2.1 以质子治疗为核心的肿瘤治疗集群

项目以质子治疗为核心,打造包括肿瘤放疗中心、放射影像中心、核医学中心、放免实验室、手术中心、日间化疗等肿瘤治疗技术在内的大规模肿瘤治疗集群。除手术中心及日间化疗外,肿瘤治疗集群主要大型设备用房均位于地下。肿瘤放疗中心规划设置9台直线加速器(包含2台MR直线加速器、1台TOMO、1台赛博刀)、5台模拟定位;核医学科设有PET-MR、PET-CT、SPECT等各类设备及核医学病房;手术中心另设有包含复合手术室、神经外科手术室、机器人手术室、骨科手术室、介入手术室等在内的各类手术室,满足各类肿瘤患者的治疗需求(图7-29)。

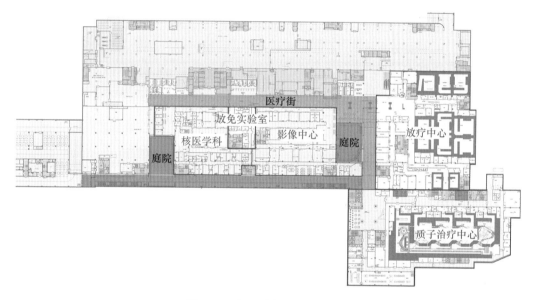

图 7-29　大型设备肿瘤治疗集群

质子治疗中心通过地下医疗街与一期二期医疗功能便捷联系,地下医疗功能沿医疗街及公共等候空间设有多个采光中庭,充分保证地下公共区域自然光采光。质子治疗中心沿治疗通道另设有采光天井,天井内结合室内装饰风格打造自然闲适的景观意境,使患者在治疗等候时得到心灵的放松和释放(图7-30)。

7.3.2.2 分期建设时序的合理衔接

项目采用总体规划、分期实施的建设原则,共分为三期建设完成:一期为主体医疗用房(包含门急诊医技用房及500床住院用房);二期建设包含质子治疗中心在内的地下肿瘤治疗集群及行政教学科研用房;三期规划预留800床康复住院及科研用房。一、二期建设完成后,可满足医院整体高效运营。地上地下各分期建筑之间通过预留变形缝、连廊、通道、采光天井的方式,实现功能与空间的密切联系。如地下三层设置联系整个院区的独立污物转运通道,未来可实现全院区污物AGV快速转运,保证污物流线地面人流及车库车流相互独立,互不影响(图7-31)。

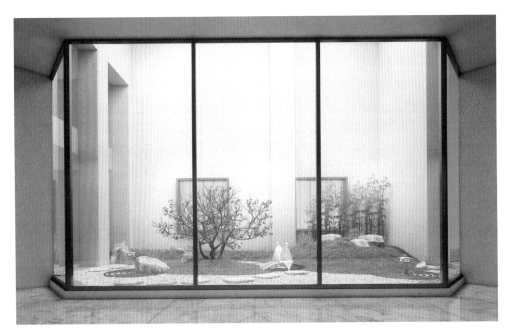

图 7-30　质子治疗中心治疗走道采光天井

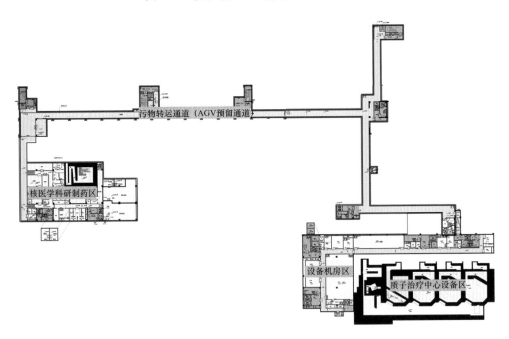

图 7-31　地下三层污物通道

7.3.2.3　分层入口交通应对策略

用地地形北高南低，利用地形与南侧道路的高差，在质子治疗中心分层设置建筑出入口与接待大厅，北侧建筑入口与医院首层门诊大厅位于同一标高层，为质子治疗中心院内入口，门诊及住院患者从门急诊医技及住院楼可穿过医院中庭到达质子治疗中心院内接待大厅进行问诊及治疗，也可经地下二层放疗中心直接到达质子治疗中心治疗层进行治疗。院外非住院患者在完成首次办理手续后，可直接通过南侧质子治疗中心独立入口进入地下一层院外接待大厅，减少每次进入医院的路程及手续，在提高治疗效率的同时，减少了不必要的院感风险（图 7-32）。

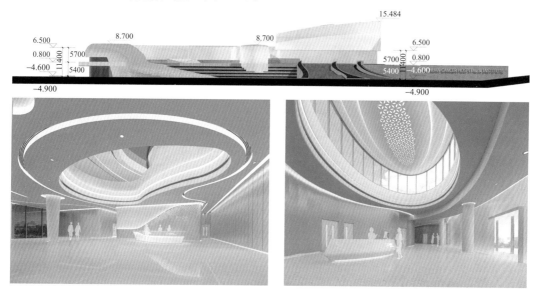

图 7-32　建筑分层入口及接待大厅

7.3.2.4　内部医疗流线设置

质子治疗中心内功能及流程较为复杂，涉及医院、患者、设备运营方、建筑机电系统等各类使用功能用房；质子治疗过程中产生的各类放射性物品及更换设备零部件需进行安全独立的存放；在规划建造前需规划各类设备安装运输路径。因此设计提前对各类流线进行规划，包含医护流线、普通患者流线、VIP 患者流线、机加工设备流线、检修维修流线、污物流线等。各类流线均设有相对独立的出入口、水平通道及竖向电梯，相互之间互不影响（图 7-33）。

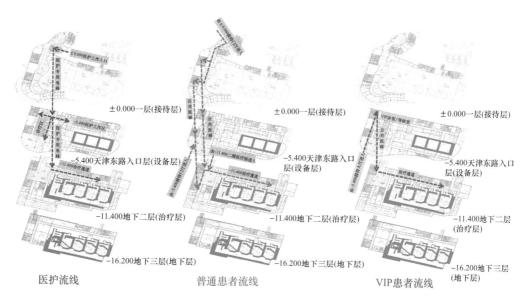

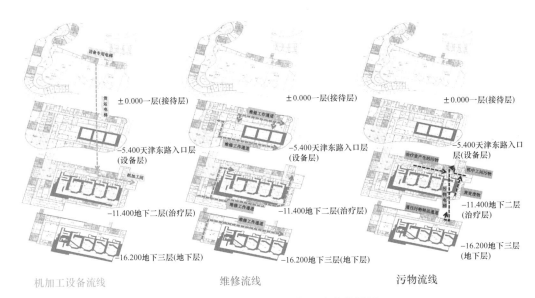

机加工设备流线   维修流线   污物流线

图 7-33 质子治疗中心内部医疗流线设置

7.3.2.5 一体化的室内外空间氛围营造

质子治疗中心主要功能用房均位于地下，地上仅为接待大厅及人性化服务空间，利用地形高差及功能特点，建筑采用自由的建筑形态，以"生命光迹"作为构成主题，希望建筑展现出的希望之光照亮患者生命中那一段无助的夜航。平和的金属曲面、柔美的U 形玻璃、地景式的自然表达、引入阳光的地下医疗空间、细致入微的人性化关怀——我们希望超越医院冰冷呆板的固有表达形式，用内外一体化的连续空间形式和温暖的生命之光，给患者生的希望和信心（图 7-34）。

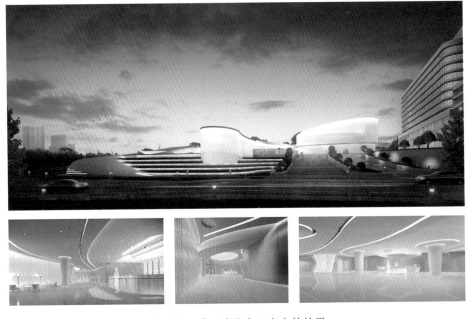

图 7-34 质子治疗中心室内外效果

7.3.2.6　以 IBA 建筑接口文件为导则的详细设计

设计根据 IBA 提供的建筑接口文件对机房空间与环境、设备安装、配套系统等要求进行详细设计。针对质子区沉降及地面平整度要求、大型设备吊装、工艺冷却水、气体、辐射监测系统、安全联锁系统、消防等质子特殊系统，设计结合项目实际情况，采用可靠的技术措施，并组织专项方案研究与论证，充分满足 IBA 建筑接口文件相关技术要求。

7.3.3　建设重难点

7.3.3.1　防辐射大体积混凝土工程

本工程质子治疗区的底板、剪力墙和顶板属于有辐射防护要求的大体积混凝土，需满足不允许出现裂缝，影响结构有效截面从而产生辐射泄漏风险的基本要求。

7.3.3.2　桩基工程

本工程采用桩筏基础，基础桩既是承压工程桩，又是抗浮桩。考虑质子治疗设备对沉降变形的特殊要求，桩孔成型后孔底不允许残留沉渣。

7.3.3.3　高大模板工程

本工程质子治疗区出于辐射防护考虑，剪力墙和楼板厚度尺寸超出常规工程设计要求，楼板板厚最大 4000mm，楼板支模高度最高达 11.5m。

7.3.3.4　设备管线精准预埋施工

本工程预埋管道尺寸大，数量多，点位分散，走向均为非常规的斜弯、S 弯，且埋设于钢筋密集的超厚墙板中，存在钢筋密集、预埋管线多、交叉碰撞多、工序穿插繁杂、定位精准控制难度大的特点。

7.3.4　解决方案

7.3.4.1　防辐射大体积混凝土工程

抗裂混凝土配合比如表 7-4 所示。

表 7-4　抗裂混凝土配合比　　　　　　　　　　　　　　kg/m³

编号	水泥	粉煤灰	砂	石子	水	抗裂剂	减水剂
规格型号	嘉华 P·O 42.5	顺永 I 级	双流机制砂	双流碎石	自来水	苏博特 HME-V	苏博特 PCA-I
1 号	230	102	852	1035	155	28	6.5

针对本工程混凝土开裂风险进行专项评估，建立质子治疗区结构的全断面三维模型，以开裂风险系数 η 作为评价依据，采用基于"水化-温度-湿度-约束"多场耦合作用的混凝土收缩开裂评估机制与模型，结合有限元分析方法及软件，定量评估各种因素对结构的开裂风险系数 η 的影响规律，提出大体积混凝土自收缩、绝热温升、分段浇筑长度、入模温度、保温保湿养护方法等关键参数控制指标（图 7-35、图 7-36）。

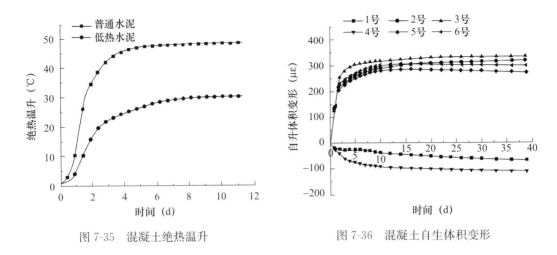

图 7-35 混凝土绝热温升　　　　图 7-36 混凝土自生体积变形

本工程在混凝土原材料的选取使用上考虑从源头减小混凝土开裂风险。使用特种低水化热水泥，降低混凝土水化过程的绝热温升；使用苏博特 PCA-Ⅰ减水剂和苏博特 HME-Ⅴ抗裂剂，减少水泥用量，降低水化热，同时增加混凝土补偿收缩与温升抑制功能。

根据混凝土开裂风险评估报告及混凝土温度监测报告，确定混凝土拆模时间及拆模前后的具体养护措施。

质子治疗区剪力墙结构因辐射防护要求其水平施工缝采用 L 形钢压脚板做施工缝（图 7-37）。

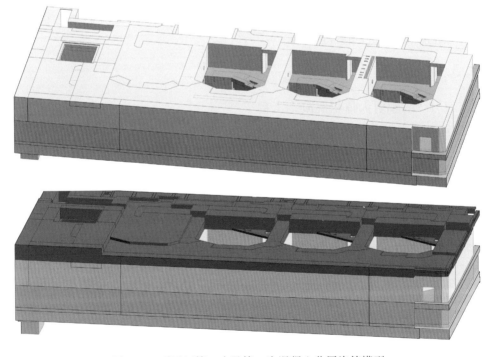

图 7-37 质子区第一次及第二次混凝土分层浇筑模型

7.3.4.2 桩基工程

采用机械旋挖成孔结合人工孔底沉渣清理技术。工程桩采用旋挖钻机成孔施工，解决了本工程场地狭小的问题，机械化程度高，快捷方便，有效地保证了工程的进度。在旋挖成孔后，采取定制钢护筒、孔口定制与钢护筒可靠连接的钢护圈、电动升降机与防坠器相连等一系列措施，在保证安全的前提下，人工下到孔底进行沉渣清理，满足沉降抗浮要求。

7.3.4.3 高大模板工程

本工程治疗区内（高支模及超厚顶板）模板支撑体系选择 ϕ60.3mm×3.2mm 承插式盘扣脚手架。将超厚楼板分两次或多次进行叠合浇筑，利用混凝土结构自身的强度和承载力减小模板支架承受的荷载。

7.3.4.4 设备管线精准预埋施工

质子区各机房三维空间较为复杂，利用 BIM 技术在设计阶段对机房进行三维模拟，确保机房空间尺寸、吊车梁、预埋件等零部件均满足设备要求。针对各治疗室和走道空间，根据室内空间效果及人体舒适感受，通过 BIM 技术管道综合排布确定合适的机房和走道净高，在保证各管道便于安装检修的同时，确定合适的吊顶控制高度。质子区混凝土结构内预埋管线及配筋较多，为防止预埋管之间及预埋管与钢筋之间出现交叉冲突，通过 BIM 技术确定预埋管路径及钢筋避让方案，并通过完整的平面图、立面图、剖面图指导现场准确安装施工。

利用 BIM 技术提前对预埋管道和固定管道的支架进行模块化分割并制作；筏板施工完成后，按照建筑信息模型标注的支架形式和位置进行型钢支架和管道安装；在水平筋施工到拟定管道标高位置后，插入后续支架和管道安装；在软管出墙面处增设角钢及利用模板开孔固定管口，并同时保证出口成型效果，同时在软管与墙面筋接触位置加设橡塑垫块，以保护软管的防水层不被损坏（图 7-38）。

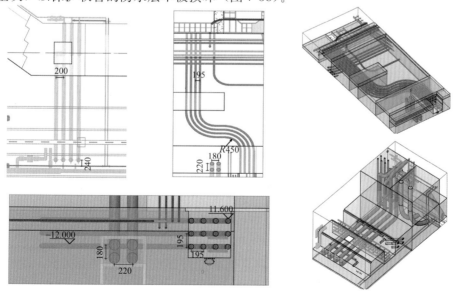

图 7-38 质子区预埋管道避让 BIM 应用

7.4　　山东第一医科大学附属肿瘤医院质子中心

7.4.1　项目概况

项目区位：山东省济南市槐荫区

项目定位：技术创新与临床转化中心（质子中心）、济南国际医学中心"引爆项目"。

医院规模：88000m²（其中质子治疗中心 5000m²）

床位数：300 床

设备型号：瓦里安 ProBeam 质子治疗系统

设备配置：1 台回旋加速器、3 间旋转机架治疗室、1 间固定束实验室。

建设单位：山东省肿瘤防治研究院

运营单位：山东省肿瘤防治研究院

代建单位：山东新泉城置业有限公司

设计单位：上海建筑设计研究院有限公司

施工单位：中国建筑一局（集团）有限公司

山东第一医科大学附属肿瘤医院质子中心项目位于山东省济南市槐荫区，项目规模 88000m²（其中质子治疗中心 5000m²），设置床位数 300 床。项目属于山东省重点项目、济南国际医学中心的"引爆项目"。项目质子中心治疗系统设备型号为瓦里安 ProBeam，设置有 1 台回旋加速器＋3 间旋转机架治疗室＋1 间固定束实验室（图 7-39）。

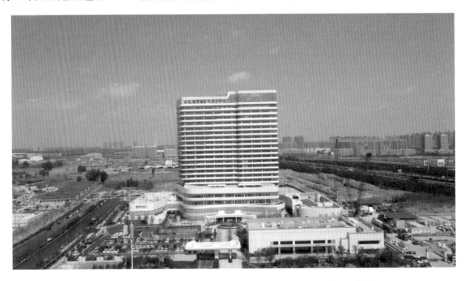

图 7-39　山东第一医科大学附属肿瘤医院质子中心实景

本项目于 2018 年 10 月开工建设，2021 年 4 月医疗综合楼启用运营，2021 年 8 月质子设备安装完成进入设备调试运维阶段，2022 年 3 月 3 日治疗舱室调试完成，2022 年 7 月通过生态环境部审批，获得辐射安全许可证，2022 年 7 月 20 日完成首例患者临床治疗，将成为立足山东、面向全国、影响东北亚的肿瘤专科病诊治与临时转化平台。

7.4.2　设计特点

7.4.2.1　"一体双翼"的设计理念

主楼与质子维护楼和国际会议中心共同形成了"一体双翼"的布局，寓意医院"以临床医疗为体，科研创新与人才培养为两翼，创建高水平临床科研型医院"的发展战略。内部以曲线、立体景观、轻盈等建筑手法为主，给患者打造"亲和、自然、宜人"的人性化环境，外部则形成高耸、现代的地标性建筑形象。

综合质子治疗医疗项目的设计需求，项目总体为集中式布局，停车和质子治疗、直线加速器放射科、核医学、物资库房营养餐厅设置地下部分；其他功能布置在地上部分，地上部分呈"一体两翼"布局形式。

项目整体呈集中式布局，北侧建筑与南侧大面积绿化庭园无任何视线遮挡，留有视线通廊；裙楼处理成退台形式面对公共空间和走廊，上下视线贯通且景观视野丰富。医疗综合楼中部设置本项目的核心功能，即门诊、医技、体检、科研、倒班宿舍、行政办公功能，各功能区块按照使用性质的不同分别设置电梯上下，各功能的上下叠合布置充分体现了以患者为中心的设计理念。裙楼部分设置屋顶花园和采光庭园改善就医环境和科研办公环境，板楼部分在端部间隔设置阳台和挑空绿化平台，改善了楼层的空间品质（图7-40）。

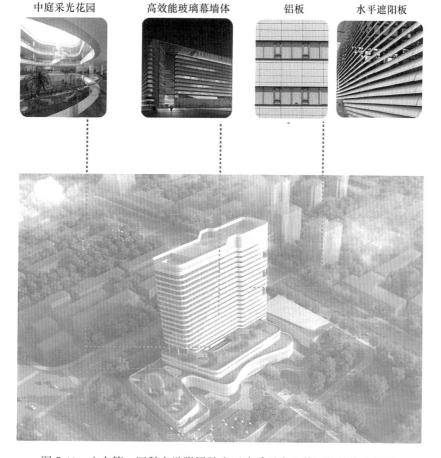

中庭采光花园　　高效能玻璃幕墙体　　铝板　　水平遮阳板

图 7-40　山东第一医科大学附属肿瘤医院质子中心外围护结构分析图

7.4.2.2 两院区协同一体化管理模式

山东省肿瘤医院质子院区距离院本部约 5km。两院区采用一体化管理模式，每个职能科室抽出部分工作人员，在质子院区组成"质子中心综合办公室"，统一办公，履行职能；临床科室病区延伸化管理，科室主任统管分布在两个院区的两个病区，统一质检、查房，在质子病区设常驻主诊组，由主诊医师负责该组诊疗工作；护理班组由一位护士长统管两个病区，也可视具体情况在质子院区设总带教等相应岗位，代为履行护士长职责；科内医护人员可在两院区之间轮转。

医技科室病区延伸化管理，科室主任统管分布在两个院区的人员、设备，由科室副主任、主任助理或高年资专业技术人员带领质子院区专班开展日常诊疗工作；科内医师、技师可在两院区之间轮转，但考虑到质子系统的特殊性，与质子系统直接相关的如放疗物理师、放疗技师、工程师人员则相对固定（图 7-41）。

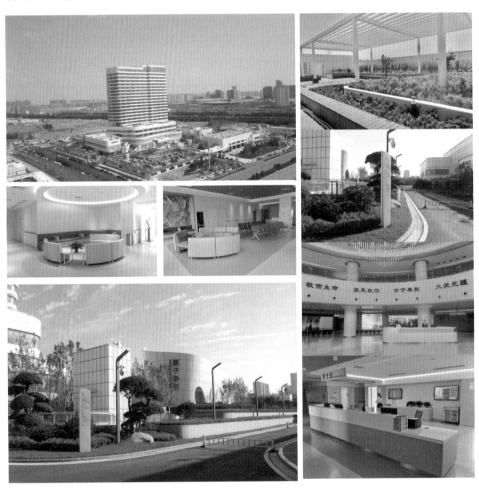

图 7-41 山东第一医科大学附属肿瘤医院质子中心实景

7.4.3 建设重难点

山东省肿瘤防治研究院"技术创新与临床转化平台"拟采用质子治疗系统，该系统对建筑物差异沉降及微振动要求较高，同时，存在辐射屏蔽问题，与常规项目存在以下几点不同之处。

7.4.3.1 防辐射大体积混凝土工程

由于本工程的底板和墙板的混凝土体量比较大，因此必须在设计和施工等方面采取严格措施，以严格控制裂缝产生。

1）适当加大大体积混凝土的分布钢筋。

2）采用后浇带分段及分仓施工，控制施工阶段产生收缩裂缝。

3）做好地下室的外防水。

4）对外露的墙板和顶板做好保温措施，降低温差和结构温度应力。

5）混凝土的质量及裂缝与施工工艺密切相关，施工总承包单位应协调原材料供应单位、混凝土生产单位、材料试验单位等进行专题研究，制定保证混凝土质量及防止混凝土裂缝的施工方案。

质子重离子系统中有防辐射功能的墙板、底板、顶板及楼板的厚度一定要满足防辐射设计的要求，防辐射部分的混凝土采用密实混凝土，一般情况下防辐射部分的混凝土重度不小于 23.5kN/m³。

质子中心因为防辐射要求，最大混凝土墙体厚度 4675mm、顶板厚 2000～4500mm，不同厚度顶板交错布置，模板支撑体系复杂，混凝土配合比设计、浇筑组织难度大，且由于防辐射要求，裂缝控制要求严格，严禁出现裂纹（图 7-42）。

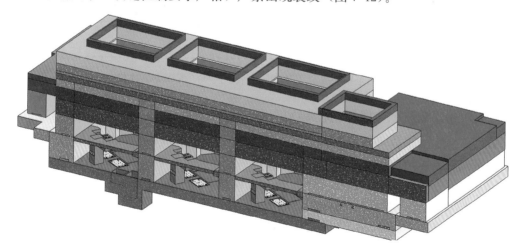

图 7-42　山东第一医科大学附属肿瘤医院质子系统屏蔽体墙体结构划分图

7.4.3.2 高大模板工程

超厚墙板的模架体系，部分为单侧模板支撑体系。本项目最厚墙体为 4765mm，墙体高度为 2.5m，部分 3000mm 厚墙体高度为 12.5m，对模板体系的承载力及稳定性提出高要求，受拉结点限制。本工程高大模板支撑共有 20 处，混凝土厚度大，为保证施工需求，需进行专门的单侧模板设计（图 7-43）。

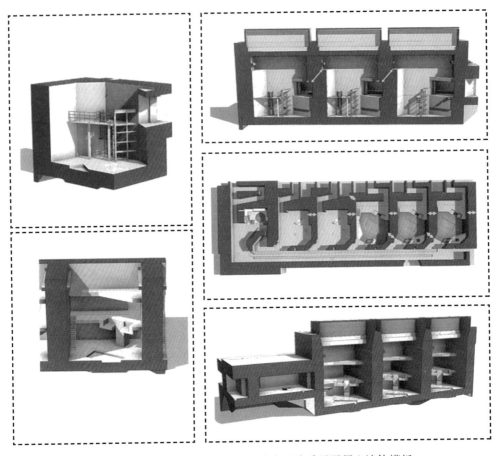

图 7-43　山东第一医科大学附属肿瘤医院质子混凝土墙体模板

7.4.3.3　微沉降、微振动控制

振动对质子治疗系统质量有直接影响。因此，对单独结构构件的质量有严格的要求，特别是对整体结构和技术建筑设备之间相互作用有着严格要求。必须将单独系统放大器要素共振态考虑在内。在质子治疗的常规操作过程中，建筑物振动必须被限定在 IES-RP-CCO12.1，A 类规定的试验楼范围内。对于报告未注明的频率，在 PT 区不得超过最大振动速率 $100\mu m/s$。结构设计时，针对潜在振动源，采取振动专项分析，根据分析结果采取相应措施。

质子医疗系统的性能依赖于所有部件的精确定位，小变形可以通过调整来补偿，当变形超过临界值时，将不可避免地重新进行校准。因此系统设备供应商对建筑的差异沉降变形要求为毫米级别，质子区沉降变形控制需满足在不小于 10m 的长度上，差异沉降须 $<0.2mm/a$；在质子装置运行时，基础底板最大振动速率不应超过 $100\mu m/s$。

质子设备地面精平施工。回旋加速器区域的地面平整度必须满足 DIN 18202 要求的精度，该规范为德国建筑施工公差。平整度不允许超过 1/1000。

7.4.3.4　复杂管线精准预留预埋

质子中心各系统管线长约 20km，辐射屏蔽墙内管线需要最少 2～3 次弯曲，质子区管道多达 32 个系统，密集程度远超一般医院建筑，且受土建专业（钢筋、模板及混凝土工程，其中钢筋含量约 1500kg/m²）施工影响。回旋加速器、治疗舱、束流传输系统的设备均需地面、墙面进行预埋钢板，设备安装对预埋件的预留预埋有毫米级的偏差允许要求，埋件中心偏离精度为 ±10mm，纵向精度为 ±5mm，预埋板面最大倾斜为 2mm。最大预埋件尺寸为 3630mm×2000mm×40mm，约 2294kg。

7.4.3.5　大型医疗设备运输及吊装

本项目地下一层为影像科、核医学区域，需安装 CT、MR、DR、PET-CT、SPET-CT、直线加速器、质子治疗舱等大型设备，最大单件起重量约 90t，大型医疗设备运输及安装需要严密规划。

7.4.4　解决方案

7.4.4.1　防辐射大体积混凝土工程

针对本工程采用 BIM 技术对质子区进行虚拟施工分区规划，将复杂的结构体划分为合理施工单元。

1）采用钢木龙骨，确保大体积混凝土模板支撑体系的稳定性。

2）对配合比控制、原材料供应、搅拌质量、浇筑振捣措施、保温养护等各个环节进行工艺技术论证及工艺验证。创新采用添加铁矿石、铁矿砂的重混凝土，最大限度减少空间占用，确保设备安装尺寸的要求。调整混凝土骨料配比，添加一定比例的铁矿石、铁矿砂，使混凝土密度达到 3500kg/m³。浇筑等比例试块时，对配合比控制、原材料供应、搅拌质量、浇筑振捣措施、保温养护等各个环节进行工艺技术论证。

3）采用保温模板体系，合理布置测温点，控制混凝土内外温差。

4）采用温控信息化手段对混凝土实施温度监测。

7.4.4.2　高大模板工程

针对本工程采用承插型盘扣式脚手架支撑体系（特制），为保证材料强度，墙柱采用 30mm 厚覆膜木胶合板，主龙骨采用 10 号工字钢，次龙骨采用 80mm×80mm 木方，支撑架体为加强型盘扣式脚手架，墙柱模板加固采用直径 20mm 三段式止水螺杆。

7.4.4.3　微沉降、微振动控制

本工程设计采取灌注桩及整体筏板刚性基础，通过控制桩顶反力以及基础沉降绝对值等措施来满足设备对不均匀沉降的要求；增加桩长，桩基持力层选择压缩性较小的中风化泥岩，并采用后压浆技术，充分利用结构刚度、提高桩基稳定性，控制不均匀沉降。结构设计上通过增大质子区底板刚度，提高其自振频率。

施工期间对地质土质情况进行严格的复核，确保地质无异常；严控桩基础施工质量，对其定位、深度、扩大头等进行严格质量把控；混凝土结构施工中，筏板基础根据刚度计算，考虑采取整体浇筑；委托第三方进行高精度的沉降观测；采取数值模拟计算和现场实测分析方法，分阶段实行微沉降与微振动的动态监测管理，全时段掌握机房的相关数据。

根据现场踏勘情况，在院区东侧（靠近高速公路侧）设置隔振沟等减振措施，解决微振动源头的控制要求。

对结构混凝土材料进行严格的配合比和搅拌工艺控制，保证相邻材料的一致性；对钢筋工程、预留预埋进行严格的隐蔽检查制度，避免保护层偏差造成收面不均匀；采用统一的高程控制因素，选用单一标高基准点、同台测定仪器、相同测量操作人员等，同时采取标高两人复核措施降低误差。

7.4.4.4　复杂管线精准预留预埋

1）项目团队借助 BIM 技术整合各专业模型，进行建筑、结构、机电系统模型的整体性碰撞检查，检查土建和机电设计图纸相关信息的不一致性。应用 BIM 技术出图指导现场施工。

2）采取多次测量复核方式，对埋件及管线进行精准定位，精准放线采用基准桩和三维激光扫描结合（图 7-44）。

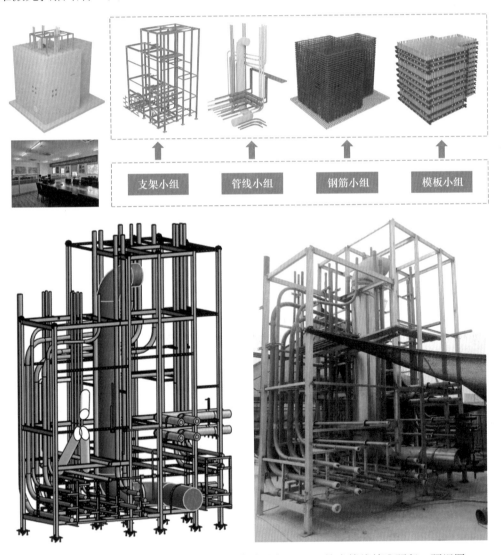

图 7-44　山东第一医科大学附属肿瘤医院质子中心 BIM 技术管线精准预留、预埋图

3）采取装配式固定支架＋可调螺栓定位方式，微调预埋板水平度和平整度，确保

预埋板可容忍偏差符合设备安装工艺要求。

　　4）埋件采取钻孔引气导浆工艺，解决大尺寸埋件背部空鼓问题。

　　5）采取 BIM＋3D 打印等技术协调埋件锚筋定位，采取单独的加固措施（图 7-45）。

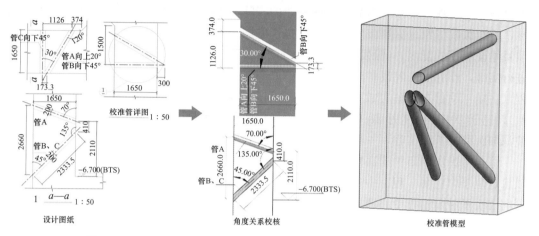

图 7-45　山东第一医科大学附属肿瘤医院质子中心 BIM＋3D 打印技术

7.4.4.5　大型医疗设备运输及吊装

　　本工程设计阶段综合大型机电设备进行吊装口预留，以及运输通道、运输路线荷载确认；施工阶段积极联系建设单位，对可以确定的设备综合运输、安装考虑；设备吊装洞口可以确保设备在地下两层互相周转。

7.5　深圳肿瘤医院质子治疗中心

7.5.1　项目概况

　　项目区位：深圳市龙岗区宝荷大道

　　项目定位：集医疗、教学、科研、培训功能于一体，华南地区首屈一指的质子治疗中心。

　　医院规模：30890m²

　　床位数：300 床

　　设备型号：IBA Proteus PLUS 质子治疗系统

　　设备配置：1 台回旋加速器、1 间固定束治疗室、4 间旋转机架治疗室。

　　建设单位：深圳肿瘤医院

　　运营单位：深圳肿瘤医院

　　代建单位：深圳工务署

　　设计单位：豪科设计咨询（上海）有限公司、天津华汇

　　施工单位：中建二局

　　深圳肿瘤医院前身是根据《深圳市卫生事业发展"十一五"规划》建设的市属综合医院项目，2014 年市政府决定将医院变更为肿瘤专科医院，引进中国医学科学院肿瘤

医院合作运营，市编制委员会办公室批准设立了医院机构。肿瘤医院总体规划分三期建设，目前工程一期已建成，并于 2015 年 12 月底开业收治病人。医院现有建筑物门急诊楼、医技楼、综合楼、住院楼、污水站、垃圾处理站等，总建筑面积 141287.74m²，可提供病床床位数 800 张。为满足医院开业的实际需求，同时考虑到放疗机房建设的紧迫性，肿瘤医院将原《深圳市发展改革委关于中国医学科学院肿瘤医院深圳医院二期工程项目建设规模的复函》（深发改函〔2016〕1582 号）中的"二期工程"拆分成两个步骤进行实施，即肿瘤医院改扩建工程（一期）与肿瘤医院改扩建工程（二期）。改扩建工程（一期）项目主要解决放疗机房的建设问题（放疗机房拟设置于新建的医技楼地下室），已于 2016 年 11 月 28 日获得深圳市发展改革委员会《关于中国医学科学院肿瘤医院深圳医院改扩建工程（一期）可行性研究报告的批复》（深发改〔2016〕1386 号）。

综合考虑深圳市肿瘤医疗供需现状、医疗资源、建设条件等因素，深圳市政府将本项目定位于"三名工程"中的重点项目工程，引进国内外最先进的质子肿瘤治疗系统。深圳市质子肿瘤治疗中心项目位于深圳市龙岗区宝荷大道中国医学科学院肿瘤医院深圳医院旁。项目建设用地面积约 6000m²，总建筑面积约 30890m²，计划总投资约 15.66 亿元。本项目将建成集医疗、教学、科研、培训功能于一体，适应人民群众医疗服务需要的华南地区首屈一指的质子治疗中心，将迅速填补深圳肿瘤治疗短板，可以为华南地区和港澳地区乃至东南亚地区肿瘤患者提供国际先进肿瘤治疗技术，并形成深圳多样化综合化的肿瘤治疗体系，打造属于深圳的国际肿瘤医疗品牌，为国内外肿瘤患者提供世界级肿瘤医疗及服务（图 7-46）。

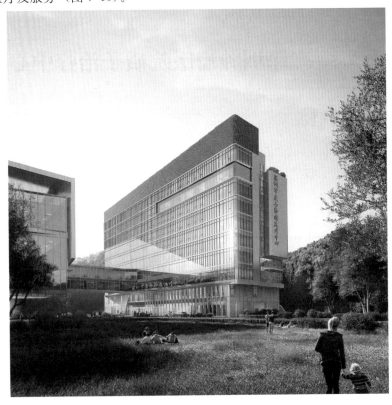

图 7-46　深圳肿瘤医院质子治疗中心项目效果图

7.5.2 设计特点

7.5.2.1 外立面设计

立面的设计灵感来自基地附近的生态环境。基地南侧有自然形成的小山，且树木茂密，为患者的康养提供了非常健康、有利的自然环境。设计过程中，把山体的走势应用在体块以及立面上，呼应环境。同时，结合屋顶与垂直绿化，打造一个健康、生态的治疗环境。借助折线的元素，传递康复希望，实现人生转折的美好寓意。质子治疗技术作为当今癌症治疗的尖端技术，本身就给患者带来恢复健康生活的希望（图 7-47～图 7-50）。

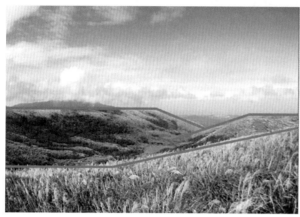
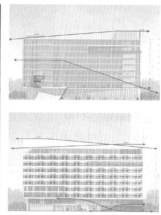

图 7-47 深圳肿瘤医院质子治疗中心项目外立面设计

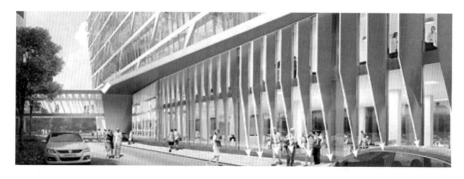

图 7-48 折线元素在入口上的体现

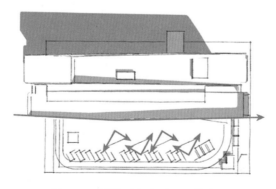

图 7-49 折线元素在平面上的应用

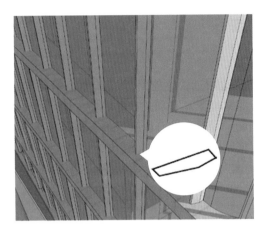

图 7-50 折线元素在杆件形状上的体现

7.5.2.2 规划及建筑功能布局

本案例未贴临任何市政道路,仅在北侧与肿瘤医院的环道相连。考虑到市政管网需要从北侧接入,因此把质子设备放在本案的南侧,同时,回旋加速器作为辐射源,远离医院主院区,从职业防护的角度来看,也是明智的选择。根据地块总体规划布局,设计者希望在主塔楼的南侧形成一个较为私密的花园,使人文和自然达到一种完美的和谐,结合建筑屋顶花园景观区和建筑上的垂直绿化,形成二维和三维空间互相渗透融合的景观体系(图 7-51)。

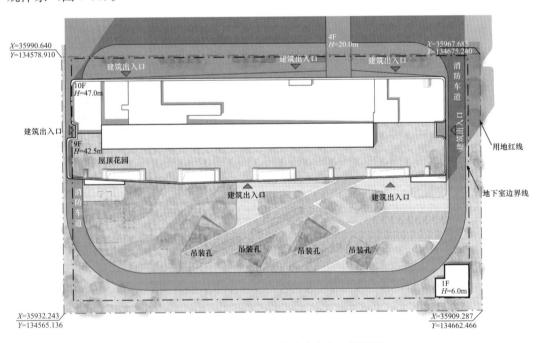

图 7-51 深圳肿瘤医院质子治疗中心总平图

本案例在平面布局上采用集中和分散相结合的方式,质子治疗主要在地下,门诊和住院区在楼上,通过内部竖向交通核及内部通道,和医技各个部门紧密连接。流线设计借用舞台设计的理念，舞台上有光鲜亮丽的公共区域，舞台下有紧张繁忙的医护区域，流线相互独立，水平交通及竖向交通完全不交叉。门诊位于首层，南侧设室外活动空间，给门诊医技人流提供可能（图7-52）。各层平面功能布局合理，流线清晰（图7-53）。

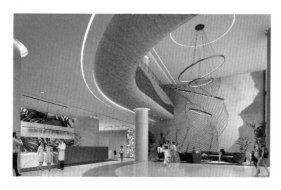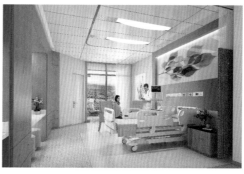

图7-52　深圳肿瘤医院质子治疗中心室内效果图

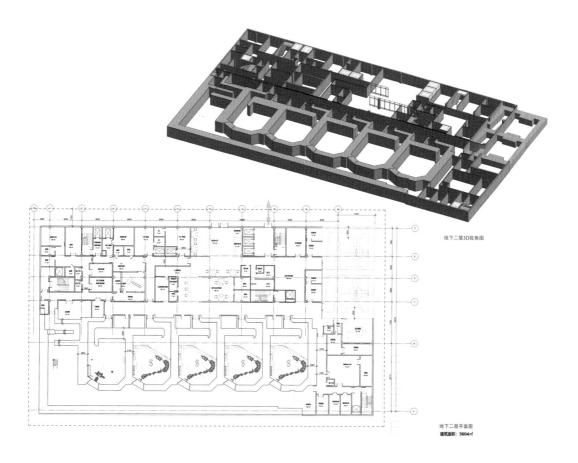

地下二层3D视角图

地下二层平面图
建筑面积：3604㎡

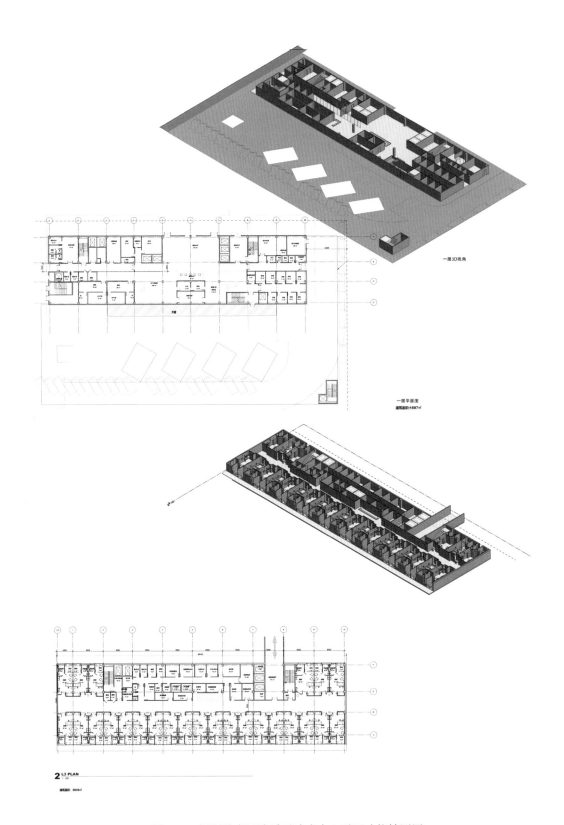

图 7-53 深圳肿瘤医院质子治疗中心平面功能轴测图

7.5.2.3 以质子设备厂商建筑接口文件为导则的精细设计

设计根据质子设备厂商提供的建筑接口文件对机房空间与环境、设备安装、配套系统等要求进行详细设计。针对质子区沉降及地面平整度要求、大型设备吊装、工艺冷却水、气体、辐射监测系统、安全联锁系统、消防等质子特殊系统，设计结合项目实际情况，采用可靠的技术措施，并组织专项方案研究与论证，充分满足 IBA 建筑接口文件相关技术要求。

7.5.2.4 BIM 设计应用

建筑信息模型是以三维数字技术为基础，集成了建筑工程项目各种相关信息的工程数据模型，是对该工程项目相关信息的详尽表达。建筑信息模型是数字技术在建筑工程中的直接应用，以解决建筑工程在软件中的描述问题，使设计人员和工程技术人员能够对各种建筑信息做出正确的应对，并为协调工作提供坚实的基础。其包含以下几个方面：建筑模拟、三维可视、动态设计、数据管理。

7.5.2.5 BIM 技术软件

本项目所运用的 BIM 技术软件包括：Autodesk Revit 2019、Sketchup Pro 2018、Rhinoceros、Codebook、Hive。

7.5.2.6 BIM 技术正向设计运用点

1）设计模型创建（图 7-54）。

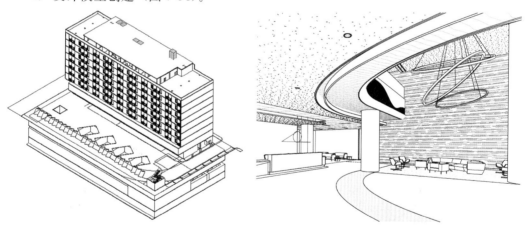

图 7-54 深圳肿瘤医院质子治疗中心建筑信息模型创建

2）设计图纸创建。

3）三维实时呈现，平面布局推敲（图 7-55）。

4）设计图纸创建，在 Revit 里完成彩色平面图。

5）土方平衡分析（图 7-56）。

6）设备设置。由于回旋加速器产生质子治疗束的方向恒定（逆时针方向），质子治疗设备的位置只能在东北或者西南角。

（1）东北角布局

质子治疗设备设置在东北角，由于本案无法与任何一条城市道路衔接，所有的人流、物流、MEP 管网都要从西南角接入，流线交叉过多，使用高度受限。

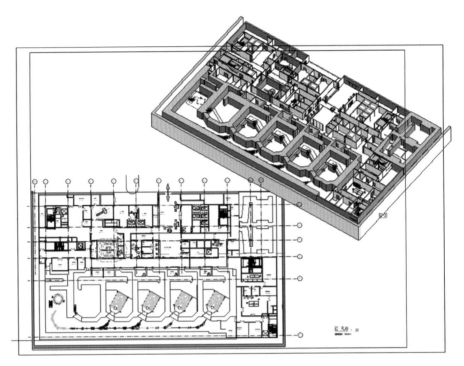

图 7-55 深圳肿瘤医院质子治疗中心 BIM 模型三维图纸

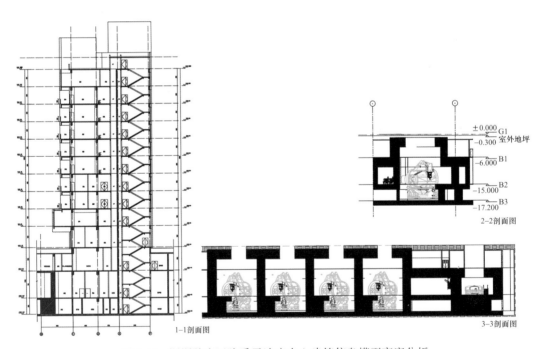

图 7-56 深圳肿瘤医院质子治疗中心建筑信息模型高度分析

（2）西南角布局

质子治疗设备设置在西南角，与肿瘤医院沟通便捷，且回旋加速器远离主院，降低核污染风险。

7）能源分析：分析项目。

8）日照分析：风环境分析。

9）交通分析。

10）人员流线分析。

11）物品流线分析。

12）垂直交通分析（图 7-57）。

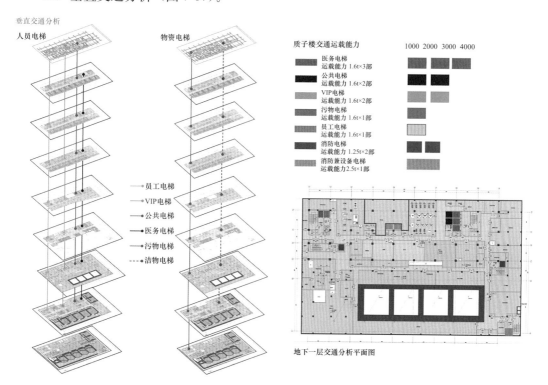

图 7-57　深圳肿瘤医院质子治疗中心 BIM 模型垂直交通分析

13）疏散模拟。

14）外立面设计对比。

15）设计方案室内室外漫游。

质子区各机房三维空间较为复杂，利用 BIM 技术在设计阶段对机房进行三维模拟，确保机房空间尺寸、吊车梁、预埋件等零部件均满足设备要求。针对各治疗室和走道空间，根据室内空间效果及人体舒适度感受，通过 BIM 技术管道综合排布确定合适的机房和走道净高，在保证各管道便于安装检修的同时，确定合适的吊顶控制高度。质子区混凝土结构内预埋管线及配筋较多，为防止出现预埋管之间及预埋管与钢筋之间交叉冲突，通过 BIM 技术确定预埋管路径及钢筋避让方案，并通过完整的平立剖面图纸指导现场准确安装施工。

7.5.3　绿色建筑设计

项目的评估内容主要包括绿色建筑评价标识二星级的得分策略、技术措施说明、技术增量成本。项目若申报绿色建筑二星级标识，则需满足如下强制性要求：围护结构热工性能比国家现行相关建筑节能设计标准规定的提高幅度达到 10%，或建筑供暖空调负荷降低幅度达到 10%。室内空气中的氨、甲醛、苯、总挥发性有机物、氡、可吸入颗粒物的浓度不应高于现行国家标准《室内空气质量标准》（GB/T 18883）规定限值的 80%。项目所有部位均进行全装修。

项目节水器具用水效率等级需达到二级及以上。项目已采用的技术措施，可再生能源利用：项目屋顶设置太阳能热水集热板。BIM 技术应用：项目规划设计、施工建造、运行维护阶段均采用 BIM 技术。经过预评估，通过制定绿色建筑技术策略增加土壤氡含量检测、防夹闭门器、楼板减振垫层、机动车充电桩、建筑设备管理系统、能耗监测系统、室内污染物浓度监测系统、二级节水器具、成品水箱、围护结构性能提升、高能效冷热源机组、节能型电气设备、微喷灌加土壤湿度感应器等技术措施，项目得出的评估得分为 71.60 分，可实现绿色建筑二星级标识。

7.5.4　建设重难点

7.5.4.1　土地面积小、场地环境局促

项目建设用地面积为 6000m²，总建筑面积约为 30890m²。地基在深圳肿瘤医院西南侧，未贴临任何市政道路，对医疗空间布局和设备安装都有很大的挑战。紧缩的院区用地与复杂的功能需求，给医院三期设计带来了挑战，内部、外部功能与流线组织过程浮现出诸多问题：合理组织与城市交通的关系、合理排布院内的功能空间，在原有两期的基础上实现功能联动，资源整合，亟须开展有针对性的研究。

7.5.4.2　距离地铁站 100m

一方面距离地铁近，地铁振动对粒子束的精度控制有干扰；另一方面与城市交通的组织与接驳关系就显得尤为重要。相关人员提出适用于高密度环境下、紧缩用地限制下，以及大规模三个前置的医院外部交通组织操作途径，强调从城市设计角度切入，更高维度城市交通体系与医院外部交通的协调适配，合理组织外部流线。

7.5.4.3　与一期、二期关系紧密

质子项目的地下室与肿瘤医院二期项目的地下室在同一个满堂开挖的基坑范围内，两个项目施工时间不同。本项目与肿瘤医院一期以及后续施工二期的连接显得尤为重要。设计中以患者为出发点，从功能布局、流线组织、空间环境三个维度与一期、二期建立紧密联系，增强空间导向性，合理布置服务功能。综合对大型医院今后的院区规划设计进行展望。

7.5.4.4　规划建筑功能设备

本案例未贴临任何市政道路，仅在北侧与肿瘤医院的环道相连。本项目要考虑市政管网接入、设备的运输吊装条件，以及强辐射源的屏蔽。

7.5.4.5　场地位于地质灾害易发区

本案例下方存在不良地质溶洞层，属于岩溶强发育场地，对项目的基础稳定存在一定的挑战。

7.5.5 解决方案

7.5.5.1 土地面积小、 场地环境局促

深圳肿瘤医院综合考量供需现状、医疗资源、建设资源，在 6000m² 的建设用地上要建成集医疗、教学、科研、培训功能于一体，适应人民群众医疗服务需要的华南地区首屈一指的质子治疗中心，面积小、任务多，要求功能布局集约复合，流线多层立体叠加，提高土地利用效率，通过正向 BIM 技术设计，在集约条件下解决设计难题。同时，考虑到项目的集约高效，把污水处理、物资库房、营养厨房、中心供应等后勤及医疗功能与肿瘤医院共享，尽量提高本项目质子治疗的高效和安全。

7.5.5.2 距离地铁站 100m

为了降低地铁振动对质子设备的影响，本项目设置隔振沟，同时采用隔振垫、支座弹簧以及浮筑楼板等多层级减隔振措施，减少振动及共振影响。

另外，合理组织外部流线，注重人群的疏导与引入，关注城市界面，设置城市中的集散广场，引导瞬时人流的快速疏散，车流与人流的合理分流，避免流线的交叉，从多维度城市交通体系、建筑群体交通组织、建筑内部流线，与院内功能区建立联系，更高维度城市交通体系与医院外部交通的协调适配。

7.5.5.3 与一期、 二期关系紧密

三期医院院区与一期、二期医院建立了紧密联系，分别体现在规划中的三个方面——功能布局、流线组织与空间环境，在设计中以患者为出发点，功能布局集约复合及调整。二期的地下车库与质子的治疗层联通，方便患者使用二期的停车空间。质子项目的三层和四层有空中连廊与肿瘤医院二期工程相连。地下、地面、空中多维度与肿瘤医院相连，方便人流、物流、信息的沟通。特别是智能化的物流系统，让肿瘤医院成为质子项目有力的支持。

7.5.5.4 规划建筑功能设备

本案例未贴临任何市政道路，仅在北侧与肿瘤医院的环道相连。考虑到市政管网需要从北侧接入，因此把质子设备放在本案的南侧，同时回旋加速作为强辐射源，远离医院主院区。项目同时申请了临时用地作为施工材料以及质子设备的停放空间。重达 220t 的回旋加速器和超大体积的旋转机架吊装过程很复杂，通过 BIM 技术分析和吊装预演，预留好足够的设备运输和吊装空间。

7.5.5.5 场地位于地质灾害易发区

为了保证地基的稳定性，本项目预先回填混凝土 2 万 m³。采用大直径混凝土嵌岩桩及桩端后注浆工艺，来应对桩基沉降问题。加大防水板厚度和配筋来提高基础的整体刚度，同时在束流传输区下部设置夹层，避免基础沉降对束流精度产生影响。

7.6　克里斯蒂质子治疗中心

7.6.1　项目概况

项目区位：曼彻斯特

项目定位：通过英国国家医疗服务系统（NHS）第一个高能质子治疗设施

医院规模：12500m²

设备型号：瓦里安 ProBeam 质子治疗系统

设备配置：一个大型的综合中心（3 个 360°旋转的治疗室的治疗室、第四个预留房间）

建设单位：克里斯蒂质子治疗中心

运营单位：克里斯蒂质子治疗中心

代建单位：克里斯蒂国家医疗服务系统（NHS）

设计单位：HKS INC

施工单位：Interserve

克里斯蒂质子治疗中心是在英国通过国家医疗服务系统（NHS）的第一个质子治疗癌症中心（图 7-58）。质子治疗中心的建筑面积约 12500m²，建筑造价约 9000 万英镑。建设周期从 2015 年到 2018 年。该治疗中心位于英国曼彻斯特，是由克里斯蒂国家医疗服务系统（NHS）基金会委托 HKS 公司设计的，旨在成为 NHS 的第一个高能质子治疗设施。

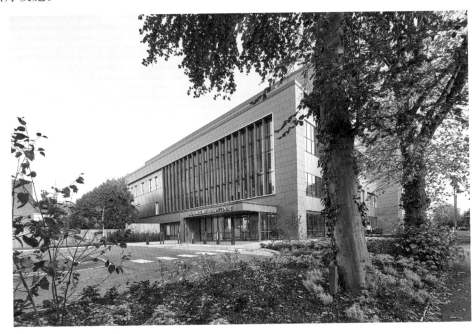

图 7-58　克里斯蒂质子治疗中心实景

在设计的开始阶段，该中心发起了一场设备采购的投标，因此设计团队的部分任务是参与和质子治疗设备供应商的交流会议，并测试各种供应商的方案，以帮助确定最适合该中心的方案。为了评估三个供应商的系统及其与支持患者服务所需的临床服务的集成，开发了一系列复杂的建筑、结构和机电设备的建筑信息模型（图 7-59）。克里斯蒂最终选用了瓦里安 ProBeam 质子治疗系统。HKS 收到的设计任务书是设计一个大型的综合中心，包括 3 个 360°旋转的治疗室和第四个预留房间，其大小可用于未来的旋转治疗室，但最初安装了一个用于医学研究的质子固定束设备。

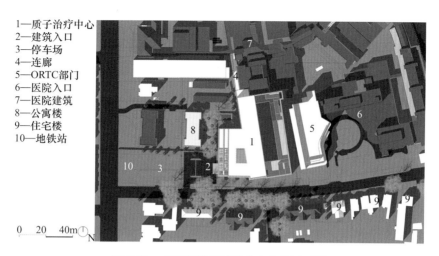

1—质子治疗中心
2—建筑入口
3—停车场
4—连廊
5—ORTC部门
6—医院入口
7—医院建筑
8—公寓楼
9—住宅楼
10—地铁站

图 7-59　克里斯蒂质子治疗中心总平面图

7.6.2　设计特点

该中心规划了一个新的门诊部，因此与医院的紧密联系是至关重要的。建筑设计了五层，每一层都有专门的功能。一层作为质子治疗中心和门诊部的主要入口，并连接到医院。一层规划质子治疗；二层规划治疗前诊所和治疗计划；三层规划专门用于员工辅助用房、多学科会诊和会议中心，以及未来可适应办公需求的预留空间；四层是临床预留空间，规划用于未来的住院部（图 7-60）。

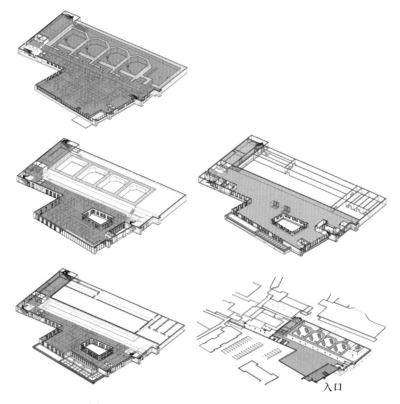

图 7-60　克里斯蒂质子治疗中心平面轴侧图

克里斯蒂质子治疗中心的设计围绕一份特殊的设计任务书。该设计任务书在项目开始时就已形成，并贯穿项目的所有阶段。这个概念采用简单的图表形式，体现了场地的物理特征和对客户设计的任务书的理解。它成为该中心整体设计的主要组织主体，同时也包含室内设计和艺术策略。

7.6.2.1 设计灵感

概念图来源于场地分析，首先确定了场地的两个主要组成部分：一个是沿着最长的东部边缘的规划"混凝土掩体"的确定位置；另一个是场地的另一侧有理想的自然元素，如现有的高大树木并面向西南方向，因此有充足的自然光线。这在整个基地创造了一种内在关系，即自然和科学的关系。

项目公共等候空间的灵感来自"舒缓的自然"，利用自然光线、景观并在设计元素中采用自然主题。与治疗科学相关的新技术为患者带来新福音。在这两个潜在的不同元素之间是"人类护理"的临床空间，它将自然和科学结合到一个统一的医疗设施中（图 7-61）。

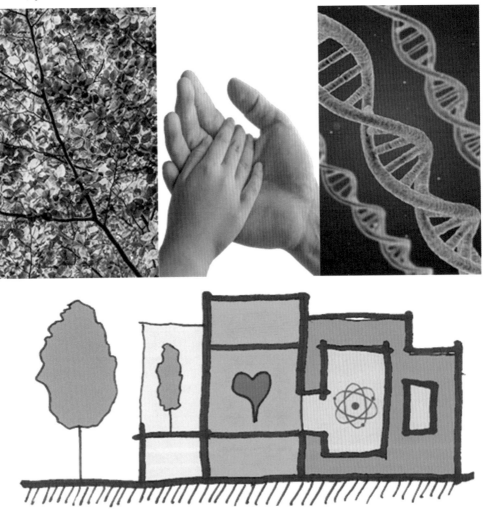

图 7-61　克里斯蒂质子治疗中心方案设计灵感

7.6.2.2　患者的体验和员工的福祉

提供质子治疗设施是现代医疗设施中最复杂的建设挑战。设计和协调高度复杂的工程，设计基础设施一般会占用设计师的主要精力，所以相关人员从一开始就寻求不忽视关键元素，即患者的体验和员工的福祉。

患者将接受为期 8 周的治疗，每周 5 天，中心应支持患者和访客之间的社区意识。因此，主要的等候空间（被称为冬季花园）被设计成一个社交中心，配有厨房/茶歇区，旨在促进访客之间的共享体验。在冬季花园内部，专门为青少年患者设计了一个单独的空间，以满足他们的心理和社会需求。室外露台为心理压力大的患者提供了一个休息的地方。

建筑设计的一个主要成功之处在于为所有工作人员的工作空间提供了自然光线。这是一项具有挑战性的任务，因为混凝土掩体占据场地的大部分空间，并阻挡了大量的阳光。由于员工福利是一个主要的指导原则，所以办公室都有自然光设计。这就产生了一个高质量的工作环境，帮助员工应对日常活动的压力，帮助患者对抗癌症（图 7-62）。

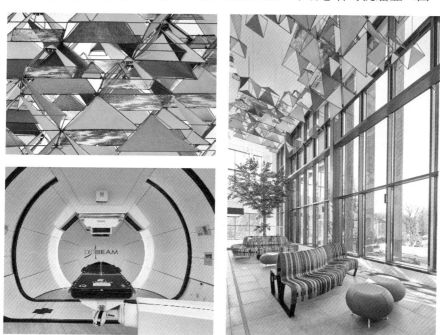

图 7-62　克里斯蒂质子治疗中心方案室内效果图

7.6.2.3　室内和艺术策略

自然-人-科学的理念贯穿于中心室内设计中，艺术在其中扮演了重要的角色。等候空间的设计利用自然光线，并在室内和艺术策略中包含自然主题。

冬季花园的设计为图形和艺术创造了机会，主要的例子是双层高空间内的大型悬挂雕塑。这幅画被艺术家命名为"树下"，采用了树冠的几何抽象形式。不同的半透明材料和照明的调色板创造了一种阳光穿透树叶和树枝的感觉。

该建筑还为儿科患者设计了专用通道，通过隔离的临床环境保护儿童。这些空间的室内设计经过仔细考虑，以满足他们的情感需求。墙壁图形的主题被开发出来，通过动物角色的卡通叙事给孩子正向的心理减压。

　　为了缩短患者到治疗室的路程，进入治疗室的迷道也是经过仔细考虑的。此外，临床环境也必须符合感染控制要求，并易于维护，本案采用一种背光材料，在其内部表面制作了一个图案，所有暴露的表面都是无缝的。项目相关人员与灯光设计师和艺术家合作，以向日葵中的斐波那契数列和粒子碰撞为灵感，设计了这个主题（图7-63）。

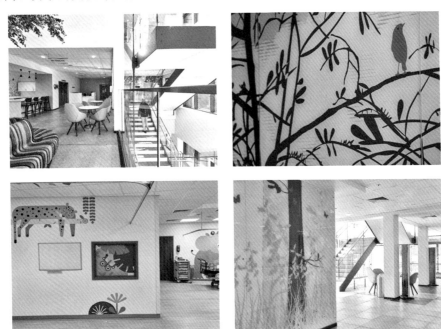

图 7-63　室内艺术策略

7.6.2.4　BIM 设计应用

　　质子区各机房三维空间较为复杂，利用 BIM 技术在设计阶段对机房进行三维模拟，确保机房空间尺寸、吊车梁、预埋件等零部件均满足设备要求。针对各治疗室和走道空间，根据室内空间效果及人体舒适度感受，通过 BIM 技术管道综合排布确定合适的机房和走道净高，在保证各管道便于安装检修的同时，确定合适的吊顶控制高度。质子区混凝土结构内预埋管线及配筋较多，为防止出现预埋管之间及预埋管与钢筋之间交叉冲突，通过 BIM 技术确定预埋管路径及钢筋避让方案，并通过完整的平面图、立面图、剖面图指导现场准确安装施工（图7-64）。

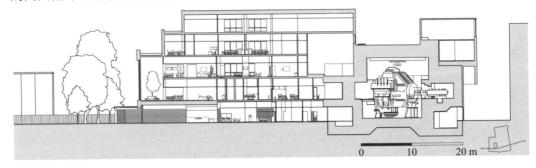

图 7-64　BIM 技术完整剖面图

7.6.3　建设重难点

对于设计团队来说，在如此沉重的防辐射大体积混凝土工程项目中设计对环境的责任感是一个巨大的挑战，因此，从一开始就开展了大量工作，以确保该中心尽可能减少其对环境的影响。借助建筑朝向和建筑遮阳组件的规划阻断或降低了太阳能量进入主要等候区。热回收系统用于质子设备产生的废物能量，并反连到建筑的加热系统，大大减少了维护建筑物理环境所需的能量。工作人员区域的设计是为了支持工作人员和访客的可持续的交通工具，并支持医院的绿色交通策略。尽管该设施的质子治疗系统使用了高能量，但在设计阶段已达到 BREEAM 英国建筑研究院绿色建筑评估体系优异级，预计将在项目的运营阶段最终实现这一目标。

建筑的外部环境设计是为了软化建筑周围的公共领域。需要很少维护的本地植物被广泛使用，沿着基地周边的大部分成熟树木得到了维护，为相邻的人行道和住宅的发展提供了绿色缓冲，这有助于加强建筑的概念设计和整个公共空间的自然主题。

项目建设的重难点：如何与医院建立紧密联系；如何将自然与科学结合，彰显人文关怀；如何增强患者和访客之间的社区意识；如何在掩体混凝土遮挡下为室内环境提供自然光线；如何使室内和艺术策略满足患者情感需求。

7.6.4　解决方案

7.6.4.1　如何与医院建立紧密联系

克里斯蒂质子治疗中心规划了一个新的门诊部，因此与医院的紧密联系至关重要。建筑设计了五层，每一层都有专门的功能。一层作为质子治疗中心和门诊部的主要入口，并连接到医院。一层规划质子治疗，二层规划治疗前诊所和治疗计划。

7.6.4.2　如何将自然与科学结合，彰显人文关怀

整个基地创造了一种内在的关系，即自然和科学的关系。选择场地主要组成部分，充分利用理想的自然元素。场地的两个主要组成部分，一个是沿着最长的东部边缘的规划"混凝土掩体"，另一个是场地的另一侧有理想的自然元素，如现有的高大树木并面向西南方向，因此有充足的自然光线。人文关怀三要素作为自然和科学统一的要素被引入概念。公共等候空间的灵感来自"舒缓的自然"，利用自然光线、景观并在设计元素中采用自然主题，将自然和科学结合到一个统一的医疗设施中。

7.6.4.3　如何增强患者和访客之间的社区意识

提供共享空间，创造共享体验。患者需要长期治疗，8 周且每周 5 天，因而增强患者与访客的社区意识尤为重要。等候区域设计为社交中心，提供硬件设施，配套服务，促进社交活动，并为人群创造特定的场所，在冬季花园内部，专门为青少年患者设计了一个单独的空间，以满足他们的心理和社会需求。室外露台为心理压力大的患者提供了一个休息的地方。

7.6.4.4　如何在掩体混凝土遮挡下为室内环境提供自然光线

由于采用了大面积混凝土掩体设计，混凝土掩体阻挡了大量的阳光，影响了室内的采光。设计的构想是所有的办公室都有自然光，创造高质量的工作环境，良好的环境可

以促进员工更好地应对日常的工作压力，更好地帮助患者，需要在限制条件下实现这项具有挑战性的任务。因此从建筑形体设计与构造设计多个维度，采用被动措施实现室内环境的自然采光，从而完成所有工作人员办公环境的自然采光。

7.6.4.5　如何使室内和艺术策略满足患者情感需求

艺术策略与室内装饰结合，缓和患者心理压力。在室内和艺术策略中包含自然主题，为儿童患者设计了专用通道，通过墙壁图形主题卡通叙事给孩子正向的心理减压。设计患者进入治疗室的通道，缓和路程压力。此外，临床环境需符合感染控制要求，因而用背光材料在其内部制造图案，以向日葵中的斐波那契数列和粒子碰撞为灵感，与灯光设计师合作表达了这一主题。在满足医疗感染控制要求的基础上，实现室内设计与艺术的完美结合，以介入的方式，融入自然的要素，调节患者的情感。